主 编 简 介

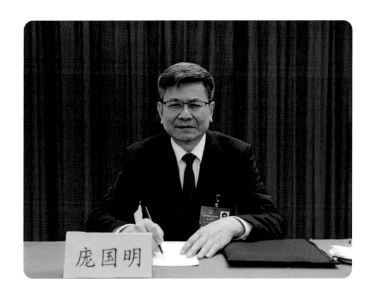

庞国明　二级主任医师，博士后合作导师，全国名中医，第十三届、十四届全国人大代表。

现任开封市中医院理事长、河南省中医糖尿病医院院长兼省中西医结合诊疗中心主任、国家区域（华中）中医内分泌诊疗中心主任，享受国务院政府特殊津贴专家，国家科技进步奖评审专家，中国首届百名杰出青年中医，全国第六批老中医药专家学术经验继承导师。兼任中华中医药学会常务理事，中华中医药学会慢病管理分会首届主任委员、民间验方研究分会第二届主任委员、糖尿病分会副主任委员、中医体质分会副主任委员，中国中医药信息学会科技创新与成果转化分会会长，中国中医药研究促进会内分泌学分会会长，中国中药协会内分泌药物研究专业委员会主任委员等学术职务。

发表论文 160 余篇，主编专著 160 余部，获科研成果奖 16 项，专利 11 项。连续四年获全国纯中药治疗 2 型糖尿病擂台赛金奖，主持的纯中药治疗 2 型糖尿病"三辨诊疗模式"构建及推广应用获 2022 年度中华中医药学会科学技术奖一等奖。

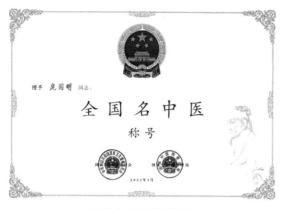

荣获全国名中医称号

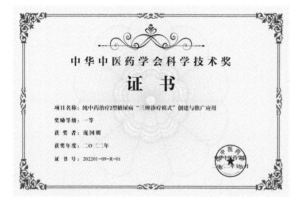

荣获中华中医药学会科学技术奖一等奖

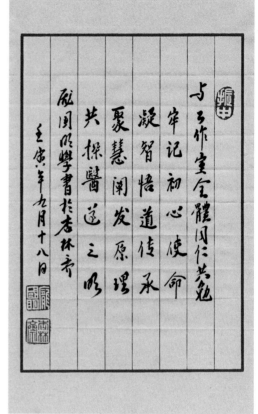

与工作室同仁共勉

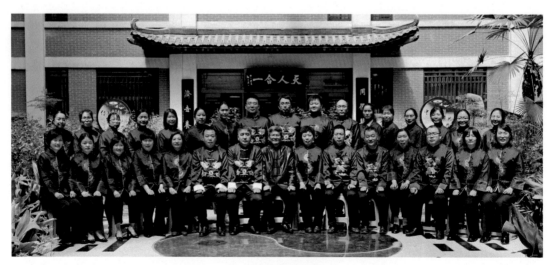

与工作室成员合影

庞国明临证经验集

庞国明　主编

科学出版社

北京

内 容 简 介

全国名中医庞国明教授致力于中医医疗、教学、科研 50 余年，博采众家之长，勤于临床，善于笔耕，有得辄著，潜心悟道，以启后学。本着"传承精华、守正创新"的宗旨，我们汇集庞国明教授临证心得、医案、验方，凝炼集成了庞国明教授诊疗糖尿病及其并发症、内科疑难杂症等方面的学术专著。

本书适合从事中医内科，尤其是从事内分泌专业的各级临床、教学、科研工作者参考使用。

图书在版编目（CIP）数据

庞国明临证经验集 / 庞国明主编. —北京：科学出版社，2023.6
ISBN 978-7-03-074110-3

Ⅰ. ①庞… Ⅱ. ①庞… Ⅲ. ①中医临床−经验−中国−现代 Ⅳ. ①R249.7

中国版本图书馆 CIP 数据核字（2022）第 234480 号

责任编辑：鲍 燕 / 责任校对：刘 芳
责任印制：苏铁锁 / 封面设计：黄华斌

科 学 出 版 社 出版
北京东黄城根北街 16 号
邮政编码：100717
http://www.sciencep.com

北京凌奇印刷有限责任公司 印刷
科学出版社发行 各地新华书店经销
＊

2023 年 6 月第 一 版 开本：787×1092 1/16
2023 年 6 月第一次印刷 印张：12 1/4 插页：1
字数：292 000

POD定价：96.00元
（如有印装质量问题，我社负责调换）

编 委 会

前　言

中医药学是中华民族的伟大创造，是中国古代科学的瑰宝，也是打开中华文明宝库的钥匙，为中华民族繁衍生息作出了巨大贡献，对世界文明进步产生了积极影响。中医学是一门经验性、实践性很强的应用学科，以经验医学著称。因而，整理、继承、发扬具有高深的中医理论、独到的学术思想、丰富的临床经验的名老中医的学术思想和实践经验，是传承精华、守正创新和振兴中医的重要途径之一。

庞国明教授作为第二批全国名中医，行医近 50 年来，一直从事中医医疗、教学、科研工作，尤其致力于纯中医诊治 2 型糖尿病的临床研究，在内科杂病发热、汗证、失眠、便秘、痛风、水肿、肺病、胃病、心病、脑病等方面的诊治学验俱丰，特别是基于中医思维采用纯中药治疗 2 型糖尿病及其并发症方面，在业内已形成了较强的影响力和示范引领作用，提出了 2 型糖尿病新病机九论，创立了纯中药治疗 2 型糖尿病"三辨诊疗模式"，并已在全国 28 省 100 余家中西医医院推广应用，著有《纯中药治疗 2 型糖尿病实践录》《庞国明学术思想集腋》等学术专著。

庞国明教授极其重视和关怀青年一代中医人才的成长，发扬"甘为人梯"精神，2017 年被国家中医药管理局确定为第六批全国老中医药专家学术经验继承工作指导老师，成立了全国老中医药专家庞国明工作室，从临床实践、经典解析、临证经验等方面进行传、帮、带，致力于优秀中医临床人才培养。庞国明教授经常告诫学生们：把自己的学识和经验转化为对更多同行同道诊疗的帮助，是一种"积德"；把失败的教训告诉同行同道，让他们少走弯路，避其不测，是一种"行善"。著书立说，以启后学，本书从整理、总结庞国明教授临床经验和学术观点入手，分列为临证心得十讲、医案选编、临证验方选粹三章，以期能全面反映庞国明教授的临证思路和诊疗经验，与杏林道友共享，希冀加强学术交流，共同为中医药事业的繁荣振兴添砖加瓦。

感谢为本书的出版发行做出不懈努力的全体同仁！感谢各位整理者的辛苦付出！如有不当之处，敬请批评指正。

编　者
2022 年 11 月 16 日

目　　录

第一章
临证心得十讲

庞国明教授致力于中医医疗、教学、科研工作近 50 年，博采众家之长，勤于临床，善于笔耕，有得辄著，潜心悟道，以启后学。"把自己的学识和经验转化为对更多同行同道诊疗的帮助，是一种'积德'；把失败的教训告诉同行同道，让他们少走弯路，避其不测，是一种'行善'"，这是庞国明教授经常告诫学生们的一句箴言。庞国明教授在内科杂病心病、肺病、脑病、便秘、汗证、痛风等方面的诊疗心得丰厚，尤其是基于中医思维采用纯中药治疗 2 型糖尿病及其并发症方面，在业内已形成较强的影响力和示范引领作用。现将其临证心悟十讲整理于下，以供同道学习交流，冀望对同道有所裨益。

第一讲　论提高临床疗效的思路与方法

临证诊疗，疗效好才是硬道理。如何才能提高临床疗效呢？庞国明教授通过近 50 年的临床实践体会到：一个能真正治好疾病、为病友真正解病痛的医生，或者说是病友心目中的好医生，他不仅需要有聪敏的天资、渊博的医学知识，更需有大医精诚的情怀和济世惠民的初心使命。因此，庞国明教授认为，提高临床疗效的思路与方法应从以下几方面谈起。

一、持续强化三种动力，践行大医精诚理念

庞国明教授之所以能从 50 年前的一个乡医成长为 50 年后的全国名中医，是因为"使命至上、病友至上、学术至上"已根植其脑海，是其成长、成功路上的动力源泉和精神食粮。

使命至上，把探索中医治疗疾病的研究当成毕生的追求，做中医防治疾病的成功者以"立功"；病友至上，把恢复病友的健康当成毕生的追求，做实现病友"健康、长寿、高品质生活"之三大目标的成功实践者以"立德"；学术至上，把推动中医诊治疾病临床研究的不断深入当成毕生的追求，争做全国乃至全球中医防治内科疾病的话语权主导者以"立言"，誓做苍生大医。这些是做病友的良医和调控好疾病的根本和前提。要实现这些目标，就必须具备精通中医药理论、善于临床、师古不泥、辨证智取、牢抓本质、识证明病、病证结合、匠心用药、悟道创新、独辟蹊径等大医诊疗特质，并经过长期的艰苦努力，悉心探索，潜心研究才可能实现。因此，在探究提升中医临床疗效的道路上必须有三种动力的支撑，才能到达成功的彼岸，才可能得心应手，做病友的良师益友。

（一）使命至上，做中医防治疾病的成功者以"立功"

作为一名中医，应该始终把发展中医事业，尤其是要把中医、中西医结合事业，当成无上的追求、终生的奋斗目标，一定要持续不断地在其医疗、教学、科研方面有精深的建树，有所创造、有所发明、有所进步，努力取得让同行专家赞评、让同道学用、让业内推广的标志性成果。始终不懈地坚持"以病友为中心""以解决病友痛苦为己任"的宗旨和大医精诚的信念，能准确地运用中医理论、辨治技法、临证心得及科研支撑解决病友身心

之痛，能科学地为病友提供最优化的临床治疗路径，能精准地为病友提供绝对或相对安全而有效的治疗手段与方法，能系统地提供有效治疗疾病急慢性并发症且无毒副作用或毒副作用小的中医药特色疗法。能够使国内、国外更多的病友，走上康复之路，为病友实现"健康、长寿、高品质生活"的三大目标，做出我们每位中医医疗工作者自己的努力和贡献，做中医学中防治疾病的成功者以"立功"。

（二）病友至上，做病友康寿的呵护者以"立德"

作为一名中医生，首先要对病友怀有一颗感恩之心。因为是病友为我们提供了临床实践、临床科研、学习提升等成长与进步的机会。为此，我们必须真正树立"病友至上、真诚关爱、亲情服务、创造感动"的诊疗服务理念，把病友的痛楚、冷暖放在心坎上，放在诊疗工作的第一位。在"治未病"理念的指引下，把做好内科疾病的预防当成自己终生的使命，对于处于内科疾病前期的人群要采取措施，及早发现，及早干预，尽可能使之逆转、康复或延缓疾病的进程。尽可能使更多的前期人群，不得疾病，晚得疾病，少得疾病，做"未病先防"的"上工"；对已经患上疾病的病友，要通过对病友进行健康宣教，教会病友保健方法，让病友尽早治疗，规范治疗，使相关指标得到良好的控制，使功能尽可能地、最大限度地改善与恢复，使病友不出现并发症、少出现并发症或晚出现并发症，努力提高综合治疗效果，改善病友的生活品质，力求"既病防变"的最佳效果，实现病友"健康、长寿、高品质生活"的三大目标，造福于广大病友以"立德"。

（三）学术至上，做业内话语权的主导者以"立言"

作为一名中医生，要在探究疾病防治学术，继承先贤学术思想、临证经验的基础上，把发前人之未发、阐前人之未阐、创前人之未创当成自己终生的追求，发皇古义、融会新识、继承创新、创立新论。要在医疗、教学、科研的有机结合上做好规划，要勤于临床、善于临床、总结经验、有得辄著、发表文章，尤其是在探索纯中药治疗内科疾病和并发症方面，要在诊疗方案、临床路径、辨证施治、学术观点、中药配伍、量效关系、慢性并发症辨治等方面不断总结临床经验，倾智凝炼出自己的学术观点和学术思想，力求得到业内及学术界的广泛认可，形成新论。通过发表文章，或出版专著，广泛推广成果，指导临床，启迪后学，流芳于世以"立言"。

二、理清十种思路，明析提效路径

（一）勤求博采，厚积薄发

"医之患在道少"，学习改变临证的命运，知识创造提升临床疗效的未来！

医圣张仲景在《伤寒杂病论·自序》中指出："勤求古训，博采众方。"中医典籍、经书时书，可谓汗牛充栋、宝库极丰。我们当择需读之、择优读之。要围绕提升理论水平、提升临床疗效、实现病友"健康、长寿、高品质生活"的三大目标勤奋钻研，广收博采，汇通中西，学贯古今。我们更要有严谨的治学态度和良好的治学方法，要多读书、读原著、读经典等，从先贤著作的字里行间，寻找病因、病机、治则、方药等让其成为"有所突破"的理论依据，正如屠呦呦研发青蒿素过程中求解于《肘后备急方》是也。

厚积薄发，乃"君子厚积而薄发"。意思是经过长时间有准备的积累即将大有作为，施展作为。苏轼《稼说送张琥》："博观而约取，厚积而薄发，吾告子止于此矣。"但愿从事临床诊疗诸君，人人如此。

（二）临床医学，首重诊断

唐容川曾指出："业医不明脏腑，则病源莫辨，用药无方。"充分强调了临床首重诊断的意义。作为临床医生，只有明辨了中医的证，认准了西医的病，识证明病，证病结合，或病证结合，了如指掌，融会贯通，治疗方案方能有理有据，丝丝入扣，屡治屡验，进退自如。否则就会成为无源之水，无本之木，治疗用药无从下手，甚至延误病机，必当慎之又慎！

正确的诊断和准确的辨证，是拟定正确治疗方案的前提，是合理用药、施针、施护的科学依据，是提升临床疗效的根本保证。因此，我们必须熟练掌握中医学的基本理论、中医诊法及现代医学糖尿病理论、诊疗方法等，认真进行临床诊疗活动；同时还要注意学习和应用自然辩证法、医学辩证法、逻辑学、思维学等有关科学知识。真正做到识病明证，双重诊断，为精准治疗提供基础性保障。

（三）勤于临床，善于临床

医学的理论性强，而其实践性更强。前人说"熟读王叔和，不如临证多""心中了了，指下难明"，便说明了理论必须和实践相结合的道理，强调了作为临床医生勤于临床、善于临床的重要意义。临床中病情千变万化，绝不会像书本上写得那么单纯、明确，病人也不可能照章陈述，如果不通过临床实践锻炼，往往是面对病人不知如何收集阳性病史资料，诊断、治疗就会茫然处置。因此要做到早临床、多临床、察微著、解疑难、善悟道。

作为临床医生，无论是新毕业的年轻医生，还是取得中高级职称的中青年医生，乃至已在当地、国家担任相应行政职务的临床医生都必须保持一定的门诊、查房时间，随时接受本院和外院会诊等，坚持病房中疑难病及急危重症的会诊及讨论，发挥中医特色和优势，提高临床疗效及患者的满意度，确保患者得到优质、及时、方便的诊疗，不断积累总结临床学术经验及思想。在临床过程中，鼓励用纯中药对疾病进行治疗，总结辨证规律、适应群体、量效关系、起效时间、达标时间、总体疗效、作用机制等，以形成证治体系，推广验证。

（四）善析临床，有得辄著

没有理论的实践，就是盲目的实践。临床上，施治前对四诊收集的症状进行辨证分析，理、法、方、药一线相贯，这是取效的基础。反之，我们对临床上碰到的典型病例，进行分析总结，可个案、可群体；析其效果，究其效由，读出心得，写出体会，不拘篇章大小，或个案发表，或临床报道，或主题研究，结出硕果。如临床中发现，部分"无症状"糖友因长期患病，心情抑郁，时而烦躁、失眠等，庞国明教授便使用逍遥散治疗，合证效佳，反复研讨后，常规便立"肝郁脾虚证"，成为我们探索纯中药治疗 2 型糖尿病的七大证型之一。

（五）悉心探索，创新路径

中医之路漫漫而悠远，苍生大医肩负安脏和腑的重任，更要我辈潜心探究，既要继承先辈们呕心沥血积累下来的丰厚经验，又要有自己独特的体会、新颖的思路，在"诊"和"疗"上另辟蹊径。近 30 年来，庞国明教授带领开封市中医院的糖尿病科研团队，在继承传统理论、借鉴专家经验基础上，认真总结证治心得后，初步形成了纯中药治疗 2 型糖尿病证治体系、证分主型、治则方药一线相贯，推出药茶、汤剂、成药（院内制剂）三种剂型，依血糖高低、胰岛功能好坏、病程长短、体型胖瘦、并发症有无等，可单选药茶或成药，也可药茶与汤剂，或成药与汤剂，或药茶与汤剂、成药三者并用。

（六）知常达变，善用"反治"

常与变，反映了矛盾的普遍性与特殊性、共性与个性的关系。临床上，各种疾病的发病过程，其表现和机理极其错综复杂，时常又掺杂诸多特殊因素，正如李中梓所言："病无常形，医无常方，药无常品。"因而当疾病的症状与本质不一致时，就要精究医理，把握本质，准确辨证，求本而治，即逆疾病表象而治。诸如《伤寒论》第 317 条曰："少阴病，下利清谷，里寒外热，手足厥逆，脉微欲绝，身反不恶寒，其人面色赤，或腹痛……通脉四逆汤主之。"此条即是用回阳救逆的姜附剂治疗身热而赤的阴盛格阳证。就糖尿病的治疗而言，血糖升高起因有多端，终归如一，即谷精不布，壅滞血中是其公理，在脏责之于脾，脾不升清，谷精难布则"糖浊"内生。因此我们在辨证施治的基础上，加入"升清降浊法"调控已升高的血糖，临床常在辨证用药的基础上，加升麻 3～30g，姜半夏 15～30g，多大见功效。寓降"糖浊"于"升谷清"之中，寓"升谷清"于"降糖浊"之内，多升麻与半夏同用，或升麻与牛膝同用，以助升清降浊之功，此"升清降浊法"，其中以"升谷清"以达到降"糖浊"之法，还有我们在临证中，屡屡在辨证方药中加上鸡内金、炒谷芽、炒麦芽各 30g，治疗"消谷善饥"甚则"饥饿无度"，一般 3 剂药症状消失，此乃"以消治消"之法，实乃反治法的巧妙运用。

（七）转变观念，治防结合

中医历来倡导"治未病"的理念，故而《素问·四气调神大论》有云："是故圣人不治已病治未病，不治已乱治未乱，此之谓也。夫病已成而后药之，乱已成而后治之，譬犹渴而穿井，斗而铸锥，不亦晚乎。"指出全程"治未病"的重大意义。历代医家对这一理念都有很好的发挥：元代朱丹溪指出"与其救疗于有疾之后，不若摄养于无疾之先……"，因此，就中医防治糖尿病而言，要做好未病先防，已病早治，既病防变，择时防发，愈后防复。当代著名中医学家、国医大师王琦教授倡导辨别体质治未病。对于防治疾病的多种急、慢性并发症的尤其意义重大。

（八）治若无效，再探新法

在临床中，不少患者虽然屡投医药，遍用中西医治疗，但症状改善不明显，指标未下降，也就是说临床整体效差或无效。遇到这样的情况，我们就要认真总结前医或前段治疗的结果，探究无效的原因是什么，找出疾病的真正病因、病机所在，抓住关键，以疾立法，依法遣方，精准选药，根据病情，一日一剂或一日二剂，一剂三服或一剂四服，以达到内外治协同增效。

（九）综合调治，重视细节

中医治病自古以来就很重视整体观念，在施药治病之时，也要权衡矛盾主次，要做到抓主流，而勿轻细节。疾病治疗的好坏与饮食、运动、情绪、睡眠、服药等多种因素密切相关。因而在治疗过程中，不仅要重视检测、诊断与治疗用药，还应注重基础治疗，如饮食疗法、运动疗法、心理调摄、睡眠调态、服药时间及服药方法等细节。因此为病友治病同时，也要对所患疾病的诸多注意事项、药物煎煮、服法、忌口、调护等做到面面俱到。

（十）先中后西，中西合璧

中医是中华民族的瑰宝，具有简、便、廉、验、毒副作用小的特点，在中华民族伟大复兴的进程中发挥了重要作用，同时国家政策方面大力支持发展中医药事业。因此，作为肩负着中医传承和发扬重任的医务工作者，要从文化自信的高度坚定中医自信，更要重视中医药在疾病及并发症中的运用，认真学习和应用好中医治疗疾病的理论与方法。临床中，在坚持规范检测，把握病情的前提下，如能靠饮食控制、运动锻炼、心理调摄把血糖控制好者，就坚决不用药，能用药茶者就不用成药，能用成药者，就不用汤药，能用中药者就不用口服西药。同时中医西医各有优势，二者可以优势互补，但不能相互取代，取长补短，才能取得更好的疗效。

三、持续强化中医思维，活用十种诊疗法则

临床疗效是中医专科生存和发展的基石，是打造品牌专科的生命力之所在，高疗效才是硬道理。因此，中医医、教、研工作者所做的一切都必须围绕提高疗效开展工作，否则就没有必要浪费大量的时间和金钱去进行专科疾病学的研究，也没有必要对专科疾病前沿的现代化及高科技进行探索。那么，如何提高中医治疗专科疾病的临床疗效，应该成为医疗工作者共同关注和思考的首要问题。

（一）创新中医思维，活用"三辨诊疗模式"

正确的辨病、精准的辨证及辨体，是拟定正确治疗方案的前提，是提升临床疗效的根本保证。真正做到识病明证，识病明体，双重诊断与三辨（辨病-辨证-辨体）结合，为精准治疗提供基础性保障。

例如，当糖尿病出现明显的"三多一少"症状时，属于中医"消渴病"的范畴，古人

将其分为上、中、下三消，其基本病机是肺燥、胃热、肾亏，阴亏为本，燥热为标。随着中医对糖尿病认识的逐步深入，传统"消渴"所论之病因、病机、证型、治则、方药等，已不能完全解读当今糖尿病的全过程，消渴病和糖尿病之间既有联系又有区别，切不可完全等同。古之"消渴"作为中医的一个"证"，高度概括了现代糖尿病、甲状腺功能亢进、尿崩症等多种疾病的某一个阶段的证候、病因、病位及发展变化等，现代亦称之为"消渴证"，是为广义的消渴病；狭义的消渴病专指尿有甜味的消渴，见于现代医学糖尿病"三多一少"的症状期。而在糖尿病群体中，虽然部分患者体检、化验血糖等相关检测的指标已达到现代医学诊断糖尿病的标准，但却没有多饮、多食、多尿、消瘦的"三多一少"症状，就不能诊断为中医的消渴病，所以，消渴病不能和糖尿病完全画等号。

糖尿病的中医诊疗应遵循辨病–辨证–辨体的"三辨诊疗模式"，结合现代医学的检测指标和临床表现，审证求因，洞察原委。庞国明教授认为先天不足、五脏柔弱、过食肥甘、情志失调、劳逸失度是其发病的主要病因；肥胖是糖尿病的主要萌发土壤；痰浊中阻、湿热内蕴是糖尿病的始动因素；土壅木郁是糖尿病的重要发病环节；痰热耗损气阴是造成糖尿病"三多一少"的内在因素；气虚是糖尿病迁延不愈的关键症结；气阴两虚是糖尿病病程中的枢机阶段；阴阳两亏是糖尿病发展的必然趋势；血瘀是造成糖尿病合并证的主要原因；浊毒内生是糖尿病病程中变证的病机特点。故庞国明教授将糖尿病分为热盛伤津证、气阴两虚证、肝郁脾虚证、痰浊中阻证、湿热内蕴证、脾肾气虚证、阴阳两虚证七个证型。

庞国明教授在国医大师王琦教授中医体质学思想指引下结合临床实践，根据"体病相关""体质可调"的理论，对"无症可辨"2型糖尿病总结出痰湿质、湿热质、气虚质、阴虚质、阳虚质和平和质共六个常规体质类型，初步构建了"辨病–辨证–辨体"三辨诊疗模式，将辨病、辨证、辨体密切结合，贴合临床应用，更是对辨病、辨证之既往"两辨"诊疗模式不足的补充和完善，有助于精准施治和提高疗效。

（二）遣方择药，精究配伍

望闻问切务达神圣工巧，遣方用药必明君臣佐使，方可为精诚大医。临证中不仅要明确现代的病，更要明确中医的病。审病求因、据因定证、依证立法、依法选方。以方剂配伍的君臣佐使为指导来选配药物，确定剂量。在处方择药时一定要根据辨证和辨体选药，精究主药、辅药之间的配伍，一定要充分把握和体现君臣佐使的配伍原则，努力杜绝有药无方或有方无药，尤其是要杜绝以现代单味药理研究作用为依据，进行药物堆积的累方行为。要以中医方剂配伍理论为指导，处方用药方面使君臣佐使的配伍规律有道可寻，依序排列，对疾病的认识主次分明，用药精当，了然于胸。

（三）三因制宜，把握法度

由于疾病发病存在地域、环境、季节、年龄、性别之异。因此在处方用药治疗的过程中就不能孤立地就病证而说病证、就病证而处方药，还必须注重"天人合一"和把握整体与个体的特点，时时强化因时、因地、因人制宜的"三因制宜"理念，充分体现中医治病的整体观念和辨证论治在实际应用上的原则性和灵活性。因时、因地制宜，强调了自然环境对人体的影响，因人制宜，则强调个体化辨证、辨体与生理病理特性。只有胸怀全人类、胸怀大自然、胸怀人与自然的有机统一，才能全面地认识病证、病体，抓牢病机、把握态势、心中全了、治法全明。善于因时、因地、因人制宜，才能取得较好的治疗效果。如南方气温偏高，用药宜远温近凉，北方寒冷，用药宜近温远寒；小儿为稚阴稚阳之体，用药宜轻灵微剂，中青年体壮多实，用药宜重剂祛邪，老人多体虚气弱或阴精亏少，用药宜补益固肾，女子多阴血不足或血脉瘀滞，治当养血活血，尤其是妊娠期用药，当遵守法度，轻剂补养，注重安胎。

（四）内外同治，多途给药

就内科疾病的临证治疗而言，多年的临证验证表明，内外合治，确属提高疗效的重要途径，所以近 30 年来，庞国明教授力倡之、习用之。清代医家吴师机在《理瀹骈文》中指出："外治之理即内治之理，外治之药即内治之药，所异者法耳。"临证处方汤剂既可以内服，也可以外用，对所有的病友均内服与外洗并用，内治、外治相结合，具有殊途同归、异曲同工之妙。尤其是在治疗痹证、水肿、瘙痒时，常规地将内服药煎煮，药渣再煎煮后熏洗患部，每天两次，较单内服疗效更佳，甚至病友自己都说："大夫，我觉得熏洗比喝药的效果还好！"足见外治的疗效。

（五）既善于启用"药物新秀"，又要重视"老药"新用

中西医药界不断推出新药，临床选用既要参考现代药理研究，同时又要避免盲目"追新求洋"，更要依据中医同病异治、异病同治、辨证施治原则，悉心用好"老药"，使更多的"老药""返老还童"。比如用于治疗肠道感染的黄连素，经现代药理研究，既可以有效地治疗腹泻，又能够有效地调控血糖，改善胰岛素抵抗，降低胰高血糖素。又如收敛止血药仙鹤草既可以常规地用于各种血证，又对泌汗异常之自汗、盗汗有良好的疗效；止血药云南白药既可常规地用于跌打损伤，又可用于治疗神经病变等。要多读文献，了解"老药""古方"的新用，对拓展临床思路，增强治疗手段，提升疗效，节约药源具有积极的意义。

（六）集医护技药和合，聚君臣佐使效能

庞国明教授倡导中医治疗整体施治，医药护技四种力量，精诚合作，犹如君臣佐使，失之则缺法度、少合力、低效能。只有君臣佐使各司其属、和合作战，才能更好地发挥团队的作用而协同增效。医者主诊疗、主医事、立规则、处方药，是为主帅，如同治国理政的"君主"，处方主帅之"君药"。常言道："三分治疗七分护理。"护理团队主执医嘱，护者首辅医生，如朝中宰相，处方中之"臣药"。医技团队，掌检测仪器，主司探病源之职，为医生诊断治疗与疗效判定提供佐证，如同处方中之"佐药"。药师团队，主调剂，保证药物供应，直达病所，如同引经信使，是谓方中的"使药"。运用中医药治疗疾病时，诊疗方案的实施要通过医、药、护、技团队协作，定期联合查房，用团队的力量促进中医药最大效用发挥，共同推动医疗质量提升和临床疗效的提高。

（七）常法罔效，另辟蹊径

临床有时按常证常法治疗却往往小效或罔效，需要经过反复思悟，达变求本，另辟蹊径，才能柳暗花明，病症痊愈。如学生治疗患者自汗、盗汗时，用当归六黄汤加浮小麦等以敛汗，效果欠佳，引发纠纷，邀庞国明教授诊治解围，庞国明教授根据经验结合辨证，处以太子参 30g、麦冬 10g、仙鹤草 180g，一剂汗出减半，二剂汗止出院。由北京某医院一位专家推荐，从外市来诊的一位糖尿病周围神经病变的病友，双下肢凉麻疼痛 2 年余，已在京沪等各大中西医医院诊治，但疼痛不减，日渐加重，每天需打哌替啶止痛，患者痛不欲生，庞国明教授在会诊时说，此乃"非常之疾，必须用非常之法"。于是在辨证论治的基础上，参既往临证经验，乃亲配"强力解痉止痛散"，取制马钱子（日用量从小于 1g 开始）另炮、全虫、蜈蚣、生白芍、生甘草等为细末，装 0 号胶囊（每粒约 0.5g），日 3 服，连服 2 天疼痛减半，1 周疼痛消失。

（八）切忌以单味现代药理研究为据累药组方

现代药理对中药作用的研究结果，多数源自动物实验，然而仅对单味药进行药理研究，与中医整体观念和辨证论治的理论难以契合，违背了中药君臣佐使精当配伍、共同作用以防治疾病的初衷。因此，我们在治疗疾病时，处方用药唯一正确的途径是辨证施治，辨体调治，按方剂配伍原则，遣方用药。我们在实践中体会到，开中药时，脑海中必须坚定中医诊疗理念，审证求因，辨证论治，辨体调治，精究配伍，不掺"西化"杂念，才能达到良好的治疗效果。这并不是排斥现代药理研究，而是要在中医理论的指导下，辨证施治的基础上，选择既符合证候性质，又经过药物临床研究试验筛选的有作用的中药，中西共理，衷中参西。坚决杜绝不讲辨证、不究组方原则，将单药研究中有作用的中药进行堆积，累药组方，失去配伍法度的做法。

（九）善用经方，活用时方，巧用单方

《伤寒杂病论》无疑是在大量临床实践经验基础上总结集合而成的，诸多经方如真武汤、五苓散、葛根芩连汤、金匮肾气汤、小柴胡汤等，在辨证准确的基础上，遵法用之，本着"同病异治、异病同治"之旨，拓展临床应用，常获良效。此外，还有诸多时方，如逍遥散、归脾汤、补阳还五汤在治疗专病方面，功效卓著。如治疗消渴病痹症：气虚血瘀证，方选补阳还五汤加减以补气活血、化瘀通痹；寒凝血瘀证，方选当归四逆汤加减以温经散寒、通络止痛；阴虚血瘀证，方选芍药甘草汤合桃红四物汤加减以滋阴活血、柔筋缓急；痰瘀阻络证，方选指迷茯苓丸合活络效灵丹加减以化痰活血、宣痹通络；肝肾亏虚证，方选壮骨丸加减以滋补肝肾、填髓充肉。以上都是经方、时方的灵活运用，且收效显著。而单方仙鹤草汤在治疗汗证的运用中也屡投屡验，无论自汗、盗汗，很少超过 3 剂药者。

（十）食疗辅助，寓药于食，适当忌口

疾病与饮食、运动、情绪、睡眠、服药等多种因素密切相关。因而在治疗过程中，不

仅要重视检测、诊断与治疗用药，还应注重基础治疗，如饮食疗法、运动疗法、心理调摄、睡眠状态、服药时间及服药方法等细节。中医治病自古以来重视整体观念，在施药治病之时，要权衡矛盾主次，要做到重视药物疗效，勿轻细节，如诸多注意事项、药物煎煮、服法、忌口、调护等，都要全面兼顾，不遗疏漏。

早在《淮南子·修务训》中就记载："神农……尝百草之滋味，水泉之甘苦，令民知所避就。当此之时，一日而遇七十毒。"可见神农时代药与食不分，无毒者可就，有毒者当避。因而在防治疾病方面，中医食疗也有诸多讲究，要做到益则食，损则忌。《素问·脏气法时治》曾指出，凡饮食应以"五谷为养，五菜为充，五果为助，五畜为益"，强调了"谷、肉、果、菜，食养尽之"的平衡膳食观，这一观念至今仍有很强的指导意义。在平衡膳食的基础上，还应根据病人体质的寒热虚实选择相应的食物：火热者选用清凉类食物，如苦瓜、蒲公英、苦菜、苦杏仁等；虚寒者选用温补类食物，如生姜、干姜、肉桂、花椒做调味品炖羊肉、牛肉等。而这些食物也属于药物，药食同源，寓调养于生活中，简便有效，病友易于接受。

患者可根据自身情况选用相应饮食疗法进行自我保健。当出现并发症时，按并发症饮食原则进行饮食管理。

第二讲　论中医思维力的标志、培养及临床应用

中医学博大精深，经历了数千年的临床实践，已成为一门具有独特优势的学科，在现代医学体系中具有举足轻重的地位。应用中医基础理论，培养中医思维模式能力，是当代中医人成长的必由之路，更是提升临床疗效的关键环节。由于现有的中医培养模式缺乏中医思维培养的内容，很多中医师缺乏系统的中医思维能力，导致其在临床诊疗中偏离符合中医自身规律的诊疗方向或者走西化道路。因此如何认识、建立、培养完善的中医思维模式，以更好地传承中医药和创新发展中医药，发挥中医诊疗疾病的特色优势，是目前亟待解决的关键问题之一。

一、中医思维的概念

中医思维是中医师在整个医疗过程中，运用思维工具对患者、病证及相关事物和现象进行一系列调查研究、分析判断、形成决策、实施和验证，以探求疾病本质与治疗规律的思维活动过程。正确智慧的中医思维是打开诊治疑难杂症成功大门的金钥匙，对临床诊治起着决定性的作用，是做好中医药知识传承和创新的重要依托。建立中医思维模式及加强中医思维力的培养是关键点。

二、中医思维的临床地位与价值

中医思维在中医学中有着突出地位，首先中医思维属于中国原创，属于中医原创，是中医学发展与进步的灵魂之所在。对当代和未来中医学领域的科学研究和创新发展具有极其重要的启示和促进作用。如夜间海面的灯塔，散发光亮，指引中医药学界开展符合中医自身规律的医疗、教学与科研工作，是打开中医诊治杂症成功大门的金钥匙。

三、评判中医思维力的"六标志"

基于对中医思维的学习与认知，基于中医临床思维的实践与应用，在总结临床心得与悟道的基础上，提出评判中医思维的"六标志"，也称中医思维"六力"，分别是语言

力、诊断力、辨证力、治疗力、想象力和凝练力。

（一）语言力

语言力是指语言的能力和分量。中医语言是广大中医药工作者在千百年临床基础上总结归纳而形成的能反映中医临床实践疗效的语言。它可以传递中医学知识，帮助人们认识中医，学习中医。学习中医学的过程，就是掌握中医语言的过程。古人说："欲为一代经纶手，须读数遍要紧书。"中医学知识体系大致包括两类：一是基础知识，包含阴阳五行、藏象、经络、中药等；二是临床知识，主要有中医四诊、方剂、辨证等。掌握中医学的语言力要从这两方面入手，经过系统学习，不断实践，总结归纳，形成自己学习中医的心得能力。《素问·著至教论》中记载了黄帝与雷公的一段对话："黄帝坐明堂，召雷公而问之曰：子知医之道乎？雷公对曰：诵而未能解，解而未能别，别而未能明，明而未能彰，足以治群僚，不足治侯王……。帝曰：善！无失之，此皆阴阳表里上下雌雄相输应也，而道上知天文，下知地理，中知人事，可以长久，以教众庶，亦不疑殆，医道论篇，可传后世，可以为宝。"这里既提出了理解中医语言的层次，即"诵、解、别、明、彰"；又指明了理解中医语言所需知识，即"上知天文，下知地理，中知人事"。

作为当代中医人必须掌握中医语言，用好中医语言，语中的矢，多读，多背诵，中医语言才有分量，才能显示出强大的语言力。

（二）诊断力

中医诊断力主要包括望、闻、问、切四种中医诊法，也称中医四诊。望，望患者的神色形态；闻，听声息和嗅气味；问，询问症状；切，切患者脉搏或身体其他部位。望、闻、问、切四诊各具独特的作用，又都有局限性，不能互相替代，临床中必须四诊并用才能全面收集辨证论治所需要的各方面资料。四诊昭彰，方能诊断明确。诚如唐朝医药学家孙思邈在《大医精诚》中所说："望闻问切务达神圣工巧，遣方择药必明君臣佐使。"

（三）辨证力

辨证力就是将四诊所收集的资料、症状和体征，通过分析，综合，辨清疾病的原因、性质、部位和邪正之间的关系，概括、判断为某种病证的能力，是确定正确治疗方法的前提。几千年的中医发展形成了众多中医流派，因对病证及病因认识不同，形成了对病证、病因等的不同分析和看法，也形成了不同的辨证治疗方法。其中主要包括八纲辨证、气血津液辨证、脏腑辨证、六经辨证、卫气营血辨证、三焦辨证、经络辨证等。中医理论本身的宏观性和哲学性及证候的多态性、动态性、复杂性等特点，决定了各种辨证方法之间既有区别，又有联系。因此在临床中我们要具体问题具体分析，洞悉原委，审辨明本。

（四）治疗力

治疗力是根据诊断、辨证的结果，确定给予相对精准的治疗方法，以充分彰显出能提高临床疗效的思想力、呈现力及有效性预测力。

以下六要素可作为评价治疗方案治疗强弱的重要参考：①法扣因机，有理有据；②内外合治，药心同疗等综合治疗思维；③牢抓关键，法中标靶；④对病理纵横关系认知的相应治疗措施；⑤方药配伍原则的应用；⑥特色治疗力。

正确辨证是有效治疗的前提和依据，论治是对辨证结果的深化与检验；通过对临床疗效的观察总结，可以验证辨证论治是否正确。将人与自然界、人与社会环境、人与人之间的关系作为相互关联的整体观应用于临床以指导实践，有助于提升治疗力。

（五）想象力

中医想象力蕴含着丰富的内容，"上知天文，下知地理，中知人事"，无所不及。将人体与自然界、社会环境等作为相互关联的整体来考察，是应用整体观研究中医基础理论的典范。中医是以整体、动态、辨证的观点去把握生命、健康、疾病与药物的关系，其特色是"天人相应"和整体协调。

（六）凝练力

中医临床研究主要应以提高诊疗水平、提高临床疗效为核心，要深入研究中医疗效优势、疗效定位、疗效特点、疗效基础、疗效机理，凝练临床治疗规律。《素问·六元正纪大论》云："知其要者，一言而终。不知其要，流散无穷。"中医临床学习要在继承学习前人基础上，创新发展，以临床实践为检验，总结凝练思想观点，厚积薄发，点石成金。

四、中医思维"六力"的培养与强化

中医思维饱含中医防治疾病的唯物观、哲学观和国学智慧，是以中医临床中认知、思考、分析、防治疾病方式的表现与结果预测为特征。强化中医思维是发挥中医药特色优势，促进临床诊疗目的实现的有效途径，是培养中医临床医师运用理论知识，最大限度地发挥其理论效用和提升临床技能的必由之路。培养中医思维力要从以下七个方面落实。

（一）从培养中医信念开始

爱是基础，信是前提。要把中医药传承好，第一，必须要有一颗热爱中医的赤诚衷心和对中医学发展的坚定信念。唯有热爱，方有所成。乔布斯说过："成就一番伟业的唯一途径，就是热爱自己的事业。"因此，强化中医思维力培养，要持续开展热爱中医的说服教育，通过温习中医经典和接受中国传统文化的熏陶潜移默化，在中医学习与实践中，培养中医学生坚定的中医信念和做"铁杆中医"的决心与信心。中医学历史悠久、博大精深，学习中医发展史不仅能够让中医学生了解中医学的形成与发展历程，还可以让其通过对中医学许许多多先进的理念及治疗法则的了解，来体悟感受中医学之伟大。只有对中医学发展有深刻的认识与了解，才会由衷热爱中医、学习中医、使用中医。第二，要了解学好中医、用好中医的目的和意义。中医学历经数千年，久盛而不衰，是先祖留给我们的瑰宝与国粹，传承与发展中医是代代中医人的责任与使命。作为中医人，我们必须担起重任、砥砺前行，为中医药事业发展贡献力量。第三，大医精诚是学好中医不竭的动力。孙思邈说："学者必须博极医源，精勤不倦，不得道听途说，而言医道已了，深自误哉！……凡大医治病，必当安神定志，无欲无求，先发大慈恻隐之心，誓愿普救含灵之苦。"作为国医的中医，我们必须悟透大医精诚的真谛、践行好大医精诚的理念，我们不仅要有精湛的医术，还必须有高尚的医德，要始终牢记普救众生苦难之初心。学好中医以弘扬国粹，助力健康中国建设；以更好地为亲友、百姓解除病痛；学好中医以为自己养生保健与健康长寿提供坚实保障。正如医圣张仲景所说："上以疗君亲之疾，下以救贫贱之厄，中以保身长全，以养其生。"

（二）打牢中医药理论根基

中医学是古人在与疾病长期斗争的实践中形成的一门医学科学和防病治病技术，中医学在形成和发展特别是在提炼升华到理论的过程中借用了大量的古代哲学思想如阴阳五行学说等，同时吸纳了儒、释、道等传统文化的精华，形成具有独立理论体系的临床学科。医学科学是中医学的本质和主流，中医学的真正的生命力就在于其真实而丰富的科学内涵、完整系统的学术体系、具体而实际的诊疗方法，只有打牢中医药理论基础，才能在中医思维指导下提高临床疗效。同时，我们也认识到，名医成材，无不以熟谙经典为本，以奠定学术基础，并在此基础上旁及各家，博极医源。因此，要加强传统文化和中医经典文献学习，培养现代中医临床思维模式，熟读《黄帝内经》《伤寒论》《金匮要略》和温病学等经典著作，学经典、背经典、用经典，服务临床。

（三）开展中医思维系列培训

中医思维系列培训，主要包括中医思维的概念、原理、方法、模式、应用要点及强化"中医思维六力"训练等内容，从理论上加强对中医思维的学习，使中医学生了解中医思维的系统知识与基本框架，打牢根基，为临床应用做足准备。"中医思维六力"训练是我们在临床实践中总结提炼出的、用以培养学生中医思维力的训练抓手，包括语言力、诊断力、辨证力、治疗力、想象力和凝练力。语言力以充分彰显中医原创思维、原创理念、原创方法、语出经典、言中的矢为标志，能让同行同道和病友感到讲者是在用"美妙""动听"且能够听得明白的中医语言来和大家说话，能够让他们听后迅速产生由衷的欣慰感；诊断力是在中医思维的导航下，通过对望、闻、问、切四种诊法的娴熟应用，体现对临床诊断力的充分挖潜，能充分彰显出运用中医诊法收集病史资料、症状体征及判定疾病轻重缓急、预后善恶的综合效能与效力，为正确有效施治奠下良基；辨证力是将四诊所收集的资料、症状和体征，通过分析、综合，辨清疾病的原因、性质、部位和邪正之间的关系，概括、判定为某病和某证的精准能力，也是确定正确治疗方法的前提；治疗力是根据辨证的结果，确定相应的治疗法则，提高临床疗效的能力；想象力基于对中医取象思维以及经典理论、经典治法、经典方剂、经典药物、名医经验、医案医话、民间疗法、单方验方等深刻含义和效验的思考与启迪，以整体、动态、辨证及正治反治、治病同异、标本缓急等为指导，以促进临床疗效的提升为目的，总结出新的想象模型、提升想象空间，以充分彰显出中医思维方式、思维方法与想象力；凝练力指在充分彰显以上五力的前提下，抓住提升临床疗效这个核心之核心，在中医思维的导航下，深入探究、用心悟道、步步深入，探究出新的机理，总结其"前奏观点"、证治心得、处方用药特点等，以凝练出学术观点，初步形成其学术思想基本框架等。

（四）坚持临床思维带教与引导

中医思维的训练主要是在实践中进行并不断强化的，中医临床思维的示范带教训练法，主要是带教老师基于临床真实案例，就诊疗过程提出问题、开展讨论、总结经验、凝炼观点、纠偏极、弊错误、提出改进措施，步步深入、循序渐进。希望能够达到潜移默化、润物无声的效果，使学员在临床中树立中医思维意识、掌握中医临床思维方法。张伯礼院士说："中医强调案例式教学，不是落后了，而是一种先进的学习方法。"这种案例式教学模式，基于临床、紧贴实践、以案解析，将中医思维融入临床带教中，更容易让医学生接受和理解，记忆也会更加深刻。

（五）营造中医药文化氛围

要营造浓郁的中医药文化氛围，使之成为群众精神食粮。可以在门诊走廊、大厅及病区走廊设置中医健康知识宣传栏，建立中医文化走廊和百草园，开设国医堂，实施名医、名药、名法、名膳、名科、名院"六名"战略，加强和规范院歌、院训、院徽使用等，融中医药文化于其中。

（六）目标导向，双轮驱动

为强化中医思维训练，制定目标管理方案，建立奖罚机制，利用物质利益驱动和精神利益驱动，强化中医思维的形成。对运用中医思维表现优异者，可享受加薪、奖金、奖品等物质奖励，可优先获得进修、晋升机会，还可作为访问学者出访学习；对表现庸常或目标任务完成不好者，则要适当扣奖金、通报批评、延缓进修和晋升等。用好加压驱动与利益驱动之杠杆，使之相辅相成。同时，增强责任感和紧迫感，树立更高标杆，加压驱动，以更坚决的意志、更有力的举措、更扎实的作风促进中医思维的形成。

（七）引导终身学悟，用好经典经方

学中悟道、以道导迷、用中强悟，名医成材，无不以熟谙经典为本，以奠定学术基础，并在此基础上旁及各家，博极医源。加强传统文化和中医经典文献学习，培养传统思维模式，熟读《黄帝内经》《伤寒论》《金匮要略》和温病学等经典著作，学经典、背经典、用经典。

五、指导临证的五种中医思维方式

中医最根本的特质是在中国传统世界观指导下形成的独特的思维方式，思维方式的不同决定了中西医对待同一个疾病解决的方式和方法不同，这也恰恰是中医的价值所在。学习运用中医的思维方式，是学好中医的关键。归纳中医的思维方式，有五种，即宏观思维、微观思维、治未病思维、动态思维与三辨诊疗思维。

（一）宏观思维

宏观思维，又叫整体思维，就是将所判断的对象作为一个整体来考虑，注重疾病防治的整体观，把疾病和时间空间联系在一起，强调整体性、统一性、长期性。整体思维不局限于具体事物的特征，而是用外部与之进行比较，看外部变化对其产生的影响。把一个庞大的对象看成一个整体，抽象成一个完整的、步调一致的个体，而忽略其内部结构，这与通常的思考问题方式并不一致，所以需要训练。

（二）微观思维

微观思维，面向事物内部深处，从大到小、从粗到细，是从可以感觉到的事物向无法感觉的事物进行认识与开拓的一种思维方式。微观思维兼具精确性、依赖性、创造性、实用性。注重疾病防治的个体差别和病理调整。因人制宜、因时制宜、因地制宜，异病同治，同病异治，具体问题具体分析。

（三）治未病思维

治未病思维，注重疾病防治的提前干预。主要指预先采取措施，防止疾病的发生、发展、传变、复发；也就是未病先防，关口前移，既病防变，愈后防复。治未病也不是时髦的语言文字和单纯的临床实践。临床运用更需要理论指导，建立未病治疗学科体系，让中医治未病所体现的医学学术优势，成为中医学发展的动力所在。

（四）动态思维

动态思维/动态观，是用发展的观点看问题，正确认识当代疾病的特点。《易传·系辞下》："易之为常也不可远，为道也屡迁，变动不居，周流六虚，上下无常，刚柔相易，不可为典要，唯变所适。"运动是物质的存在形式，宇宙的所有事物始终处于不断运动、变化之中，在运动变化中维持和谐的状态。

（五）三辨诊疗思维

三辨诊疗思维是庞国明教授在长期临床实践的基础上，参考王琦国医大师中医体质学"三辨诊疗模式"，探索出的"辨病–辨证–辨体"相结合的一种临床诊疗思维。它是从疾病、证候、体质三个不同角度、不同层面对疾病本质、规律与特征的反映，以辨病为基础，辨证为核心，辨体为补充，将"辨病–辨证–辨体"与"治病–和证–调体"有机结合，符合当前形势下的疾病诊疗。

六、指导临床实践的五种中医思维方法

中医学的思维方法，是中医学理论体系构建过程中的理性认识的方法学体系，它借助

于语言，运用概念、判断、推理等思维形式反映人体内外的本质联系及其规律性。这种思维方法从宏观上把握了人体这个客观世界的某些生命活动规律，反映了人体与自然环境和社会环境之间的密切联系，强调从传统文化、自然科学、社会科学等不同层面全方位考察研究人体的生命、健康和疾病，在养生防病中注重顺应自然，适应社会环境，在治疗中注重因时因地因人制宜。主要中医思维方法有五种，即司外揣内法、援物比类法、揆度奇恒法、试探反证法、内景反观法。

（一）司外揣内法

司外揣内法又称从外知里法、以表知里法。外，指因疾病而表现出的症状、体征；内，指脏腑等内在的病理本质。司外揣内法指通过观察、分析人体外部表现，以测知其体内的生理、病理变化的思维方法。即"有诸内者，必形诸外"，如：通过人体爪甲的荣枯，来推知肝血的盛衰等。《灵枢·论疾诊尺》说"从外知内"，就是说通过诊查其外部的征象，便有可能得知内在的变化情况。《灵枢·本脏》说："视其外应，以知其内藏，则知所病矣。"说明脏腑与体表是内外相应的，观察外部的表现，可以测知内脏的变化，从而了解疾病发生的部位、性质，认清内在的病理本质，便可解释显现于外的证候。《丹溪心法》总结说："欲知其内者，当以观乎外；诊于外者，斯以知其内。该有诸内者形诸外。"

（二）援物比类法

援物比类法又称取象比类法。运用形象思维，根据被研究对象与已知对象在某些方面的相似或类同，从而认为两者在其他方面也可能相似或类同，并由此推测被研究对象某些性状特点的认知方法。如：用釜底抽薪法治疗火热上炎，用增水行舟法治疗肠燥便秘，用提壶揭盖法治疗小便不利等。

（三）揆度奇恒法

揆度奇恒法又称以常衡变法、以常达变法。运用比较的方法对事物进行鉴别，从一般与特殊的比较中，从异常与正常的比较中，找出不同或相同之处，从而发现其规律。如：通过脉率的比较，可以区分和鉴别平脉、病脉和危重病脉的方法。

（四）试探反证法

试探是指对复杂的研究对象先提出设想，并采用一些尝试性的措施，然后根据实践结果，再做出适当的调整，完善或修订原有设想，以决定下一步措施的一种逐步深入探求实质的思维方法；反证是指从结果来追溯原因并加以证实的一种逆向思维方法。如：中医学认识病因的"审证求因"，即是典型的反证法，如患者表现有恶寒、无汗、头身痛、鼻塞、流清涕、舌淡红、苔薄白等症状或体征者，再结合其发病时令和患者的衣着和居住环境，即可反推出系"寒邪"为病。

（五）内景反观法

内景反观法又称内视法、内照法。是认为机体在某种特殊状态下，人的自我感知能力可在一定的程度内，体察或感知机体自身的内在景观（通常指内部的功能状态），甚至能做出某些适度调控的一种特殊方法。明代李时珍在《奇经八脉考》中指出："内景隧道，唯反观者能照查之。"即脏腑内景和经络隧道，只有某些经过特殊修炼，能内视反观的人方能体察而感知。

科学的发展史实际上就是一部思维的发展史，人类的一切知识都是人思维的产物，中医学更是如此。中医思维是中医学的精髓，是中医学的本质特征，是中医学生存与发展的根本，是中医临床提高疗效的唯一遵循。《论语》："子曰：必也正名乎。"中医思维是中医正本清源的基础，是中医人的灵魂，是中医临床诊疗的灵魂，要坚定不移地把它贯穿学习参悟、临证诊疗的始终。

第三讲　论纯中药治疗 2 型糖尿病"三辨诊疗模式"的构建与应用

糖尿病是由于遗传因素和环境因素长期相互作用所引起的胰岛素分泌不足或作用缺陷，同时伴有胰高血糖素不适宜增高的双激素病，以血中葡萄糖水平升高为生化特征及以多饮、多食、多尿、消瘦、乏力等为临床特征的代谢紊乱综合征。2 型糖尿病约占糖尿病的 95%左右。庞国明教授专长内科，主攻糖尿病的中医药诊疗，深悟王琦国医大师"三辨诊疗模式"要旨，并有机结合临床实践，创建并不断完善了以"辨病–辨证–辨体"与"治病–和证–调体"为抓手的纯中药治疗 2 型糖尿病"三辨诊疗模式"，在国内外得到了较为广泛的推广应用，为此，《纯中药治疗 2 型糖尿病"三辨诊疗模式"构建及推广应用》获 2022 年度中华中医药学会科学技术奖一等奖，在国内外产生了较大影响力。

一、构建"三辨诊疗模式"的理论依据

庞国明教授探索出的纯中药治疗 2 型糖尿病之"辨病–辨证–辨体"的"三辨诊疗模式"是在充分根据疾病、证候、体质三者之间内在联系的前提下，依据"体病相关""体证相关""体质可分""体质可调"的核心要义，将辨病、辨证、辨体有机结合，进行综合临床运用的一种诊疗体系。2 型糖尿病的中医辨病诊断从单纯中医辨消渴病的诊断到辨病与辨证、辨体的有机结合，并逐渐发展至辨病、辨证、辨体相结合的"三辨诊疗模式"。体现了以人为本、因人制宜、辨体调治的特点，弥补了当前 2 型糖尿病诊疗体系中对"无症可辨"群体诊疗的缺陷，也凸显了个体化诊疗要素，拓展了临床思维、丰富了诊疗体系，更好地诠释了"同病异治""异病同治"，体现了治病求本，病、证、体的有机结合，促进了临床疗效的提升。

二、"三辨诊疗模式"具体内涵

2 型糖尿病"三辨诊疗模式"的主要内容包括辨病诊断、辨证诊疗和辨体诊疗三个方面。

（一）先行辨病诊断，确定中医病名

我们对随机抽取的 300 份 2 型糖尿病门诊病历进行分析，结果显示：95.36%的患者无典型的"三多一少"症状，60%的患者无任何自我不适症状，只是在体检时发现血糖升高。如果简单地将 2 型糖尿病与"消渴病"画等号，生搬硬套就会僵化中医辨证思维，甚至将中医的诊疗引入歧途。因此，庞国明教授认为 2 型糖尿病的中医病名诊断当据其不同临床表现分别进行命名，对具有多饮、多食、多尿、消瘦或伴尿中甜味者诊为"消渴病"；对以口干渴多饮（正常状态下日饮水量大于 2000ml 或口干明显而达不到多饮标准者）为主者诊为"上消病"；对以多食易饥，或伴消瘦为主者诊为"中消病"；对以小便频数，以"饮一斗小便一斗"为主者诊为"下消病"；对仅有口中甜味或伴体形肥胖，或体检发现血糖数值升高符合 2 型糖尿病诊断而无自我不适症状者诊为"脾瘅病"。以更好地发挥中医病名在指导"三辨论治"中的正确导向作用。辨病虽然有五，然其专病专药有二：

辨病论治　专病专药

1. 糖尿康片（豫药制备字 Z04020167）　为纯中药制剂，主要由柴胡、苍术、黄芪、生地、玄参、黄连、鬼箭羽、生龙骨、生牡蛎等药物按工艺粉碎压片制成，全方共奏调和肝脾、调和气机、调和气阴、调和升降之效，以"和"治之、以"和"调之，寓调（糖）于和法之中。

2. 黄连降糖（浊）片（丸）（豫药制备字 Z20180048000）　为纯中药制剂，主要由黄连、酒大黄、知母、麦冬、生地、丹皮等按工艺加工制片（丸）而成。本方扶正与祛邪相结合，补中有泄、泄中有补，使热清津生，浊清瘀消，邪去正复，全身气血津液调和，是以不降糖而血糖自降矣。

（二）次行辨证诊疗，确立精准证型

我们在多年糖尿病临证经验与分析悟道的基础上，将 2 型糖尿病的病机特点概括为：肥膳是 2 型糖尿病萌发的基础土壤；痰浊中阻、湿热内蕴是其始动因素；湿浊、湿热困阻中焦，土壅木郁，脾失健运，肝失疏布，水谷精微壅滞血中是血糖升高与发病的重要环节；精津布运失常、痰热耗津损阴是形成"三多一少，尿有甜味"的内在原因；病程渐进，邪伤正气，肺脾肾三脏气虚是其迁延不愈的关键症结；气损及阴、阴损及气、气阴两虚是其枢机阶段；气虚渐之、阴损及阳、阴阳两虚是其发展的必然趋势；血瘀是造成多种合并症的主要原因；痰湿化浊、瘀热化毒、浊毒内生是病程中的变证。识理明证、审证求因尤其要"观其脉证，知犯何逆，随证治之"，认为糖尿病不尽是"阴虚热盛""气阴两虚"等证，而且是动态发展的。我们通过近 30 年逾万例 2 型糖尿病中医诊疗的临床实践，总结出来源于临床实践的七种证型，分别为热盛伤津证、气阴两虚证、肝郁脾虚证、痰浊中阻证、湿热内蕴证、脾肾气虚证、阴阳两虚证。

辨证论治　专证专方

1. 热盛伤津证

主症：口渴多饮，口苦，多食易饥，体形消瘦，心烦易怒，小便频多，溲赤便秘，舌质红，苔薄黄而干，脉弦或数。

治则：清热生津，调糖止渴。方用清热养阴调糖饮：生石膏 30～50g，生地黄 10～30g，知母 10～15g，麦冬 10g，川牛膝 30g，太子参 30g，葛根 30g，天花粉 15～30g，炒苍术 10～30g，炒枳壳 10g，升麻 3～6g，生甘草 3～6g。

加减：大便干结者，加生大黄 3g（后下）。

2. 气阴两虚证

主症：神疲乏力，精神不振，气短懒言，咽干口燥，口渴多饮，体形消瘦，腰膝酸软，自汗，盗汗，舌质淡红或舌红，舌体胖，苔薄白干或少苔，脉沉细。

治则：益气养阴，补虚调糖。方用益气养阴调糖饮：太子参 30g，生地黄 30g，生黄芪 30～60g，山萸肉 30g，麦冬 10g，生山药 30g，苍白术各 10～30g，泽泻 30g，丹参 30～50g，茯苓 30g，炒枳壳 10g，升麻 6～10g。

加减：乏力明显者，生黄芪可加至 60～80g；盗汗者加仙鹤草 60～260g。

3. 肝郁脾虚证

主症：常因精神刺激而诱发血糖升高，情志抑郁或烦躁易怒，胁痛，脘腹胀满，神疲食少，大便或干或溏，失眠，女性常伴有月经不调、乳房胀痛，舌质淡红，苔薄白，脉弦。

治则：疏肝健脾，理气调糖。方用疏肝健脾调糖饮：柴胡 10～12g，当归 10g，生白芍 15～30g，茯苓 30g，苍白术各 10～30g，陈皮 10g，薄荷 10g（后下），生薏苡仁 30g，川牛膝 30g，生甘草 6g，升麻 6～10g。

加减：失眠多梦者加夜交藤 30～50g、琥珀粉 3g（冲服）。

4. 痰浊中阻证

主症：体形肥胖，头身困重，口黏或口干渴，饮水量不多，脘腹痞闷，纳呆，便溏，舌质淡胖，多有齿痕，苔白腻，脉滑缓。

治则：化痰降浊，和中调糖。方用和中降浊调糖饮：炒苍术 30g，姜半夏 10～30g，炒白术 30g，茯苓 30～60g，厚朴 10g，泽泻 30g，陈皮 10g，猪苓 30g，桂枝 6～10g，川牛膝 30g，升麻 3～6g，生甘草 3～6g，生姜 10～15g。

加减：舌苔白厚腻、口中黏腻加佩兰 10g；下肢浮肿者加玉米须 30g。

5. 湿热内蕴证

主症：口干口渴，饮水量多，口苦、口中异味，身重困倦，大便黏腻不爽，舌质淡，苔黄腻，脉濡数。

治则：清热祛湿，畅中调糖。方用清热化湿调糖饮：黄连 15～30g，厚朴 10g，姜半夏 10～20g，炒苍术 10～30g，芦根 30～50g，炒栀子 10g，淡豆豉 15～30g，生薏苡仁 30～50g，石菖蒲 10g，川牛膝 30～50g，生枳实 10g，升麻 3g。

加减：大便黏滞不爽者加广木香 10g；口苦或口中异味明显者加藿香 10g、佩兰 10g。

6. 脾肾气虚证

主症：腰膝酸痛，倦怠乏力，眼睑或下肢水肿，自汗，小便清长或短少，夜尿频数，时有五更泄泻或性功能减退，舌淡体胖有齿痕，苔薄白而滑，脉沉迟无力。

治则：健脾益肾，培本调糖。方用健脾益肾调糖饮：太子参 30～50g，生黄芪 30～60g，生地黄 30g，山萸肉 30g，生山药 30g，炒白术 10～30g，泽泻 30g，川怀牛膝各 30g，猪苓 30g，茯苓 30～50g，升麻 10～30g，炒枳壳 10g。

加减：下肢肿明显者加汉防己 30g；夜尿频者加桑螵蛸 10～30g、金樱子 30g。

7. 阴阳两虚证

主症：口渴多饮，小便频数，夜间尤甚，甚至饮一溲一，混浊如脂如膏，五心烦热，口干咽燥，耳轮干枯，面色黧黑；神疲乏力，腰膝酸软，四肢欠温，或颜面肢体浮肿，阳痿或月经不调，五更泄泻，舌淡体胖，苔白而干，脉沉细无力。

治则：滋阴温阳，固肾调糖。方用阴阳双补调糖饮：淡附片 10～30g（先煎 60～120 分钟），熟地黄 30g，山萸肉 30g，炒山药 30g，肉桂 6g（后下），枸杞子 30g，茯苓 30g，炒白术 10g，炒枳壳 10g，盐杜仲 30g，鹿角霜 15g，桑螵蛸 30g。

加减：尿频而混浊者，加益智仁 10g、萆薢 30g；乏力明显者，加生黄芪 60～80g。

辨证论治 专证专药

我们通过长期的临床实践，结合临床诊疗和如何方便糖友长期治疗的实际需求，对通过综合治疗血糖达标的糖友厘定了辨证论治，专证专药的思路，经过近 3 年的开发探索和报批，我们于 2012 年、2022 年共经河南省药品监督管理局注册批准了七个专证专药，这样可大大方便糖友的治疗和提高治疗的依从性。

1. 清热养阴调控丸（豫药制备字 Z20220063000）

组成：生地黄、知母、麦冬、石膏、葛根、天花粉、川牛膝、麸炒苍术、麸炒枳壳、升麻、甘草片等。

功效：清热生津，调糖止渴。

适应证：用于 2 型糖尿病热盛伤津证，症见口干多饮、多食易饥、心烦易怒、口苦、大便干结等。

用法用量：口服，1 次 2～3g，1 日 2～3 次；或遵医嘱。

2. 益气养阴调津丸（豫药制备字 Z20180047000）

组成：黄芪、太子参、生地黄、天花粉、麦冬、玄参、鬼箭羽、苍术、陈皮等。

功效：益气养阴，通络助运。

适应证：主治气阴两虚型消渴病。症见多饮、多食、多尿、疲劳无力、体重下降等。

用法用量：口服，1 次 3g，1 日 2 次。

3. 疏肝健脾调控丸（豫药制备字 Z20220062000）

组成：北柴胡、当归、麸炒白芍、麸炒苍术、麸炒白术、茯苓、牡丹皮、炒栀子、淡豆豉、薄荷、升麻、甘草片等。

功效：疏肝健脾，调和气机，理气调糖。

适应证：用于 2 型糖尿病肝郁脾虚证，症见情绪烦躁、脘腹胀满、大便干溏不调、女性月经不调或乳房胀痛等。

用法用量：口服，1 次 2～3g，1 日 2～3 次；或遵医嘱。

4. 和中降浊调控丸（豫药制备字 Z20220065000）

组成：麸炒苍术、麸炒白术、姜半夏、茯苓、猪苓、陈皮、姜厚朴、桂枝、大皂角、升麻、川牛膝、佩兰、甘草片等。

功效：燥湿化痰，升清降浊，和中调糖。

适应证：用于 2 型糖尿病痰浊中阻证，症见体形肥胖、身重困倦、纳呆便溏、口黏或口干渴等。

用法用量：口服，1 次 2～3g，1 日 2～3 次；或遵医嘱。

5. 清热化湿调控丸（豫药制备字 Z20220064000）

组成：黄连片、姜厚朴、炒栀子、淡豆豉、姜半夏、薏苡仁、黄芩片、麸炒苍术、川牛膝、芦根、葛根、北柴胡、升麻等。

功效：清热化湿，升清降浊，布精调糖。

适应证：用于 2 型糖尿病见湿热内蕴证，症见头身困重、心胸烦闷、小便黄、大便黏滞不爽等。

用法用量：口服，1 次 2～3g，1 日 2～3 次；或遵医嘱。

6. 健脾益肾调控丸（豫药制备字 Z20220066000）

组成：太子参、麸炒白术、黄芪、麸炒山药、酒萸肉、熟地黄、麸炒苍术、茯苓、猪苓、泽泻、麸炒枳壳、升麻等。

功效：健脾益肾，补虚调糖。

适应证：用于 2 型糖尿病脾肾亏虚证，症见神疲乏力、腰酸腰痛、眼睑或下肢水肿、自汗、小便清长或短少、夜尿频数、性功能减退、五更泄泻等。

用法用量：口服，1 次 2～3g，1 日 2～3 次；或遵医嘱。

7. 阴阳双补调控丸（豫药制备字 Z20220061000）

组成：枸杞子、附片、肉桂、熟地黄、酒萸肉、麸炒山药、茯苓、泽泻、麸炒白术、麸炒枳壳、盐杜仲、桑螵蛸、牛膝、升麻等。

功效：滋阴温阳，补肾调糖。

适应证：用于 2 型糖尿病阴阳两虚证，症见精神萎靡、口干渴、腰膝酸软、四肢清冷、心胸烦闷、小便清利等。

用法用量：口服，1 次 2～3g，1 日 2～3 次；或遵医嘱。

（三）临床"无症可辨"，再施精准辨体

据流行病学调查和科研观察，痰湿体质是代谢性疾病包括 2 型糖尿病的"共同土壤"。那么对于"无症可辨"的 2 型糖尿病患者，我们在运用纯中药治疗时，遵"三辨诊疗模式"之"辨体调治"的学术思想分别进行调治，多能收到满意疗效。

辨体调治　专体专方

临床中对"无症可辨"者则按照王琦教授的中医体质诊断标准，结合中华中医药学会批准的《中医体质分类判定标准》进行体质辨识，辨体调治，结合临床实际及前期研究成果，无症状 2 型糖尿病临床体质类型有八种：气虚质、平和质、阳虚质、阴虚质、痰湿质、湿热质、气郁质、血瘀质。我们对 471 例 2 型糖尿病患者进行问卷调查分析，前 5 位的体质类型分别是气虚质、平和质、阳虚质、阴虚质、痰湿质。

1. 气虚质

元气不足，以疲乏、气短、自汗等气虚表现为主要特征。

常见表现：肌肉松软不实，平素语音低弱，气短懒言，容易疲乏，精神不振，易出汗，性格内向，不喜冒险，不耐受风、寒、暑、湿邪，舌淡红，舌边有齿痕，脉弱。

调则：补气调体，扶正控糖。

方药：补气固本调糖方：太子参 15～30g，生黄芪 30～50g，炒白术 6～10g，茯苓 15～30g，陈皮 6～10g，怀牛膝 15～30g，升麻 3～6g，生甘草 3～6g。

2. 平和质

阴阳气血调和，以体态适中、面色红润、精力充沛等为主要特征。

常见表现：体形匀称健壮，面色、肤色润泽，头发稠密有光泽，目光有神，鼻色明润，嗅觉通利，唇色红润，不易疲劳，精力充沛，耐受寒热，睡眠良好，胃纳佳，二便正常，性格随和开朗，对自然环境和社会环境适应能力较强，舌色淡红，苔薄白，脉和缓有力。

调则：护正维平，强正控糖。

方药：护正固本调糖方：太子参 10～15g，麦冬 6～10g，炒白术 6～10g，茯苓 15～30g，炒枳壳 3～6g，陈皮 6g，淡竹叶 3g，生甘草 3g。

3. 阳虚质

阳气不足，以畏寒怕冷、手足不温等虚寒表现为主要特征。

常见表现：肌肉松软不实，平素畏冷，手足不温，喜热饮食，精神不振，性格多沉静、内向，耐夏不耐冬，易感风、寒、湿邪，舌淡胖嫩，脉沉迟。

调则：温阳益肾，固本控糖。

方药：温阳益肾调糖方：淡附片 6g，肉桂 3～6g，山萸肉 30g，熟地黄 30g，炒山药 30g，茯苓 30g，牡丹皮 10g，泽泻 10g，怀牛膝 30g，升麻 3～6g。

4. 阴虚质

阴液亏少，以口燥咽干、手足心热等虚热表现为主要特征。

常见表现：体形偏瘦，手足心热，口燥咽干，鼻微干，喜冷饮，大便干燥，性情急躁，外向好动，活泼，耐冬不耐夏，不耐受暑、热、燥邪，舌红少津，脉细数。

调则：滋阴补虚，清热控糖。

方药：养阴清热调糖方：枸杞子 15～30g，干地黄 30g，女贞子 15～30g，旱莲草 15～30g，生山药 30g，山萸肉 15g，牡丹皮 12g，茯苓 15g，泽泻 10g，怀牛膝 15～30g，淡竹叶 6g。

5. 痰湿质

痰湿凝聚，以体形肥胖、腹部肥满、口黏苔腻等痰湿表现为主要特征。

常见表现：体形肥胖，腹部肥满松软，面部皮肤油脂较多，多汗且黏，胸闷，痰多，口黏腻或甜，喜食肥甘甜黏，性格偏温和、稳重，多善于忍耐，对梅雨季节及湿重环境适应能力差，苔腻，脉滑。

调则：温化痰饮，降浊控糖。

方药：化痰祛湿调糖方：炒苍术 10～20g，姜半夏 6～12g，炒白术 10～20g，茯苓 15～30g，厚朴 10g，陈皮 10g，桂枝 6～10g，川牛膝 30g，柴胡 6～10g，生甘草 3g。

6. 湿热质

湿热内蕴，以面垢油光、口苦、苔黄腻等湿热表现为主要特征。

常见表现：体形中等或偏瘦，面垢油光，易生痤疮，口苦口干，身重困倦，大便黏滞不畅或燥结，小便短黄，男性易阴囊潮湿，女性易带下增多，容易心烦急躁，对夏末秋初湿热气候，湿重或气温偏高环境较难适应，舌质偏红，苔黄腻，脉滑数。

调则：化湿清热，淡渗控糖。

方药：清热祛湿调糖方：黄连 6g，黄芩 10g，葛根 30g，生薏苡仁 30g，生栀子 10g，厚朴 10g，川木通 6g，淡豆豉 10～20g，生地黄 15g，生甘草 6g。

7. 气郁质

气机郁滞，以神情抑郁、忧虑脆弱等气郁表现为主要特征。

常见表现：体形瘦者为多，神情抑郁，情感脆弱，烦闷不乐，性格内向不稳定、敏感多虑，对精神刺激适应能力较差，不适应阴雨天气，舌淡红，苔薄白，脉弦。

调则：疏肝解郁，理气控糖。

方药：疏肝解郁调糖方：柴胡 10～15g，当归 10～15g，炒白芍 10g，茯苓 30g，炒白术 10g，生姜 10g，薄荷 6g（后下），川牛膝 15g，升麻 6g，生甘草 6g。

8. 血瘀质

血行不畅，以肤色晦暗、舌质紫暗等血瘀表现为主要特征。

常见表现：胖瘦均见，肤色晦暗，色素沉着，容易出现瘀斑，口唇暗淡，易烦，健忘，不耐受寒邪，舌暗或有瘀点，舌下络脉紫暗或增粗，脉涩。

调则：理气活血，化瘀控糖。

方药：活血化瘀调糖方：桃仁 10g，红花 10g，赤芍 30g，川芎 10g，怀牛膝 30g，当归 10g，生地黄 10g，炒枳壳 10g，柴胡 15g，淡竹叶 6g。

若出现兼夹体质，调体治疗以主要体质方为基础方，配合兼加体用药加减，参考以下方案调整组方：

兼气虚质：加太子参 15～30g、生黄芪 30～50g、炒白术 6～10g。

兼阳虚质：加淡附片 6g、肉桂 3～6g、山萸肉 30g、熟地黄 30g。

兼血瘀质：加桃仁 10g、红花 10g、赤芍 30g、川芎 10g。

兼阴虚质：加枸杞子 15～30g、干地黄 30g、女贞子 15～30g、旱莲草 15～30g。

兼痰湿质：加炒苍术 10～20g、姜半夏 6～12g、厚朴 10g、陈皮 10g。

兼湿热质：加黄连 6g、酒黄芩 10g、生薏苡仁 30g、生栀子 10g。

兼气郁质：加柴胡 10～15g、当归 10～15g、炒白芍 10g。

三、"三辨诊疗模式"临床应用

《兰台轨范》曰："一病必有主方，一方必有主药""如一方所治之病甚多者，则为通治之方，先立通治方一卷以俟随症拣用"。现代学者有谓专病通治方就是针对临床各科某一疾病的若干证候均能通治获效的方剂，前人亦称其为主方；亦有将专病专方与主病主方等同者。根据王琦教授提出的"主病主方主药"构想，将主病主方的内涵界定为：高度针对贯穿整个疾病始终的主导病机，以一方为主，并可根据病情、证候、体质的多样性，据主方加味，体现"体–病–证"的一统观。基于上述认识，从调整改良"土壤"入手，辨证论治、辨体调治与专方专药有机结合，渐序实现调糖控糖、脉静身和的目标。诊疗中以"辨病–辨证–辨体"为原则，以"专病专治""专证专治""专体专治"与"专病专药""专证专药""专证专方""专体专方""专病专茶"之"五专"有机结合为途径，活用"治病、和证、调体"与"调和""平调""稳控"之术。针对"七证"定立"七法"：清热生津，热清津复，和合阴津之"和"；益气养阴，气复阴平，气阴和合之"和"；疏肝健脾，木达土运，肝脾调和之"和"；燥湿健脾，降浊和胃，清升浊降之"和"；清热化湿，分离实邪，畅达中州，健脾和胃之"和"；健脾益肾，脾肾互资，和合互助之"和"；滋阴温阳，固肾涩精，调补阴阳之"和"。依据"七法"创制了七个"专证专方"、七个"专证专药"，研发两个"专病专药"、八个"专体专方"，先辨病、次辨证、再辨体，结合"三辨诊疗"，依病选药、依证选药，切机遣方、辨体用方、因人用茶，序贯应用。

四、序贯应用方法

前期已用降糖药物患者进行纯中药治疗前需停药三天，未用降糖药物者可直接接受纯中药治疗，根据不同血糖水平采用单一、二联、三联之"序贯三法"的治疗方案，若出现空腹喝餐后血糖范围在不同治疗方案中者，以高阶梯方案为准选择用药。待血糖第 1 次达标（空腹血糖≤7.0mmol/L，餐后 2 小时血糖≤10.0mmol/L）后，改为 D 阶梯专病专药以巩固治疗，4 周后若血糖下降至正常范围则调整为单用专病专茶进行治疗，若血糖达标后有反弹或持续升高者，则重新回到上一阶梯治疗方案，巩固治疗可依据血糖水平调整用量。详见图 1-1。

专证专药/专证（体）专方、专病专药、专病专茶三种方案中的任意一种持续应用最长不超过 3 周；任何一种方案治疗 2 周血糖仍无明显变化或者有上升趋势者，直接调整为上一阶梯治疗方案。

专病专药（糖尿康片、黄连降浊丸）根据血糖水平高低用量分为四个阶梯：

A 阶梯：糖尿康片 12～15 片+黄连降浊丸 20～25 丸，3～4 次/日，口服。

B 阶梯：糖尿康片 10～12 片+黄连降浊丸 16～20 丸，3～4 次/日，口服。

C 阶梯：糖尿康片 6～8 片+黄连降浊丸 10～15 丸，3～4 次/日，口服。

D 阶梯：糖尿康片 3～5 片+黄连降浊丸 6～10 丸，2～3 次/日，口服。

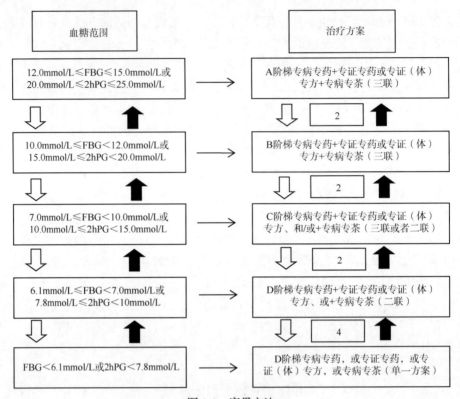

图 1-1 序贯方法

五、临证体会

随着对 2 型糖尿病中医研究临床实践的不断深入，诊疗模式也在不断发生变化，庞国明教授已从 40 年前传统辨证施治诊疗模式转向现在的"辨病–辨证–辨体"之"三辨诊疗模式"。该诊疗模式有利于更加全面地把握 2 型糖尿病本质，制定出切合临床实际和把握 2 型糖尿病发展规律的诊疗方案。该模式的构建首先应以辨病为先导，因为病名具有较强的导向作用，而明确 2 型糖尿病中医诊断是有效调控血糖的前提，只有将 2 型糖尿病分别正确归属于"消渴病""上消病""中消病""下消病""脾瘅病"这五种中医病名诊断，才能做到有的放矢，依症状定病名，依病名析病因、明病机，依病机定治法，依治法精准选方。其次要根据糖友临床实际表现进行辨证施治，我们在总结大量临床实践基础上，确定了切合临床实际的七个证型。再次，患者若无"三多一少"症状，甚则无任何症状时，此时唯一能正确指导运用中药的依据就是"辨体调治"。辨体调治是对 2 型糖尿病"辨病–辨证"诊疗模式的一大补充和诊疗模式的创新。同时，"三辨诊疗模式"的构建，也进一步完善了纯中药治疗 2 型糖尿病"序贯五法"诊疗体系。在临床应用过程中尤需注意将"三辨诊疗模式"与"专病专药、专证专药、专证专方、专体专方、专病专茶"融会贯通，活用"序贯五法"是取得疗效的基本前提，切忌生搬硬套。要坚定中医诊治信念，从病–证–体全面地把握 2 型糖尿病诊治过程，持续深化中医思维是用好纯中药治疗 2 型糖尿病和确保调控血糖平稳达标的根本保证。

第四讲　论心病临证心得

　　心病是临床常见病、多发病，严重威胁着人类的身心健康。中医心病主要指心生理功能方面的"主血脉""主神志""心者，君主之官"等异常所导致的相关疾病，临床常见胸痹心痛、惊悸怔忡、失眠、健忘多眠等证候。祖国医学对心病的认识历史悠久，其记载的理论和方药迄今仍在临床广泛应用。庞国明教授从医近 50 载，崇颂经典，广读医著，精通医理，勤于临床，辨治心病疗效确切，现将其治疗心病经验进行整理，以供同道批评指正。

一、审因论治，首辨虚实

　　心为五脏六腑之大主，主血脉、藏神志。心的病证不外虚实两端，但也存在虚实夹杂之证。虚证大多由禀赋不足、思虑太过、久病伤正等因素，导致心之气血阴阳受损，心之气血阴阳亏虚；实证多为火热、水饮、痰浊、瘀血等邪气的内阻。正虚为本，邪实为标，故治疗心病时，必当审因论治，首辨虚实，分虚实论治，虚证予以益气、温阳、滋阴、养血，实证予以清火、化饮、祛痰、化瘀，虚实夹杂之证予以兼顾，治疗标本兼顾，攻补并施，体现治病必求其本。

二、整体施治，不唯治心

　　人体是以五脏六腑为中心，以气血精津液为物质基础，通过经络使脏与脏、脏与腑、腑与腑密切联系，外连五官九窍、四肢百骸，构成的一个统一的有机整体。《景岳全书·真脏脉》提到："凡五脏之气必互相灌溉，故各五脏之中，必各兼五气。"心的病变可以影响到其他脏腑，而其他脏腑的病变也可以影响到心。因此，我们认为临证辨治心病时从整体出发，重视脏腑之间相互关系，心病当重五脏、参六腑，不唯治心也。

（一）心肺同治

　　心肺同居上焦。心肺在上，心主血，肺主气；心主行血，肺主呼吸。这就决定了心与肺之间的关系，实际上就是气和血的关系。

心主血脉，上朝于肺，肺主宗气，贯通心脉，两者相互配合，保证气血的正常运行，维持机体各脏腑组织的新陈代谢。所以说，气为血之帅，气行则血行；血为气之母，血至气亦至。气属阳，血属阴，血的运行虽为心所主，但必须依赖肺气的推动。积于肺部的宗气，必须贯通心脉，得到血的运载，才能敷布全身。肺朝百脉，助心行血，是血液正常运行的必要条件：只有正常的血液循行，才能维持肺主气功能的正常进行。心与肺，血与气，是相互依存的。气行则血行，血至气亦至。所以，若血无气的推动，则血失统率而瘀滞不行；气无血的运载，则气无所依附而涣散不收。因此，在病理上，肺的宣肃功能失调，可影响心主行血的功能，而致血液运行失常。反之，心的功能失调，导致血行异常时，也会影响肺的宣发和肃降，从而出现心肺亏虚，气虚血瘀之候等。因此，庞师认为，治疗心病时要心肺同治，养心血益肺气，调畅气机，宣通肺气，若胸中阳气舒展，大气斡旋，气血流通，则心病向愈，如对心阳亏虚，饮邪犯肺者，常用五苓散、桂枝甘草汤合葶苈大枣泻肺汤治之，每收好效。

（二）心脾同治

心主血而行血，脾主生血又统血，所以心与脾的关系主要表现在血的生成和运行，以及心血养神与脾主运化方面的关系。

脾胃为后天之本，气血生化之源，心血赖脾气转输的水谷精微以化生，而脾的运化功能又有赖于心血的不断滋养和心阳的推动，并在心神的统率下维持其正常的生理活动。脾气健运，化源充足，则心血充盈；心血旺盛，脾得濡养，则脾气健运。血液在脉内循行，既赖心气的推动，又靠脾气的统摄，方能循经运行而不溢于脉外。可见血能正常运行而不致脱陷妄行，主要靠脾气的统摄。所以有"诸血皆运于脾"之说。

心藏神，在志为喜；脾藏意，在志为思。《类经·脏象类》曰："心为脏腑之主，而总统魂魄，并赅意志……思动于心则脾应。"五脏藏神，心为主导。人身以气血为本，精神为用。血之与气，一阴一阳，两相维系，气能生血，血能化气，气非血不和，血非气不运。气血冲和，阴平阳秘，脾气健旺，化源充足，气充血盈，充养心神，则心有所主。

因此，心与脾在病理上的相互影响，主要表现在血液的生成和运行功能失调，以及运化无权和心神不安等，形成心脾两虚之候等。庞师认为，临床中对于心悸、失眠等多用心脾同治的归脾汤治之。

（三）心肝同治

心主血，肝藏血；心主神志，肝主疏泄，调节精神情志。所以，心与肝的关系，主要是主血和藏血，主神明与调节精神情志之间的相互关系。

心主血，心是一身血液运行的枢纽；肝藏血，肝是贮藏和调节血液的重要脏腑。两者相互配合，共同维持血液的运行。王冰注《黄帝内经素问》曰："肝藏血，心行之。"全身血液充盈，肝有所藏，才能发挥其贮藏血液和调节血量的作用，以适应机体活动的需要，心亦有所主。心血充足，肝血亦旺，肝所藏之阴血，具有濡养肝体制约肝阳的作用。所以肝血充足，肝体得养，则肝之疏泄功能正常，使气血疏通，血液不致瘀滞，有助于心主血脉功能的正常进行。

心主神志，肝主疏泄。人的精神、意识和思维活动，虽然主要由心主宰，但与肝的疏泄功能亦密切相关。血液是神志活动的物质基础。心血充足，肝有所藏，则肝之疏泄正常，气机调畅，气血平和，精神愉快。肝血旺盛，制约肝阳，使之勿亢，则疏泄正常，使气血运行无阻，心血亦能充盛，心得血养，神志活动正常。由于心与肝均依赖血液的濡养滋润，阴血充足，两者功能协调，才能精神饱满，情志舒畅。

心与肝在病理上的相互影响，主要反映在阴血不足和神志不安两个方面，表现为心肝血虚和心肝火旺之候等。庞师认为，临床上对心肝血虚者多根据虚则补其母的原则，用四物汤合当归补血汤加减；对心肝火旺者则根据"实则泄其子"的原则，用导赤散合龙胆泻肝汤加减。

（四）心肾同治

心居胸中，属阳，在五行属火；肾在腹中，属阴，在五行属水。心肾之间相互依存，相互制约的关系，称为心肾相交，又称水火相济。

心位居于上而属阳，主火，其性主动；肾位居于下而属阴，主水，其性主静。心火必须下降于肾，与肾阳共同温煦肾阴，使肾水不寒。肾水必须上济于心，与心阴共同涵养心阳，使心火不亢。肾无心之火则水寒，心无肾之水则火炽。心必得肾水以滋润，肾必得心火以温暖。在正常生理状态下，这种水火既济的关系，以心肾阴阳升降的动态平衡为其重要条件。《格致余论·相火论》曰："人之有生，心为之火，居上，肾为之水，居下；水能升而火能降，一升一降，无有穷已，故生意存焉。"心为君火，肾为相火（命门火）。君火以明，相火以位，君火在上，如明照当空，为一身之主宰。相火在下，系阳气之根，为神明之基础。命火秘藏，则心阳充足，心阳充盛，则相火亦旺。君火相火，各安其位，则心肾上下交济。所以心与肾的关系也表现为心阳与肾阳之间的关系。《鲟溪医论选》曰："心肾不交，毕竟是肾水下涸，心火上炎，由于阴虚者多，但亦偶有阳虚证……不独阴虚之证也。"

在病理状态下，心与肾之间的水火、阴阳的动态平衡失调，称为心肾不交，表现为水不济火，肾阴虚于下，而心火亢于上之心肾阴虚，或水气凌心、心肾阳虚之候等。庞师认为，对心肾阴虚则用导赤散合交泰丸加减；对水气凌心、心肾阳虚之候，则用桂枝甘草汤、五苓散、真武汤合方化裁。

（五）治心为主，兼泻小肠

心为脏，故属阴，小肠为腑，故属阳。两者在五行都属火。心居胸中，小肠居腹，两者相距甚远，但由于手少阴心经属心络小肠，手太阳小肠经属小肠络心，心与小肠通过经脉的相互络属构成脏腑表里关系。

心主血脉，为血液循行的动力和枢纽；小肠为受盛之府，承受由胃腑下移的饮食物进一步消化，分清别浊。心火下移于小肠，则小肠受盛化物，分别清浊的功能得以正常地进行。小肠在分别清浊过程中，将清者吸收，通过脾气升清而上输心肺，化赤为血，使心血不断地得到补充。病理上，心与小肠相互影响，若心火炽盛可下移于小肠，《诸病源候论·血病诸候》曰："心主于血，与小肠合，若心家有热，结于小肠，故小便血也。"小肠实热亦可上熏于心。

心与小肠经气相通，气血互化，病气相互影响。庞师认为，治疗心病时应考虑心与小肠相表里，根据证候表现、病性之虚实，辅以清泻小肠腑气之中药，从而祛除心之邪气，临床中常常在辨证方药中合导赤散。

三、以舌为镜，辨舌诊疾

《素问·阴阳应象大论》曰："心主脉……在窍为舌。"《灵枢·脉度》曰："心气通于舌，心和则能知五味矣。"《备急千金要方》载："舌者心之官，故心气通于舌。"杨云峰《临证验舌法》亦云："舌者，心之苗也。"《望诊遵经·望舌诊法提纲》指出："心者……其窍开于舌，其经通于舌，舌者心之外候，是以望舌可测其脏腑经络、寒热虚实也。"心开窍于舌，心之经脉与舌根相连，心气上通于舌，心的生理和病理表现，可由舌反映出来。舌为心之苗，庞师在诊治心病时注重舌诊，以舌为镜，辨舌诊疾。舌色红活淡润则预示着心血充盈，是舌应有的正常色；舌质淡白胖嫩或紫暗，多为心阳不足；舌质红绛瘦小，或舌中裂纹，则为心阴亏虚；舌白薄瘦，颜色暗淡则为心血不足；舌赤烂疼痛生疮，或见木舌、重舌，常是心火上炎；舌质紫暗，或有瘀斑，舌下络脉迂曲，则为心血瘀阻；若舌卷、舌强、语謇，或失语，或味觉异常，则为心主神志功能失常。

四、心病多瘀，活血化瘀法贯穿心病治疗始终

《素问·五脏生成》言："心之合，脉也。"《素问·痿论》曰："心主身之血脉。"心总司全身血脉，血液行于脉中，濡养全身，重在通畅。若血脉运行失畅，气血瘀阻，则可出现胸痹心痛、心悸、怔忡等心系疾病。血瘀是多种心系疾病的共同病理变化，心系疾病的发生发展与血瘀关系密切。活血化瘀法源于《黄帝内经》，其目的在于通畅血流，消其瘀滞。庞师认为，无论是因实致瘀，还是因虚致瘀，可以说血瘀贯穿于心病的全过程，只不过是轻重程度不同而已；在治疗心病时在整体审察和辨证论治的基础上，主张灵活应用活血化瘀之法贯穿于心病治疗全过程，喜用血府逐瘀汤、桃红四物汤、丹参饮、补阳还五汤、桂枝茯苓丸等名方，临证依据血瘀的轻重选用当归、赤芍、牡丹皮、丹参、牛膝、鸡血藤、红花、桃仁、三七、三棱、莪术、血竭、地龙、土鳖虫、蜈蚣、水蛭等活血化瘀药物，使药中病所，化瘀不伤正。

五、心脾同治验案

患者林某，女，41岁，开封人。2022年6月7日初诊。患者以"阵发性心慌、乏力8年余，加重2个月"于门诊就诊。患者8年前产后出现劳累时心慌、乏力，休息后缓解，未予重视。3年前于河南大学第一附属医院体检血常规示血红蛋白90g/L，服用铁剂治疗，具体用药不详，未规范治疗。近2个月节食减肥后感心慌、乏力加重伴头晕，2022年6月7日于河南大学第一附属医院查血常规示血红蛋白56g/L，红细胞计数

$3.47×10^{12}$/L，红细胞压积 19.80%，血清铁 2.13μmol/L，转铁蛋白 4.09g/L，不饱和铁结合力 87.1μmol/L，总铁结合力 89.23μmol/L，铁蛋白 0ng/ml，维生素 B_{12} 270.50ng/ml，叶酸 3.32ng/ml，促红细胞生成素 191.14mIU/ml。慕名来治疗。刻下症见：心慌，乏力，头晕，睡眠浅易醒，怕冷，手足汗出，双下肢水肿，纳可，大便溏，每日 2～3 次，小便正常，舌淡胖，苔薄白腻，脉沉弦重按无力。平素月经量大，经行规律，20～27 天行经 1 次，经行 7 天，2022 年 5 月 20 日行经。缺铁性贫血病史，孕 3 产 2。中医诊断：心悸（心脾两虚）。西医诊断：缺铁性贫血。采用归脾汤加减，药用炙黄芪 30g，全当归 10g，太子参 15g，云茯神 30g，远志 10g，木香 6g，首乌藤 30g，炒白术 15g，升麻 6g，桂枝 10g，甘草 3g，生姜 10g，大枣 10g。7 剂，日 1 剂，水煎 600ml，三餐后温服。琥珀酸亚铁片，每次 2 片，每日 1 次，口服。

6 月 14 日二诊：患者心慌明显减轻，乏力缓解 30%，偶有头晕，睡眠浅易醒，怕冷，手足汗出，纳可，大便溏，每日 2～3 次，双下肢水肿晨起缓解、下午轻度水肿，舌淡胖，苔薄白腻，脉沉弦重按无力。上方炙黄芪改为 50g，加强补气养血之力，云茯神改为 50g，加强宁心、安神、利水之功，7 剂，水煎服。十全大补膏，20ml，每日 3 次，开水冲服。琥珀酸亚铁片，每次 2 片，每日 1 次，口服。

6 月 21 日三诊：患者心慌、乏力较前明显缓解，爬楼梯及行走时间长时仍感乏力、心慌，头晕消失，睡眠较前改善，怕冷较前改善，手脚汗出，纳可，大便溏，每日 1～2 次，下午双下肢轻度水肿，舌淡胖，苔薄白，脉沉弦重按无力。6 月 20 日于河南大学第一附属医院查血常规示血红蛋白 67g/L，红细胞计数 $3.76×10^{12}$/L，红细胞压积 24.10%，上方炒白术改为 30g，加强健脾益气、燥湿利水、止汗之用，6 剂，水煎服。十全大补膏，20ml，每日 3 次，开水冲服。琥珀酸亚铁片，每次 2 片，每日 1 次，口服。

6 月 28 日四诊：活动后心慌、乏力基本缓解，怕冷消失，仍有手足汗出，纳眠可，大便溏，每日 1～2 次，舌淡胖，苔薄白，脉沉弦重按无力。今日查血常规示血红蛋白 84g/L，红细胞计数 $4.16×10^{12}$/L，红细胞压积 28.70%，效不更方，守上方 6 剂，水煎服。十全大补膏，20ml，每日 3 次，开水冲服。琥珀酸亚铁片，每次 2 片，每日 1 次，口服。

7 月 5 日五诊：心慌缓解，稍有乏力，仍有手足心汗出，纳眠可，大便溏，每日 1 次，舌淡胖，苔薄白，脉沉弦重按无力。今日查血常规示血红蛋白 96g/L，红细胞计数 $4.51×10^{12}$/L，红细胞压积 32.20%。上方太子参改为 30g 以加强健脾益气之力，加仙鹤草 60g 以补虚止汗，竹叶 3g 为反佐以防补气养血药生心火，去桂枝。14 剂，水煎服。十全大补膏，20ml，每日 3 次，开水冲服。琥珀酸亚铁片，每次 2 片，每日 1 次，口服。

7 月 31 日电话随访，患者感精神好，不觉心慌、乏力、头晕，停服中药汤剂，服用十全大补膏、琥珀酸亚铁片。告知患者来院复查血常规及坚持治疗，直至贫血治愈。

按语 患者 8 年前生产伤及气血致气血亏虚，平素月经量大进一步耗伤气血，加上患者日常不重调养节食减肥致气血化源不足，日久气血受损严重，导致重度贫血。心藏神而主血，心血不足，血不养心出现心慌、眠浅易醒。《素问·痿论》曰："脾主身之肌肉。"脾主肌肉四肢，脾气健运，则肌肉丰盈而有活力；若脾虚不健，肌肉失其营养则乏力。脾气虚则清阳不展，血虚则脑失所养，故头晕。气血亏虚，气血不能温养四肢，则怕冷。《素问·至真要大论》曰："诸湿肿满，皆属于脾。"脾气虚弱，健运无权而水湿停聚，故见双下肢水肿，大便溏。脾主统血，脾失健运，不能统摄血液，血不归经致月经量大。证属心脾两虚，治宜健脾养心，益气养血，选用归脾汤加减进行治疗。方中以炙黄芪、太子参、炒白术、甘草补气健脾，全当归补血养心，云茯神、远志、首乌藤宁心安神，升麻以升发脾胃清阳之气上行，桂枝温通经脉、助阳化气，生姜、大枣以和中调药，木香理气醒脾，以防补益气血药腻滞碍胃，诸药合用心脾兼顾，气血双补。效不更方，调整药物剂量以加强补气、安神、健脾之力。患者主症基本缓解，去桂枝，加仙鹤草 60g 以补虚止汗，竹叶 3g 为反佐以防补气养血药生心火。缺铁性贫血要补充铁剂，采用琥珀酸亚铁片口服以补铁。配合十全大补膏以加强补气养血之力，膏剂口感甜，方便服用，以收功。

第五讲　论肺病临证心得

中医肺系病证，是指在外感或内伤等因素的作用下，造成肺脏功能失调和病理变化的一类病证。临床上肺系病证主要见于现代医学的呼吸系统疾病之上呼吸道感染、急慢性支气管炎、支气管哮喘、支气管扩张、肺结核、肺炎、肺气肿、肺心病、肺脓肿、肺癌、鼻炎等，一般可归类于中医肺系病证中感冒、咳嗽、哮病、喘证、肺胀、肺痿、肺痨、肺积、鼻渊等证。庞国明教授对肺系疾病的病因病机有自己系统的认识，对肺系疾病的诊疗有着较完备的中医理论释惑，对肺系疾病的防治具有丰富经验与良好的效果。

庞师从事临床工作近 50 年，在长期的临床实践过程中，对肺系疾病的辨证施治积累了丰富的临床经验，通过悟道总结与提升，形成了独到的见解和思路，注重中医基础理论与临床医疗实践的紧密结合。认为肺系疾病虽以"咳、痰、喘"为主要临床表现，但其病因病机均与其他脏腑关系密切，正如《黄帝内经》所说"五脏六腑皆令人咳，非独肺也"，尤其是藏象理论、阴阳五行学说的脏腑相关性、肺与体窍的关系，以及五行生克乘侮对防治肺系疾病具有重要的指导意义。究其对肺系疾病诊治心得主要有四：

一、深悟中医经典　拓展诊疗思路

庞师认为：要学好中医，就必须系统学习中医理论，熟读中医经典。中医理论知识的提升，临床疗效的提高，基于对中医经典的学习。中医经典是根魂，主张先理论、后临床，古今诸多名医，起沉疴、除顽症，都与他们精读经典、深悟道律、指导临证密切相关。

中医学认为肺与大肠相表里，二者生理上互助互用，病理上相互影响。《灵枢·本输》载："肺合大肠，大肠者，传导之府。"《灵枢·四时气》云："腹中肠鸣，气上冲胸，喘不能久立，邪在大肠。"《灵枢·本脏》也指出："肺合大肠，大肠者，皮其应。"再如《素问·咳论》曰："肺咳不已，则大肠受之；大肠咳状，咳而遗失。"由此可见，二者不仅在生理上密切相关，病理上亦互相关联，相互影响，脏病及腑，腑病亦可及脏。庞师深刻体会"肺与大肠相表里"这一理论的临床价值，认为肺气的肃降与大肠传导功能的正常与否直接关系到二者生理与病理。若肠腑热结，大肠传导功能失常，腑气不通则肺气难以肃降，致肺气上逆，咳喘难愈。"通腑"能使肺气肃降，顺应肺的生理特性，驱邪达外，达到以通为用的目的。在临证中庞师诊病疗疾，每于问诊之时必细问其二便，见大便秘结或大便不爽者，庞师常在辨证用方的基础上，根据虚实之分，选用生大黄、生枳实、川厚朴、火麻仁、郁李仁等，使得大便通畅以助肺气肃降，加快喘咳等症缓解。

中医认为：肺主通调水道，肺为水之上源，《素问·经脉别论》云："饮入于胃，游溢精气，上输于脾，脾气散精，上归于肺，通调水道，下输膀胱，水精四布，五经并行。"故肺脏对体内水液的输布、运行和排泄起着疏通和调节作用。肺气的肃降功能不仅能将吸入之清气下纳于肾，而且能将体内的水液不断地向下输送，肾和膀胱的气化使清者上升，浊者变为尿液排出体外。肺脏宣降功能失常，必将引起水液代谢紊乱，引发水液滞留体内，留于肺则喘而不得息。庞师善用葶苈子以泻肺下气、破水逐饮，令肺气通畅，则气行水降；重用大枣安中、顾护正气，缓解葶苈子峻猛之性，以防伤正。

庞师还根据"肺开窍于鼻"的理论，对于肺系疾病常见鼻塞、流涕、喷嚏等肺窍不利的临床表现，常在辨证的基础上加用通利肺窍的药物，如温宣通窍的药物有辛夷花、苍耳子、辽细辛、白芷等；清热利窍的有云薄荷、杭菊花、嫩黄芩、霜桑叶等。

二、重视四诊合参　精准辨证施治

辨证论治是中医诊治疾病的基本原则。辨证之关键，在于审证求因、精准辨证、牢抓病机；论治之关键，在于据证立法、依法遣方、精准用药。庞师认为，中医理论指导下的辨证论治本质是因人、因时、因地制宜，是在四诊全部信息基础上的个体化诊疗。无论疾病如何发展变化，表现如何繁杂，就诊时的病机证候是唯一的。在中医理论的指导下进行全面分析，悟透病机，进行施治，以达到"谨守病机""精准施治"的最高境界。

中医"望闻问切"四诊是诊察疾病的基本方法，也是搜集临床资料的主要方法。人体是一个有机的整体，局部病变可以影响全身，全身的病变也可以反映在局部。从诊察疾病反映在各方面的客观症状、体征，可以帮助分析了解疾病的病因、性质、部位，为辨证论治提供依据。同时四诊之间又是互相联系的，必须把望闻问切有机地结合起来，即四诊合参，才能全面地、系统地了解病情，作出正确判断，精准施策。

病因是疾病的始发因素。肺系疾病病因复杂，有单纯的外感或内伤，也有外感内伤兼夹者；病性有虚有实，有寒有热；病位有表有里，涉及各个脏腑经络，且多夹杂为患。对于慢性肺系疾病而言，一些病因易于深藏潜伏，不易祛除，成为疾病迁延反复的重要原因。因此，病因不除，疾病难愈。庞师在认识病因的基础上结合六经辨证、卫气营血及脏腑辨证来全面分析和总结病机，做到主次分明，严谨有序。病机的确立是治法的前提，治法必须以病机为基础。同时，在辨治时四诊合参细识互鉴、对比分析、把握从舍、抓住关键，即根据患者的特殊症状，来判断病情、病位、病机之所在，最后再依据所得出的"证"来确定合适的"方"，这样才有助于提高辨治效果。比如临床中常见的肺系疾病之一咳嗽，首先观察咳声：咳声不扬，咳而不畅者，通常表明肺气不宣，当考虑选用含宣肺止咳作用的麻黄类方，如麻黄汤、麻杏石甘汤、小青龙汤等；咳而痰声辘辘，提示痰湿阻滞肺气，当选含燥湿化痰作用的半夏类方，如二陈汤、金水六君煎、杏苏散等；干咳，声音嘶哑，提示肺津或肺阴受损，当选含清肺润燥药物的霜桑叶、阿胶类方，如桑菊饮、桑杏汤、清燥救肺汤等。其次观察痰的色、质、量：痰无色透明，质清稀、量多者，当选含淡干姜、辽细辛、五味子的温化寒饮类方，如小青龙汤、苓甘五味姜辛夏汤等；痰色白而黏、量多，为湿痰征象，当选含炒苍术、姜厚朴等燥湿类药的半夏类方；痰色白而质稠，或黄而稠，均为痰热征象，区别在于前者热轻、后者热重，当选含嫩黄芩、川黄连等清热药的半夏类方，如清金化痰丸；痰黏稠而难咳出者，为燥痰征象，当选含全瓜蒌、炒枳实、川贝母、麦冬等润肺化痰药的咳嗽方，如瓜蒌枳实汤、麦门冬汤等。问咳的部位：咽痒欲咳（咽炎），病在咽，提示邪在表，病浅，一般可选含散表寒的香荆芥、鲜生姜类方，如止嗽散；喉痒欲咳，喉中有痰，提示邪在半表半里，可选小柴胡汤变方；咳在气管，气管中有痰，提示病位在里，咳嗽部位越下，病位越深，至胸则更深。有痰量多者，考虑用燥湿痰的半夏类方；痰少而黏、胸痛者，考虑选用瓜蒌枳实汤。问二便：肺与大肠相表里，肺主通调水道，肺有病常影响二便。咳而尿少、浮肿者当选含有生麻黄、桑白皮、葶苈子、车前子、蜜紫菀、干地龙、薏苡仁、鱼腥草等有利尿消肿作用的止咳药；咳、肿、无汗者，宜选麻黄类方；咳、肿、有热汗者，宜选桑白皮类方；小便量多清长、频，尤其夜尿频多者或咳而小便失禁者，当选含五味子、白果仁等有固涩止遗类药的咳嗽方，如小柴胡汤变方；大便干结者当选含苦杏仁、紫苏子、莱菔子、牛蒡子、全瓜蒌、桃仁泥、全当归等润肠通便类药的咳嗽方，如瓜蒌枳实汤、金水六君煎、三子养亲汤等。观察舌象：舌不红而水滑，当选含淡干姜、辽细辛、五味子、姜半夏等温肺散寒化饮药的咳嗽方，如小青龙汤、苓甘五味姜辛夏汤、射干麻黄汤等；舌面有苔而干或苔黄，无论舌色如何，多为肺经有热的征象，当选含嫩黄芩、川黄连的清热类方，如清气化痰丸等；舌大而有齿印，多为痰饮征象，当选有利水作用的麻黄类或桑白皮类方；苔腻为痰湿征象，当选半夏类方等。

三、重外感内伤之辨　主宣通肃降之治

肺受气于天，吸清呼浊，为五脏之华盖。外感六淫多先伤肺，内伤诸邪亦多干肺，这是不同于其他诸脏之处。肺系疾病有新感、有久病，也有新感宿疾并见，故首当辨明病之新久、区别外感与内伤。肺为娇脏，其位在上，外邪所侵，肺脏首当其冲，所以各种外感初起之病多由此生，疾病的发展常由浅入深，日久不愈，或愈而不痊，留为宿疾，且易为外邪引动，又易累及他脏，病势复杂多端，其治亦当根据病势，或以宣肺肃肺，或以理肺通肺，或以补肺养肺。为此，庞师强调临证首当辨病之新久及外感、内伤。在正常情况下，肺气的宣通与肃降，升降相因，是其本能。外邪犯肺，邪闭肺气，则肺气不能宣通，内邪伤肺，肺气不利，则肺气不能肃降。若肺失宣通或肺失肃降则为病。但肺气不宣与肺失清肃两者又互有影响，故治外当以宣通为主，治内应以肃降为顺。庞师认为慢性肺系疾病，例如慢性支气管炎、支气管哮喘、支气管扩张等，从中医角度分析，若见到痰饮的证候，除外邪的因素，主要就是由于内因，肺脾肾三脏功能失常引发痰饮为病，所谓痰饮之动主于脾，痰饮之成贮于肺，痰饮之根源于肾。肺系疾病之所以反复发作，是因"邪之所凑，其气必虚"。所以中医治疗在急性发作期，以邪盛为主时，则属于"虚而受邪，其病则实"。因此内外二因，均不能忽视。此外，各类肺系病，病程日久，均将导致阴阳两

虚、气血失调，甚至发展成肺心病、肺脑病，而出现更加复杂严重的病机。如虚体感冒有气血阴阳之别，不同于一般感冒应用辛温、辛凉之剂。气虚者当补气以固表；血虚者应养血；阴虚者滋阴；阳虚者助阳。临证必须根据其主次缓急辨治。特别要厘清证似外感，实属内伤，或证似内伤，实为外感的现象。

四、中医思维导航　旨在提高疗效

庞师认为作为一名中医，临床处方用药必须以中医的思维方法为指导，只有用中医思维导航，才能正确应用中医的方和药，取得理想的临床疗效。人体各脏腑之间，即脏与脏、脏与腑之间，是一个有机联系的整体，在生理上既分工又合作，共同完成各种复杂的生理功能，以维持生命活动的正常进行。发生病变时，各脏腑之间相互影响，或由脏及脏，或由脏及腑，或由腑及腑等，在临床上甚为多见，证候也较为复杂。脏腑兼证，并不等于两个及以上脏腑证候的简单相加，而是在病理上存在着内在联系和相互影响的规律，如具有表里关系的脏腑之间，兼证较为常见，如肺与大肠；脏与脏之间的病变，可有生克乘侮的兼病关系，如肺与肝、心与肺；有的因在运行气血津液方面相互配合失常，如肺脾肾。辨证应注意辨析脏腑之间先后、主次、因果、生克等关系。

肺为五脏六腑之华盖，肺主气，司呼吸，朝百脉，主治节，通调水道，所以，气血津液无不与肺相关。而且，肺与脾同属太阴，肺与大肠互为表里，肺与肝共同调节气机的变化，共同促进血液的运行和固藏，相互配合、相互为用；心与肺则通过司呼吸与心主血功能相联系；肺与肾则以肾主水、肺通调水道相联系，金水相生，二者相辅相成。肺的功能正常与其他脏腑的配合与联系密不可分。故庞师认为肺系疾病的病理变化常涉及多个脏腑，"五脏六腑皆能令人咳，非独肺也"，所以在治疗上不可忽视脏腑辨证的重要性。

肺气贯百脉而通它脏，病则互为影响。肺脾同病，脾虚气弱，土不生金，治当培土生金，药如参苓白术散；其实者脾湿生痰，上干于肺，治当燥湿化痰，如平胃二陈汤。肝肺同病，木火刑金，当清肺泻肝，用加减泻白散；金不制木者，应清金制木，滋肺平肝，用沙参麦冬汤。肺心同病，治节无权，心肺阳虚当温阳益气，用补肺汤、参附汤；若见气滞血瘀，则应佐以活血通脉；如肺热传心，则当清心开窍，用清营汤。肺肾同病，阴虚当保肺滋肾，用百合固金汤，夹痰热者佐以清化；气虚应补肾纳气用右归丸，夹痰饮者佐以温化。"肺为气之主，肾为气之根"，因肺气根源于肾，肾能助肺纳气，故有"肺主出气，肾主纳气"之说。喘咳病因痰邪壅肺，肺气上逆者，属于肺实之证；肺气虚弱或肾虚不能摄纳肺气，以致肺不主气，肾不纳气者，属于肺和肾的虚证。在肺有实有虚，但以实证为多见，其虚者则常关系到肾，所以对喘证的概念是"在肺为实，在肾为虚"。上盛下虚，肺肾同病者难治。

总之，肺系及其相关性疾病有很多，病证表现尽管错综复杂，但庞师植根于中医经典，运用中医基础理论及中医思维指导临床实践，则能执简驭繁，统筹兼顾，切中要害。结合临床用方诊治体会，常能事半功倍，收效显著。

第六讲　论脑病临证心得

脑为奇恒之腑，藏精气而不泻，具有统领官骸，联络关节之功能，为魂魄之宅，性命之枢。脑能够主元神、维系经络、协调脏腑。脑之功能失常，常可致头痛、眩晕、中风、痫病、痴呆、健忘、厥证、癫狂、耳鸣等病变，现将庞师临床心得分述于后。

一、头　痛

头痛是中医内科常见病种之一，关于其成因，《黄帝内经》已始有记载。《素问·风论》指出"风气循风府而上，则为脑风""新沐中风，则为首风"，把头痛之因责于外来之邪，风寒之气侵犯头脑而致病。《素问·五脏生成》则进一步指出："是以头痛巅疾，下虚上实。"《丹溪心法·头痛》认为："头痛多主于痰，痛甚者火多。"《普济方·头痛附论》曰："若人气血俱虚，风邪伤于阳经，入于脑中，则令人头痛也。"我们在继承先贤经验的基础上，初步形成了自己对头痛诊治的特色，临床上对本病的论治，重在辨别外感和内伤。外感之中，尤重风邪，内伤则强调肝脾失调；同时，更重视对内外合邪共同致病特点的把握与辨治，具体内容如下：

（一）头痛首辨外感内伤

头为"诸阳之会""清阳之府"，又为髓海所在。凡五脏精华之气血，六腑清阳之气皆上注于头，故脏腑经络发生病变，均可直接或间接地影响头部而发生头痛。引起头痛的病因较多，概言之，可分为外感和内伤两大类。

外感者，多因起居不慎，坐卧当风，或感受风、寒、湿、热等外邪，侵袭经络，上额犯巅而为头痛。内伤者，多与情志失调、久病体虚、饮食不节、摄生不当有关。郁怒忧思，伤及肝木，或肝气郁结，气郁化火，肝阳上亢，上扰头目而致头痛；或病久体虚，或失血之后，气血耗伤，不能上荣于脑髓脉络；或素体阴虚，肝失涵养，肝气有余，稍遇情志抑郁，阳亢于上，扰及头目，而发为头痛；或嗜食肥甘、辛辣炙煿，或饥饱失常，伤及脾胃，运化不健，痰湿内生，上蒙清阳，发生头痛；或因生活起居失常，或烦劳太过，或房室不节，损伤精气，髓海不足，脑失所养而致头痛。

一般外感头痛起病急，病程短，或伴表证，其病性属实，内伤头痛，病程较长，头痛反复发作，时轻时重，病性多虚实夹杂，临证之时，首当明辨。

（二）外感头痛尤重风邪为患

庞师强调，外感头痛当重视风邪为患。盖"风为百病之长"，多夹它邪而致病，且"伤于风者，上先受之"，头居人体最高位，所以外感头痛以风邪所致者为常见，临床以风邪夹寒、夹热、夹湿而成风寒头痛、风热头痛、风湿头痛，临证之际，当以疏风祛邪为主，宜防风辈化裁，或佐以散寒，或佐以清热，或佐以祛湿，使风去则余邪无所依附夹邪自散而头痛易愈。

（三）内伤头痛强调肝脾失调

内伤头痛，起因较多，多由肝、脾、肾三脏功能失调所致。庞师临证之时，尤为重视肝、脾功能失调。盖肝为刚脏，体阴而用阳，肝体易虚而肝用易亢，或肝火上炎，或阴虚阳亢，上扰清窍，而致头痛；肝肾同源，肝阴不足，可致肾水亏虚，肾精不足，脑失所养，亦致头痛；脾为后天之本，气血生化之源，能运化水湿，脾虚则运化失职，一则化源不足，气血亏虚，不能上荣于脑；一则水湿运化失常，聚而生痰，痰蒙清窍，经络阻塞，清阳不展而发为头痛；且津血同源，痰瘀相关，痰浊阻于血脉，脉行不利，可致瘀血内生，阻塞脉络，亦致头痛。故内伤之头痛，虽涉及肝、脾、肾，但尤以肝、脾二脏关系密切，治疗常以逍遥散加减，临证之时，当须明了。

（四）辨治头痛不可忽视内外同病

庞师指出，随着人们生活水平提高，生活方式和饮食习惯与以前相比发生了很大变化，过劳、熬夜、紧张、焦虑、营养过剩等已成为现代社会人类所面临的影响健康的普遍问题，久而久之，导致脏腑功能失调，气血运行失常，加之摄生不当，很多头痛往往都是在内伤的基础上合并外邪而引起，但表现却以外感头痛为主，所以此类患者，当详查其平素生活、作息及饮食习惯，抽丝剥茧，找准病因，随证施治，在服用汤药或成药时，配合针刺、点穴、按摩等外治疗法，内外同治，殊途同归，异曲同工，协同增效。

二、眩　晕

眩是眼花，晕指头晕，二者常同时并见，故统称为"眩晕"。轻者闭目即止；重者如坐舟船，旋转不定，不能站立，或伴恶心、呕吐、汗出，甚则昏倒等症状。本病的发生原因及治疗，历代医籍论述颇多。《素问·至真要大论》云："诸风掉眩，皆属于肝。"《灵枢·海论》云："髓海不足，则脑转耳鸣，胫酸眩冒，目无所见，懈怠安卧。"朱丹溪提出"无痰不作眩"，张景岳则主张"无虚不作眩"，指出"眩晕一证，虚者十居八九，而兼火、兼痰者不过十中一二耳"。庞师结合多年的临床经验，认为本病的发生主要是清阳不升，浊阴不降，在此基础上致痰瘀互结，阻于清窍，致清窍失养，故而发为眩晕，在《黄帝内经》相关理论的指导下，提出治疗本病当强调气机升降，注重痰瘀致病，主要辨治观点如下：

（一）强调气机升降，法当升清降浊

庞师认为本病主要是各种病理因素导致气机升降失常，清阳不升，浊阴不降，清窍失养而成，正如《素问·阴阳应象大论》所云："清阳出上窍，浊阴归下窍。"庞师演绎经旨，并进一步将"清阳"和"浊阴"的概念扩展，认为清阳者，非仅指阳气，而是包括由气、血、精、津、液等精微营养物质提供的功能；浊阴者，亦仅非质重阴浊有形之气，它还涵盖了痰浊、瘀血等有形之邪。精微物质不足，不能荣养脑窍，或痰浊、瘀血阻塞清窍，清阳不能上充脑窍，则发为眩晕。故治疗之时，当恢复气机升降，使清阳得升，浊阴得降，脑窍得养，而眩晕自除，常用药对牛膝、升麻，前者主降而后者主升，二者相伍为用具有较好的升清降浊功用。

（二）重视痰瘀阻窍，倡导痰瘀同治

庞师指出，痰、瘀为人体内的主要致病因素，在导致眩晕的风、火、痰、瘀、虚的病机中，痰、瘀尤为关键。风之为病而致眩晕者，多因痰随风动，上扰清窍而成；火之为病而致眩晕者，皆因火热扰动气血，气血上逆脑窍而成；虚之为病者，更易致痰浊内生、瘀血内阻合而发病。故眩晕为病，无不由乎痰、瘀，二者乃眩晕发生的病理关键，庞师临证之时，常喜用五苓散、泽泻汤、菖蒲郁金汤化浊祛痰，桃红四物汤养血活血。

（三）病机多虚实夹杂，眩晕实多而虚少

庞师强调，眩晕病机虽然复杂，但不外虚实两端，虚者主要有气血亏虚、肝肾不足，实者多为风、火、痰、瘀，临床所见，少纯实纯虚，多虚实夹杂，且实多而虚少。盖衰老乃自然不可逆之生理过程，随着年岁增长，脏腑功能日渐减退，气血津液相对不足，或气血不足，或阴津亏损，然并非所有不足之人皆现眩晕，更多是在此基础之上，再合并痰浊、瘀血阻滞清窍，风火上扰清窍而发生本病。故临证之时，务必以祛邪为主，正所谓"邪去则正自安""祛邪即所以扶正"，而后据其脏腑气血不足而适当加以扶正，则"祛邪而不伤正"，正足而邪不易复生，而病向愈。临证时多以泽泻汤、苓桂术甘汤化裁以化痰降浊，升清止眩。

三、中　风

中风是以突然昏仆、不省人事，半身不遂，口舌㖞斜，言语謇涩或不语，或不经昏仆而仅以㖞僻不遂为主的一种疾病，因其起病急骤、证见多端、变化迅速，与风性善行数变的特征相似，故而名之。本病相当于西医急性脑卒中，包括脑梗死及脑出血。庞师指出，对于本病的认识，应当中西合参，详辨缺血性脑中风及出血性脑中风，因二者病理有别，治法有异，不可一概不论。尤其是对出血性中风治疗方面，不囿于西医"出血"外象，依据"离经之血即是瘀血"的理论，提出以活血化瘀治疗本病，具体内容如下：

（一）衷中参西，当辨缺血与出血中风之不同

风、火、痰、气、血、虚是中风病的六大致病因素，属本虚标实，本虚为肝肾阴虚和气血不足，标实为风、火、痰相因为患。脏腑功能失调，气血亏虚是本病发生的基础，劳倦内伤、忧思恼怒、饮食不节、用力过度或气候骤变等多为诱因，在此基础之上痰浊、瘀血内生，或阳化风动，血随气逆，导致脑脉痹阻或血溢脑脉之外，脑髓神机受损而发为中风。就病理而言，缺血性中风系脑脉痹阻，而出血性中风则系血溢脑脉。就其发病特点而论，一般缺血性中风起病相对较缓，多无意识障碍，以中经络者为多，少数患者可进行性加重而出现意识障碍，发展为中脏腑；出血性中风多发病急骤，重者起病即见神昏，直中脏腑，其轻者仅见中经络症状而无意识障碍。审辨出血与缺血，做到心中明了，施法精准，用药有度，以确保诊治安全有效。

（二）守旨创新，以活血化瘀治疗出血性中风

庞师认为，本病当与传统中风相区别，当属脑部"血证"，可按中医血证论治。庞师指出：中医学认为"离经之血便是瘀"，瘀血是急性脑出血的基本病理改变，病机系脑中蓄血，血瘀成风，治疗应遵循"治风先治血，血行风自灭"的原则，早期使用活血化瘀法治疗并不会引起脑出血的现象。

庞师进一步指出，脑出血虽血瘀在脑，但可影响肺、胃、肠等脏腑，致热瘀互结，表现为瘀热内闭之证，临证之时，当急则治其标，即实者泻之，热者清之，以通腑泄热为主。

具体临证时，丹参活血祛瘀，大黄通腑止血，为必用之品。庞师遵崇国医大师张学文教授"瘀血贯穿于中风病的始终"的学术思想，在辨证论治的基础上每每加用三七、丹参，以促进瘀血的消散，利于其吸收。庞师指出：三七活血化瘀，且能止血，对脑出血具有双向治疗作用；丹参一味，功同四物，能凉血活血、养血安神、消痈，更适用于脑出血而热邪内扰、心神烦乱者。

四、痫 病

痫病是一种发作性神志异常的疾病，又名"癫痫"或"羊痫风"。其特征为发作性精神恍惚，甚则突然仆倒，昏不知人，口吐涎沫，两目上视，四肢抽搐，或口中如作猪羊叫声，移时苏醒。如《古今医鉴·五痫》说："发则卒然倒仆，口眼相引，手足抽搐，背脊强直，口吐涎沫，声类畜叫，食顷乃苏。"对于本病的成因，历代医家多认为系各种因素导致"脏气不平""痰涎壅塞"所致。庞师认为痰在本病的发生中起着关键的作用，是痫病之根，祛痰当贯穿在本病治疗的始终，发作时当以豁痰顺气开窍为主，缓解时在调理脏腑的基础上更应当注意祛除生痰之源，防止痰浊内生。气能行津，气滞则津聚而生湿化痰，痰湿反之又影响气机的畅达，故而庞师亦强调疏达气机在本病治疗中的作用，指出当时时注意畅达气机，而不能一味重镇。具体内容如下：

（一）痰为痫之病根，祛痰贯穿始终

庞师认为，痫病多因先天或后天因素，如七情失调，饮食所伤，脑部外伤，或先天遗传，先天禀赋不足，或患它病之后，造成脏腑失调，痰、火、瘀为内风所触动，致气血逆乱，风阳内动，蒙蔽清窍而成，而尤以痰邪最为重要，为痫病之病根，是本病发病的核心因素。痰浊聚散无常，以致痫病发无定时，故祛痰是治疗痫病始终的一贯法则，正如《医学纲目·癫痫》所言："癫痫者，痰邪逆上也。"又如《丹溪心法·痫》所言："非无痰涎壅塞，迷闷孔窍。"

庞师指出：痰非风不动，因气而行，故治痰之时，除健脾化痰外，还当注意息风止痉，理气降逆；又因本病之痰，多胶固难解，除常规化痰之品外，更宜加用开破散结之品，多合用礞石滚痰丸，该方出自元代医家王隐君所著《泰定养生主论》，通治实热老痰，千般怪证，临床多用于癫痫惊悸等病。

（二）治痫当疏达为先，忌一味重坠潜镇

痫病治疗当分发作期和恢复期，前者当开窍醒神豁痰以治其标，控制其发作，后者多补虚以治其本，多以调气豁痰、平肝息风、通络解痉、清泻肝火、补益心脾肝肾等法治之。然不论发作期还是恢复期，用药应当以疏达气机为先，盖气不顺则津行不畅易于生痰，而痰随气而至方可流窜经脉。庞师指出，疏达气机者，非仅理气行滞，更当重视疏调肝脾二脏，因脾主运化水湿，脾运失职，水湿易聚而成痰；肝主疏泄，调畅情志，且肝风易动，若素有痰浊内伏，加之情志不畅，肝风内动，夹痰阻滞脑窍，元神失主而发为本病。庞师更指出：治疗痫病，切忌一味重镇潜降，此类药物多金石之品，过用易损伤脾胃而更伤生生之气，不利于疾病的痊愈。

具体选方用药之时，庞师多以柴胡加龙骨牡蛎汤加减，认为本方除能调畅气机、镇心安神外还能疏理三焦。三焦为"元气之通路""水液运行之通道"，三焦不通，则元气通行不畅，水湿易停而痰浊内生，均与本病发生有关，故疏理三焦亦为本病治疗着眼之处。

第七讲　论便秘临证心得

便秘是指粪便在肠道内滞留过久，秘结不通，排便周期延长，或周期不长，但粪质干结，排出艰难，或粪质不硬，虽有便意，但排出不畅的病证。庞国明教授长期从事中医临床工作，在糖尿病、失眠、代谢性疾病及内科疑难杂病方面积累了丰富的临床经验。基于临床对便秘疾病的病因病机形成了自己独特而深刻的认识，力倡"从虚论治、从运脾入手"，把健脾运肠贯穿于治疗始终。临床疗效显著，现总结如下，请同道指正。

一、病因病机

庞国明教授认为"大肠者，传导之官，变化出焉"，便秘基本病机为大肠传导失司，功能失常。主要责之于阴虚与燥热，气虚失运。其病位主要在脾、肺、肝、肾四脏及胃、肠二腑。胃有燥热，脾津不足，脾不能为胃行津液，肠失濡润，传导不畅，糟粕内停而致便秘。肝疏泄不畅，气机升降出入失常，则肠腑气机不畅，滞而不行；水谷运化失度，三焦水道不利，津液代谢失常，导致便秘。粪便虽出于魄门，然需肺气之肃降方能使大肠内糟粕下行排出体外。肺与大肠相表里，肺中之燥热下移大肠，煎耗津液，传导失润或肺气不降，腑气不通，大肠传导迟缓，糟粕难于下行而成便秘。如《石室秘录·大便闭结》记载："大便闭结者，人以为大肠燥甚，谁知是肺气燥乎？肺燥则清肃之气不能下行于大肠。"慢性久病，耗气伤阴，气虚则大肠传导无力，阴伤则大肠失于濡润，如"无水行舟"，以致便秘。《兰室秘藏·大便燥结门》曰："耗散真阴，津液亏少，故大便秘结。"肾为先天之本，主司二便，肾阴不足可致阴虚火旺，上蒸肺胃而消灼阴津，不能滋养大肠，则大便干结；若阴损及阳，肾阳不足，失于温煦，阴寒凝滞，涩而不行，糟粕滞留肠胃，则大便艰涩。《医学正传·秘结论》云："肾主五液，故肾实则津液足而大便滋润，肾虚则津液竭而大便燥结。"脾为后天之本，气血生化之源，脾虚运化无力，气血生化不足，气虚大肠传导无力，血虚大肠失于濡润，均可导致传导失常而便秘。综上，庞国明教授认为便秘与肺、脾、肝、肾、胃、大肠等密切相关，尤以脾虚不运为关键。

二、辨证治疗

庞国明教授主张对便秘一病，不可急于强攻通下而快利一时。临床上，务必详辨求因，抓关键病机以治本，而缓图久功。认为单用泻下通便之法，初则可缓一时之急，久用则正气愈虚，而犯虚虚之诫，远期疗效欠佳。庞国明教授参阅先贤之论，结合自身临床经验，认为本病治法有六：增液运肠法、疏肝运肠法、宣肺运肠法、益气养阴运肠法、温阳运肠法、健脾运肠法。

（一）增液运肠法

久病阴虚燥热，无水行舟，津亏便结。治以滋阴运肠、增液通便。方选增液加术汤加减：生地黄30g，麦冬、玄参各15g，生白术30g，生甘草、桃仁泥各10g，火麻仁20g，何首乌30g，瓜蒌仁15g，生大黄6g（后下）。每日1剂，早中晚餐前服。

方中生地黄、麦冬、玄参增水行舟、泄热通便；瓜蒌仁、桃仁泥、火麻仁、何首乌润肠通便；生大黄泄热通便、急下存阴；佐生白术顾护脾气，气充则运肠有力；生甘草补脾益气，缓急止痛。诸药合用，则津生热退、大便通畅。

（二）疏肝运肠法

肝失疏泄，气机不利，传导失责而致便秘。治以疏肝行气、导滞通便。方选四逆散加减：北柴胡、生枳实各10g，生白芍20g，生白术30g，桃仁泥10g，决明子、莱菔子各30g，秋桔梗10g，炙甘草6g。每日1剂，早中晚餐前服。

方中北柴胡疏肝行气、生枳实破气导滞，二者一升一降，推陈致新；生白芍养血柔肝，与北柴胡相配，使行气不伤津，养肝之体，助肝之用，养血通便；决明子、莱菔子行气泄热通便；桃仁泥润肠通便；生白术健脾运肠、行气通便；秋桔梗提壶揭盖，调畅气机；炙甘草调和诸药，益脾和中。诸药相伍，疏肝行气，气机流转，大便自通。

（三）宣肺运肠法

肺失肃降，津失输布，或肺之燥热移于大肠，则大肠传导失职而便秘。治以宣肺降浊、润肠通便。方选清气化痰丸加减：黄芩片10g，瓜蒌仁30g，姜半夏、炒杏仁、生枳实、阿胶（烊化）各10g，生白术30g，莱菔子15g，生甘草6g。每日1剂，早中晚餐前服。

方中黄芩片清降肺热；姜半夏、瓜蒌仁、炒杏仁化痰降浊、宣降肺气；生白术健脾运肠；阿胶养血润肠；莱菔子、生枳实泄热通便、导积行滞；生甘草味甘和中，调和诸药。诸药合用，共奏宣肺降浊、润肠通便之功。

（四）益气养阴运肠法

久病耗气伤津，或邪伤气阴，气虚津亏，气虚则大肠传导无力，津伤则大肠干涩而致排便困难。治以益气养阴、润肠通便。方选自拟益气增液汤：生黄芪、生白术各30g，生枳实、川厚朴各10g，麦冬、玄参、熟地黄各20g，油当归15g，何首乌30g，火麻仁

20g，生甘草 6g。每日 1 剂，早中晚餐前服。

方中玄参、麦冬、熟地黄三药重用为滋阴增液之要药，再合何首乌、火麻仁养阴润燥，熟地黄、油当归养血润肠通便，令肠润而便通；生黄芪为补气要药，再合生白术健脾益气，共增运化传导之力；生枳实、川厚朴行气通便，以助大肠传导糟粕；生甘草益气和中，调和诸药。诸药合用，共奏益气润肠通便之功。其中生白术量大方能通便，古人曾用生白术治便秘，少则 30~60g，多则 80~120g。正如《历代本草药性汇解》中说："白术之功在燥，而所以妙处在于多脂。"

（五）温阳运肠法

肾主水，司二阴，久病及肾，肾阳耗损，肾阳不足，不能化气行水，肠道传导失职，发为便秘。治以补肾化气、温阳通便。方选右归丸加减：制附子 10g，上肉桂 3g，肉苁蓉 15g，盐杜仲 20g，山萸肉 10g，熟地黄 20g，枸杞子、当归尾各 10g，何首乌 30g，生枳实、川厚朴各 10g，炙甘草 6g。每日 1 剂，早中晚餐前服。

方中制附子、上肉桂、盐杜仲、肉苁蓉温肾助阳、化气行水；何首乌、熟地黄、山萸肉、枸杞子滋补肾阴、润肠通便，寓"阴中求阳"之意；当归尾养血润肠；生枳实、川厚朴行气通便，使补而不腻；炙甘草益气和中、调和诸药。诸药合用，使肾阳充足、气化津生、大便畅通。

（六）健脾运肠法

脾主运化水谷，大肠的传导有赖于脾的运化功能正常，才能使糟粕排出体外。脾虚致运化无力，导致津液输布无常、阴液匮乏、肠道干涸，终致"无水行舟"出现便秘。治以健脾益气，滋阴通便。方用五生汤加减：生白术 30~50g，生地黄 30g，生白芍 30g，生枳实 10g，生甘草 3g。每日 1 剂，早中晚餐前服。

方中生白术甘、苦，温，归脾、胃经，具有补气健脾之功；生地黄甘寒质润，养阴清热生津，善于滋阴润燥以通便；生白芍苦酸微寒，敛阴津以生肠道津液，且有缓急止痛之功；生枳实善破气除痞、消积导滞，枳实与白术相配，二药一缓一急，一升一降，一补一泻，共为佐助之药；生甘草能补脾益气，调和诸药；全方共奏健脾益气，滋阴通便之效。

三、专 病 专 药

调中通便丸

庞国明教授结合数十年临证经验，根据中医整体观念、辨证论治的理论思想，针对便秘"阴津亏耗，燥热偏盛"之病因，以标本兼治为原则，在前人治疗便秘经验的基础上，立方选药，总结研发了"调中通便丸"复方片剂（开封市中医院获得河南省食品药品监督管理局制剂批文的院内制剂，制剂批号：豫药制备字 Z20180046000）。

调中通便丸的主要组成为火麻仁、当归、生大黄、枳实、桃仁、白芍、川芎、牵牛子、生甘草等。方中火麻仁润肠通便，当归养血润肠共为君药；生大黄、枳实、牵牛子清热泄火、通腹泻浊共为臣药；桃仁润肠通络、白芍滋阴通络、川芎行气通络，共助大便通行，是为佐药；生甘草调和诸药，防止上药峻烈之性是为使药。全方共奏润肠通便、逐瘀降浊之效。

四、外治疗法

庞国明教授认为"外治之理即内治之理，外治之药即内治之药，所异者法尔"。因此，在临床中擅用外治疗法治疗便秘。

（一）药物外治法

1. 敷贴疗法

（1）处方 1

组成：大黄、芒硝、当归、黄芪、冰片各等份。

用法：将五味药物打粉，用白酒调成一元硬币大小的药饼贴敷于神阙穴，每日睡前贴敷，晨起取下。

适应证：各型便秘。

注意事项：白醋及上述中药过敏者禁用。

（2）处方 2

组成：生大黄适量。

用法：将上述药物研磨成粉，每次取适量，用蜂蜜调和为糊状，团成 1 元硬币大小的药饼，敷贴于中脘和神阙穴处，每天换药一次。

适应证：肠胃积热型便秘。

注意事项：气血亏虚及对上述中药过敏者禁用。

2. 灌肠疗法

组成：生大黄 15g，芒硝 15g，生枳实 20g，厚朴 15g，生白芍 30g，生甘草 10g。

用法：上药水煎去渣，取药液 200ml 装入空输液瓶或灌肠袋内。使用时将药液加热至 37℃左右，同时嘱患者折刀位或屈膝侧卧位于床上，通过输液装置将药液缓慢滴入直肠，滴速 60～120 滴/分。滴入完毕后嘱患者尽量控制不排便，使药液在肠道保留 30 分钟左右，以利于药液的吸收，如不能排便，2 小时左右可重复上述操作，同法保留灌肠一次。

适应证：肛肠疾病术后肠胃积热型便秘。

3. 葫芦灸法

组成：5cm 长艾条若干，葫芦灸具。

用法：葫芦灸使用天然亚腰葫芦作为灸体，内部涂上艾灸专用的阻燃剂，顶部开有排烟孔，可连接排烟系统，葫芦底去掉，内部装有艾灸支架，将 5cm 长艾条插于艾灸支架上，在患者脐周先放一干燥毛巾，点燃艾条后将葫芦灸具放于毛巾之上，嘱患者闭目养神，不用担忧烫伤皮肤，一般操作时长约 30 分钟。

适应证：气血亏虚及寒积便秘。

注意事项：饭后 30 分钟内或空腹时不宜艾灸；患者如有灼烫感应及时起灸；艾灸后注意多饮温水。

（二）非药物外治法

1. 按摩疗法

选穴：中脘、天枢、气海、大横。

操作方法：嘱患者仰卧位，医者先以轻柔的一指禅推法在中脘、天枢、大横穴处操作治疗，每穴 1 分钟；然后双手捂热后用手掌绕脐周顺时针摩腹 5 分钟，力度以患者能耐受为度；最后用揉法揉腹 2 分钟。1 小时后若患者无反应，可重复上述操作。

适应证：肠胃积热、阴寒积滞型便秘。

注意事项：无。

2. 针刺疗法

选穴：足三里、天枢、大肠俞、上巨虚、大横。

操作方法：取直径约 0.3mm 的毫针，每个穴位针刺深度在 15～20mm，应用平补平泻操作手法，针刺后留针 30 分钟，每隔一段时间行针一次，具体间隔时间以患者能耐受为度。

适应证：各型便秘。

注意事项：空腹或过饱状态下禁针。

五、生 活 调 理

庞国明教授强调便秘在药物及非药物疗法治疗的同时，还要注意饮食习惯、排便习惯、生活习惯的调摄，配合药物发挥良好疗效。

1. 饮食习惯 采取合理的饮食习惯，如增加膳食纤维含量，增加饮水量，来增加大便的含水量，畅通大便，可预防或减轻便秘症状。

2. 排便习惯 养成良好的排便习惯，每日定时排便，形成条件反射，建立良好的排便规律。有便意时不要忽视，及时排便。排便的环境和姿势应尽量方便，免得抑制便意、破坏排便习惯，同时避免用力排便。

3. 生活习惯 应增强锻炼，积极调整心态，合理安排生活和工作，做到劳逸结合。适当的文体活动，特别是腹肌的锻炼有利于胃肠功能的改善，对于久坐少动和精神高度集中的脑力劳动者更为重要。

六、临 证 体 会

对于便秘一病，临床中需注意以下几方面：①病因病机：本病主要责之于饮食不节、情志失调、外邪犯胃、禀赋不足等。病机主要责之于阴虚与燥热，气虚失运。其病位主要在脾、肺、肝、肾四脏及胃、肠二腑，尤以脾虚不运为关键。②治疗大法：对便秘一病，不可急于强攻通下而快利一时，临床上，务必详辨求因，抓关键病机以治本，"从虚论治、从运脾入手"，当以理虚为主，把健脾运肠的基本法则贯穿始终，常用一些健脾、益气、运肠通便之药而缓图久功。临床主要治法有增液运肠法、疏肝运肠法、宣肺运肠法、益气养阴运肠法、温阳运肠法、健脾运肠法。③庞国明教授认为"外治之理即内治之理，外治之药即内治之药，所异者法尔"，因此，在临床中重视内服药物治疗的同时也注意外治法的应用，内服药物要注意三次服用以增疗效。④便秘一病，在药物治疗的同时更要重视生活方式的治疗，要规律饮食，养成定时排便的习惯，才能收到满意的临床疗效。

第八讲　论糖尿病周围神经病变（消渴病痹症）临证心得

我们执笔先后完成了 2007 年中华中医药学会颁布的《糖尿病中医防治指南·糖尿病周围神经病变》及指南解读、2010 年国家中医药管理局医政司颁布的《22 个专业 95 个病种中医临床路径及诊疗方案》中的糖尿病周围神经病变的临床路径及诊疗方案、2021 年中国医师协会中西医结合医师分会内分泌与代谢病学专业委员会颁布的《糖尿病周围神经病变病证结合诊疗指南》。近 20 年来，庞国明教授及其团队在对糖尿病周围神经病变的医疗、教学、科研、学术研发等方面取得了丰硕成果，现将其临证心得浅述如下。

一、把握实质，理定病名

糖尿病周围神经病变（diabetic peripheral neuropathy，DPN）是糖尿病（diabetes mellitus，DM）常见的慢性并发症之一，发病率为 60%～90%[1]，50%以上的 DPN 无症状，中医学对此虽有诸多认识与论述，但并没有提出明确的病名，而却对其临床症状、体征等作过类似的详细记述，《素问·通评虚实论》有"凡治消瘅、仆击、偏枯、痿厥、气满发逆，甘肥贵人，则膏粱之疾也"的论述，把消瘅与痿厥、仆击、偏枯等并称；《灵枢·五变》有"血脉不行……故为消瘅"的论述；宋代《卫生家宝》载肾消"腰脚细瘦，遗沥散尽，手足久如竹形，其疾已老矣"；金代李东垣《兰室秘藏》记载消渴病患者"上下齿皆麻，舌根强硬，肿痛，四肢痿软，前阴如冰"；元代《丹溪心法》记载消渴日久出现"腿膝枯细，骨节酸痛"的描述；明代《普济方》记载"消肾口干，眼涩阴痿，手足烦疼"等；《王旭高医案》记载一消渴病人"十余年来，常服滋阴降火……近加手足麻木，血不能灌溉四末，暗藏类中之机"。从上述等诸多文献中可知，既往中医多将本病归属"麻木""血痹""痛证""痹证""痿证"等范畴。

庞国明教授在研读、领悟先贤对 DPN 相关论述的基础上，通过近 30 年的悉心观察与探索，对 DPN 的证治研究积有心得，自 2010 年担任国家"十一五"重点中医糖尿病专科·糖尿病周围神经病变协作组组长以来，首先于 2009 年的广州协作组会议上，根据 DPN 的中医病证、因、脉、治及历代医家的认识，提出 DPN 的中医病名为"消渴病痹症"，在得到同行专家和国家中医药管理局专家组的一致认同后，2010 年由国家中医药管理局颁布的《22 个专业 95 个病种中医诊疗方案》中将本病的中医病名正式确定为"消渴病痹症"，并在全国推广使用。

二、把握特征，确定分期

庞国明教授根据其临证经验与治疗心得，首次正式提出消渴病痹症"症有四大、病分四期"的观点，四期即麻木为主期、疼痛为主期、肌肉萎缩为主期、与糖尿病足并存期之四期，症有凉、麻、痛、痿之四大症，并已载入《糖尿病中医防治指南》[2]及《22 个专业 95 个病种中医诊疗方案》《22 个专业 95 个病种中医临床路径》国家行业标准，被广泛推广应用。

（一）麻木为主期

消渴原本阴虚燥热，损伤阴津，肺燥津伤，或胃热伤阴耗气，病程日久，阴伤气耗，终致气阴两虚，且病久入络，终致血脉瘀滞。《医林改错》有云："元气既虚，必不能达于血管，血管无气，必停留而瘀。"《血证论·发渴》曰："瘀血发渴……则气为血阻，不得上升，水津因不能随气上布。"或气虚无力推动血运而瘀，或阴虚无水行舟而瘀；或气阴两虚致瘀，脉络瘀滞，瘀血阻滞脉络，筋、脉、肉、皮失于濡养，临床可见手足麻木时作，或如蚁行、步如踩棉、感觉减退等。

（二）疼痛为主期

消渴病日久气虚血瘀、阴虚血瘀，迁延不愈；或由气损及阳，或由阴损及阳，阳虚寒凝，阳不达于四末，四肢失于温养，《读医随笔》曰："阳虚必血凝。"瘀阻脉道，气血运行不畅，经脉痹阻，不通则痛。阴寒凝滞，血瘀痹阻，经脉不通，或复因气不布津，阳不化气，痰浊内生，痰阻脉道、痰瘀互结，痹阻脉络，不通则痛。临床上常呈刺痛、钻凿痛或痛剧如截肢，夜间加重，甚者彻夜不眠等。不同证型的疼痛性质有别，阴虚血瘀证主要表现为灼热疼痛，夜间为甚；寒凝血瘀证表现为四末冷痛，得温痛减，遇寒痛增；瘀血为主者表现为痛如针刺等。

（三）肌肉萎缩为主期

由于上述两期迁延日久，久病气血亏虚，阴损及阳，最终导致阴阳两虚，元阳亏损，温煦不足，肌肉筋脉失于温养；或因麻木而肢体活动长期受限，血行缓慢，脉络瘀滞，肢体、肌肉、筋脉失于充养，则四肢肌肉日渐萎缩，肌肉松弛，以下肢为甚，肢体软弱无力。常伴有不同程度的麻木、疼痛等表现。

（四）与糖尿病足并存期

由于 DPN 常与糖尿病微血管病变、大血管病变同生共存、互为因果，因此 DPN 后期往往与糖尿病足同时存在。多有肢体颜色变暗、麻木疼痛，多呈刺痛，下肢为主，入夜痛甚或四肢欠温，甚或四肢厥冷，麻木不仁，遇寒痛增，甚则夜不能寐。一旦病至此期，则病情更为复杂，治疗当与糖尿病足的治疗互参互用，择优而治。

三、识证明病，辨证施治

庞国明教授认为消渴病痹症病位在肌肤、筋肉、脉络，内及肝、肾、脾等脏腑。其由消渴日久，耗伤气阴，阴阳气血亏虚，血行瘀滞，脉络痹阻所致，以气虚、阴虚或气阴两虚为本，或由此导致肢体脉络失荣而表现为以虚为主的证候，或由此导致的脏腑代谢紊乱产生的病理产物瘀血、痰浊相互交阻，留滞于肌肤、筋肉、脉络，表现为本虚标实之候。但无论是以虚为主还是本虚标实，瘀血贯穿 DPN 始终。消渴病痹症病机是动态演变的过程，伴随着消渴病的发展，按照气虚挟瘀或阴虚挟瘀→气阴两虚挟瘀→阴阳两虚挟瘀的规律而演变。阴亏是发生消渴病痹症的关键，气虚是迁延不愈的症结，阳虚是其发展的必然趋势，血瘀是造成本病的主要原因。国家中医药管理局"十一五"重点专科（专病）糖尿病周围神经病变协作分组成员单位对消渴病痹症诊疗方案进行验证[3]，从中医分型上看所选 480 例病例中，气虚血瘀证者 192 例，占 40%；阴虚血瘀证者 120 例，占 25%；痰瘀阻络证者 115 例，占 24%；阳虚血瘀证者 32 例，占 6.7%；肝肾亏虚证者 16 例，占 3.3%。大部分病例都存在着舌质暗或有瘀点的瘀血征象。这也说明气血亏虚是本病发生之根本，阴阳两虚是发展的趋势，血瘀是本病发生的关键，提示我们治疗时要在补气养阴、温阳固肾的基础上，将养血活血、化瘀通络贯穿治疗的始终，把握瘀之缘由、瘀之程度，精准遣方、妙道配伍、灵活化裁、内外合治，方能收到事半功倍的效果。

据四大症主次、轻重程度找准"本性"病机、辨析"标性"因素，依机立法、依法遣方、君臣佐使、理法方药、丝丝入扣、一线相贯。将消渴病痹症分为七种证型，辨证应用七方，分别为：气虚血瘀证，方选益气活血止消宣痹汤以益气活血，化瘀通痹；阴虚血瘀证，方选滋阴活血止消宣痹汤以滋阴活血、柔筋缓急；寒凝血瘀证，方选温经活血止消宣痹汤以温经通络，散寒止痛，活血宣痹；痰瘀阻络证，方选化痰活血止消宣痹汤以化痰活血、宣痹通络；肝肾亏虚证，方选补益肝肾止消宣痹汤以滋补肝肾、填髓充肉；气阴两虚兼瘀证，方选益气养阴止消宣痹汤以益气养阴，养血活血，通络宣痹；阴阳两虚兼瘀证，方选调理阴阳止消宣痹汤以滋阴温阳，活血化瘀，通络宣痹。

四、内外合治，协同增效

DPN 属于糖尿病慢性并发症，庞国明教授临床中力倡"内外合治、协同增效"的原则，内服外用虽各有所主、各有所归、各有特点，但理本同一，中药外治对"外病"可直达病所、迅速奏效，有内服所不及的诸多优点。"外治之理即内治之理，外治之药即内治之药。"可见内外治同理同药，选对外用方法、途径，也自当与内服同效。庞国明教授提倡将内服之药一方面内服、一方面外用药渣煎汤熏洗沐足，灵活选用熏、洗、灸等外治法，内外同用、里应外合，则殊途同归，异曲同工，疗效倍增。

（一）内服法

1. 专证专方

（1）益气活血止消宣痹汤

组成：生黄芪 60g，当归 15g，赤芍 30g，川芎 10g，地龙 30g，桃仁 10g，红花 10g，桂枝 6g，枳壳 10g，川牛膝 30g。

功效：益气活血，化瘀通痹。

主治：糖尿病周围神经病变属气虚血瘀证者。症见肢体麻木、刺痛，乏力，舌质淡暗，或有瘀点，苔薄白，脉细涩。

（2）滋阴活血止消宣痹汤

组成：生白芍 30g，生甘草 6g，生地黄 30g，当归 10g，川芎 10g，木瓜 15g，怀牛膝 30g，炒枳壳 10g。

功效：滋阴活血，柔筋缓急。

主治：糖尿病周围神经病变属阴虚血瘀证者。症见肢体麻木不仁、刺痛或隐痛，口干，舌淡，苔少，脉弦细或沉细。

（3）温经活血止消宣痹汤

组成：当归 12g，赤芍 10g，桂枝 10g，细辛 3g，通草 6g，干姜 6g，制乳香 6g，制没药 6g，制川乌 6g（先煎），甘草 6g。

功效：温经通络，散寒止痛，活血宣痹。

主治：糖尿病周围神经病变属寒凝血瘀证者。症见肢体发凉、麻木、疼痛，怕冷，舌质暗淡或有瘀点，苔白滑，脉沉细涩。

（4）化痰活血止消宣痹汤

组成：茯苓 30g，姜半夏 10g，枳壳 10g，生薏苡仁 30g，当归 10g，丹参 30g，制乳香 10g，制没药 10g，苍术 12g，川芎 10g，陈皮 10g，生甘草 6g，生姜 6g。

功效：化痰活血，宣痹通络。

主治：糖尿病周围神经病变属痰瘀阻络证者。症见肢体麻木、疼痛，口黏，纳呆，舌质紫暗，舌体胖大有齿痕，苔白厚腻，脉沉滑或沉涩。

（5）补益肝肾止消宣痹汤

组成：龟板 30g，黄柏 10g，知母 6～12g，熟地黄 10～30g，山萸肉 30g，生白芍 12g，锁阳 15g，桑寄生 30g，怀牛膝 15～45g，全当归 6～12g，炒枳壳 3～9g。

功效：滋补肝肾，填髓充肉，通络宣痹。

主治：糖尿病周围神经病变属肝肾亏虚证者。症见肢体痿软无力，肌肉萎缩，甚者痿废不用，腰膝酸软，阳痿不举，骨松齿摇，头晕耳鸣，舌质淡，少苔或无苔，脉沉细无力。

（6）益气养阴止消宣痹汤

组成：太子参 10～30g，生黄芪 30～120g，生地黄 10～30g，山萸肉 10～30g，牡丹皮 6～12g，茯苓 15～30g，川牛膝 30g，桃仁 10g，红花 9g，川芎 10g，赤芍 6～15g。

功效：益气养阴，养血活血，通络宣痹。

主治：糖尿病周围神经病变属气阴两虚兼瘀证者。症见肢体麻木，肢端时痛，多呈刺痛或灼热疼痛，下肢为主，或小腿抽搐，入夜为甚，气短乏力，神疲倦怠，自汗畏风，五心烦热，腰膝酸软，头晕耳鸣，便秘，舌质暗红，或有瘀斑，苔薄白或少苔，脉细数或弦细涩。

（7）滋阴温阳止消宣痹汤

组成：炮附子（先煎）3～15g，肉桂 3～5g，熟地黄 10～30g，山萸肉 10～30g，牡丹皮 6～12g，茯苓 15～30g，川牛膝 30g，桃仁 10g，川芎 10g，赤芍 6～15g。

功效：滋阴温阳，活血化瘀，通络宣痹。

主治：糖尿病周围神经病变属阴阳两虚兼瘀证者，症见四肢欠温，甚或厥冷，麻木不仁，隐隐作痛，迁延不愈，神疲乏力，形寒怯冷，面容憔悴，腰膝酸软，食少纳呆，腹泻或便秘，夜尿频多，或潮热盗汗，舌质暗淡，舌下络脉瘀紫，舌体胖大有齿痕，苔白厚腻，脉沉滑或沉涩。

2. 专病专方——止消宣痹汤[4]

组成：生黄芪 30g，干生地 30g，全当归 10g，川芎片 10g，赤白芍各 30g，川桂枝 6g，水蛭 6g，川牛膝 30g，生甘草 3g，生姜 3g。

功效：益气养阴，养血活血，通络宣痹。

主治：消渴病痹症不同阶段的手足或四肢凉、麻、痛、痿之四大主症。

加减：若四末冰冷、疼痛剧烈、入夜难眠，舌质淡暗或紫暗、苔薄白而滑、脉弦紧或细涩属阳虚寒凝者，上方加细辛 3g、制川草乌各 6g（先煎 30 分钟）、琥珀（冲）6g 以加强温通、止痛、安神之效；若手足灼热疼痛、心烦失眠、舌质嫩红、苔少、脉细数等阴亏内热明显者，方中去桂枝加肉桂 3g、川连 6g，去赤芍改生白芍为 40g、生甘草加至 6g，以酸甘化阴、引火归元、缓急止痛；若伴双下肢沉重如灌铅、行走如踩棉，舌质胖大、苔白腻等兼有痰湿者，加苍术 10g、生薏仁 30g 以化痰通络，除湿宣痹：若久痹不通，伴双下肢肌肉萎缩者，加苍白术各 10g 以健脾生肌，加怀牛膝 30g、山萸肉 30g 以益肝肾。补先天、资后天，以助起痿宣痹之功。

3.专病专药——降糖通络片[5] 很多患者不能长期坚持服用中药汤剂，庞国明教授本着简、便、廉、验的原则，从"久病入络""久病多瘀"的理论出发，在前人治疗 DPN 的基础上，依据辨证论治的原则，本着扶正祛邪、活血宣痹、通络止痛的法则，总结研发出"降糖通络片"复方片剂（开封市中医院获得河南省食品药品监督管理局制剂批文的院内制剂，制剂批号：豫药制字 Z04020181）。

（二）外治法

1. 中药熏洗疗法 运用糖痛外洗方[6-7]进行熏洗，以达到内外合治、殊途同归、异曲同工、协同增效的目的。

组成：透骨草 50g，桂枝 18g，花椒 30g，艾叶 10g，木瓜 30g，苏木 50g，红花 12g，赤芍 30g，白芷 12g，川芎 15g，川乌 10g，草乌 10g，生麻黄 10g，白芥子 30g。

功用：温经活血，宣痹通络，缓急止痛。

适应证：适用于各种证型的熏洗治疗，对血瘀、阳虚、寒凝者尤为适宜。

加减：阴亏灼痛者去辛温诸药，生白芍加至 50g，再加生地黄 50g、地骨皮 50g；阳虚甚显，入夜痛重，肢冷如冰者加细辛 30g，重用川乌、草乌，桂枝易替为肉桂。

注意事项：水温不可太高，以 42℃以下为宜，以免烫伤皮肤，因其痛温觉减退，宜健康人试水温不烫为度。本方仅限外洗禁内服。

2. 针灸疗法　包括体针、耳针、电针、艾灸、葫芦灸、核桃灸等治疗，根据不同证型辨证取穴。益气、通络针刺处方取穴：脾俞、肾俞、胰俞、膈俞、足三里、三阴交、阴陵泉、血海、阳陵泉、太溪、合谷、曲池、太溪等；温经、通络针刺处方取穴：涌泉、泉中、泉内、阳陵泉、血海、足三里、三阴交等。

3. 推拿疗法　适用于各种证型。上肢麻痛：拿肩井肌、揉捏臂臑、手三里、合谷部肌筋，点肩髃、曲池等穴。下肢麻痛：拿阴廉、承山、昆仑肌筋，揉捏伏兔、承扶、殷门部肌筋，点腰阳关、环跳、足三里、委中、承山、解溪、三阴交、涌泉等穴，搓揉腓肠肌。

4. 拔罐及刮痧疗法　适用于各种证型，根据不同症状选择部位。

5. 穴位贴敷疗法　选用活血化瘀通络中药研末加工，在阳陵泉、气海、关元、神阙、足三里、三阴交、涌泉、膈俞、脾俞等穴位贴敷，对贴敷过敏者禁用。

6. 穴位注射疗法　药用活血化瘀针剂取穴足三里、三阴交、曲池等，根据患者麻木、疼痛、发凉、肌肉萎缩部位选穴。

7. 中频离子导入疗法　运用离子导入机辨证取穴治疗，推荐离子导入液。

组成：川乌 6g，草乌 6g，透骨草 30g，白芥子 10g，鸡血藤 30g，赤芍 30g，川牛膝 30g，元胡 20g，红花 10g。

功用：活血通络，宣痹止痛。

适应证：适用于各种证型，对气虚血瘀证、寒凝血瘀证疗效尤为显著。

操作方法：水煎浓缩，取药液行中频离子导入治疗，1 日 1 次，10 次为 1 个疗程。

注意事项：肢端皮肤过敏、破溃者禁用。

8. 空气波压力循环疗法　适用于各种证型。

五、临 证 体 会

（一）厘定中医病名，有助于深化中医诊疗

庞国明教授与国家"十二五"DPN 协作组的全体同仁在深悟传统理论认识基础上，结合多年临床实践的体会一致认为，将本病命名为"消渴病痹症"更为贴切本病的内涵与临床实际。"消渴病痹症"已成为中医界临床推广使用的"合法"中医病名。

（二）抓准病机、内外合治，是提升临床疗效的关键

既往对于消渴病痹症的病因病机及演变规律未完全形成共识，证型过于繁杂、疗效的可重复性差，不便于临床推广使用，故亟待总结提炼出一套共识度高、有效的、便于指导临床的辨证论治理论体系。

庞国明教授针对此问题，高度凝炼出消渴病痹症病机是动态演变的，伴随着消渴病的发展，按照气虚挟瘀或阴虚挟瘀→气阴两虚挟瘀→阴阳两虚挟瘀的规律而演变。阴亏是发生消渴病痹症的关键，气虚是迁延不愈的症结，阳虚是其发展的必然趋势，血瘀贯穿DPN始终，是造成本病的主要原因。提出"四症"（凉、麻、痛、痿）和"四期"（麻木为主期、疼痛为主期、肌肉萎缩为主期、与糖尿病足并存期）、中医分型论治比较统一的"七证"（气虚血瘀证、阴虚血瘀证、寒凝血瘀证、痰瘀阻络证、肝肾亏虚证、气阴两虚兼瘀证、阴阳两虚兼瘀证）、选方用药较为一致的"七方"（益气活血止消宣痹汤、滋阴活血止消宣痹汤、温经活血止消宣痹汤、化痰活血止消宣痹汤、补益肝肾止消宣痹汤、益气养阴止消宣痹汤、调理阴阳止消宣痹汤）的方案，便于临床掌握。在治疗中发挥内外治并举的中医特色优势，寻找疗效确切、毒副反应少、治愈率高、经济方便的成药与成方（降糖通络片、止消宣痹汤）。

国家中医药管理局"十一五"重点专科（专病）糖尿病周围神经病变协作分组成员单位，通过对消渴病痹症诊疗方案进行验证，确定其方法的临床疗效和安全性，为进一步优化诊疗方案奠定基础[3]。该方案采用非随机、多中心、治疗前后自身对照法，根据患者就诊先后顺序及其意愿将其纳入治疗组，治疗组根据辨证采用相应方药和外治法。以2周为1个疗程，观察1个疗程，共观察480例，观察其治疗前后临床症状、体征、血糖、血脂、Toronto临床评分及安全指标等，并进行疗效分析及安全性评估。结果：消渴病痹症诊疗方案能显著改善患者麻、凉、痛、痿症状及体征，改善血糖、血脂、Toronto临床评分，总有效率达95%。结论：消渴病痹症诊疗方案能够有效地缓解凉、麻、痛、痿症状，改善血糖、血脂，降低Toronto临床评分，是一套疗效可靠、安全便捷的治疗方案，值得临床推广。

（三）基于临床、制定指南，持续完善诊疗方案是提升临床疗效的重要途径

庞国明教授牵头完成了中华中医药学会2007年颁布的《糖尿病中医防治指南·糖尿病周围神经病变》及指南解读、2010年国家中医药管理局医政司颁布的《22个专业95个病种中医临床路径及诊疗方案》中的糖尿病周围神经病变的临床路径及诊疗方案、2021年中国医师协会中西医结合医师分会内分泌与代谢病学专业委员会颁布的《糖尿病周围神经病变病证结合诊疗指南》等。"消渴病痹症"的概念及临证经验已写进全国中医药行业高等职业教育"十二五"规划教材《中医内科学》，庞国明教授总结凝炼出的糖尿病周围神经病变（消渴病痹症）临证经验是吾辈学习、传承、应用之典范。

（四）注意细节与局部护理是不可忽视的重要一环

本病是中医的主要优势病种，中医内外治并举的综合疗法具有确切的临床疗效，建议首选中医治疗，平时提醒患者注意足部检查，冬天注意保暖，避免使用热水袋保暖，谨防烫伤皮肤而引起感染；经常按摩足部；每天进行适度运动，如散步、起坐等，以促进血液循环。选择合适的鞋袜，保持足部清洁，避免感染，勤换鞋袜，预防外伤。

参 考 文 献

[1] 中华医学会糖尿病学分会. 中国2型糖尿病防治指南[M]. 北京：北京大学医学出版社，2001.

[2] 庞国明. 糖尿病中医防治指南[M]. 北京：中国中医药出版社，2007.

[3] 庞国明，闫镛，朱璞. "消渴病痹症诊疗方案验证方案"临床验证 480 例疗效分析[J]. 中华中医药杂志，2011，12（26）：3019-3022.

[4] 朱璞，孙扶. 止消宣痹汤治疗糖尿病周围神经病变的临床研究[J]. 世界中西医结合杂志，2014，9（9）：973-977.

[5] 庞国明，朱璞，韩建涛，等. 降糖通络片治疗糖尿病周围神经病变60例临床研究[J]. 中医临床研究，2014，6（30）：3-5.

[6] 庞国明. 糖尿病外治十法[J]. 北京中医，1999，4：35-36.

[7] 庞国明，闫镛，朱璞，等. 糖尿病周围神经病变中医诊疗规范（初稿）[J]. 中华中医药杂志，2010，25（2）：260-264.

第九讲　论汗证临证心得

汗证是指患病日久、阴津亏虚或气虚不固，导致腠理开阖失司，进而发生汗液排泄异常增多的病证。包括自汗、盗汗两类，其中白昼时时汗出，动则益甚为自汗；寐中汗出，醒来自止为盗汗。如《丹溪心法》曰："自汗属气虚、血虚……盗汗属血虚、阴虚。"患病日久伤阴耗气，导致气阴俱损，甚则阴阳两亏，精、气、神衰惫，日久则病情恶化，向"脱证"发展，严重影响患者的睡眠质量，威胁患者的健康。中医药治疗盗汗具有见效快，副作用小，愈后不易复发等优势。庞国明教授应用民间验方复方仙鹤草汤治疗汗证40余年，屡获良效，并在此基础上，结合中医证因脉治，立法遣方，独具匠心。现将庞国明教授治疗汗证的经验体会总结如下。

一、审证求因，谨守病机

汗证多由病后体虚，或因病致郁，或嗜食辛辣等引起。临证施治首当识证明因，才能有的放矢。

1. 病后体虚　久患体虚，伤阴耗气，气虚则肌表疏松，表虚不固，腠理开泄而致自汗；或阴津亏虚，阴虚不敛，阴不入于阳则盗汗。

2. 因病致郁　消渴久病，因病而烦，心情抑郁，忧思恼怒，伤肝化火，横逆犯脾，肝脾不调，肝失疏泄，脾失常运，津布无序，随泄随出，或为自汗，或为盗汗。

3. 嗜食厚味　素体肥胖，痰湿或湿热之体，复因嗜食辛辣，尤其是酗酒厚味，以致蕴湿生热，湿热郁蒸，逼津外泄或为自汗，或为盗汗。

汗为心之液，由精气所化，不可过泄，过则为害。汗出日久，则耗气伤阳，以致出现气阴两虚或阴阳两虚之候，临证当谨察早治以防微杜渐。

二、辨证遣方，活用专药

庞教授通过40余年的临床实践，探索出治疗汗证的经验方和治疗特色，认为汗证"虚多实少，以虚为主"，虚者十居七八，或以气虚为主，或以阴虚为主。治当以益气养阴为治疗大法，据气阴互根、互生互用之理，临证时当据情权变，或以益气为主兼顾养阴，或以养阴为主兼顾益气，辅以调和营卫。实证者其治或清肝泄热，或化湿和营；虚实夹杂者，则应虚实兼顾。在遣方用药时，以辨证选方为基础，以灵活运用仙鹤草专药为主帅，现分述如下：

1. 表虚不固证

临床表现：以自汗为主，汗出恶风，遇劳汗甚，易于感冒，神倦无力，面色少华，手足欠温，舌质淡，苔薄白，脉沉弱。

治则：益气固表止汗。

方药：玉屏风散化裁。黄芪 60g，防风 30g，炒白术 30g，仙鹤草 80g，共研成细粉，储瓶备用。玉屏风散中，黄芪补气固表，炒白术健脾益气、资气血之源，两药合用，气旺表固则汗自止；防风走表祛风，可协助黄芪益气御风，故玉屏风散治疗表虚不固所致自汗或盗汗均有很好的疗效。气虚甚者加太子参，以补气强卫；兼阴虚者加麦冬、五味子以养阴敛汗；兼阳虚者加附子以温阳敛汗；汗出如注者加麻黄根、煅龙骨、煅牡蛎以固涩敛汗；半身或局部出汗者可配合四逆散（柴胡、白芍、枳壳、甘草）调畅气机以止汗。

2. 气阴亏虚证

临床表现：汗出较多，疲倦乏力，气虚为主者，以自汗为主，静时汗出，进食或稍动加重，多为全身汗出，以头面部为主；阴虚为主者，以盗汗为主，睡中汗出，或醒即汗出，通身大汗，甚则透衣湿被，口干多饮，手足心热，舌质淡，苔少，脉沉细或细数。

治则：益气养阴止汗。

方药：生脉饮合仙鹤草汤化裁。太子参 30g，麦冬 20g，五味子 10g，仙鹤草 60～180g。水煎服，每日 1 剂，分早晚 2 次服。方中太子参益气生津止渴；麦冬养阴生津、清虚热而除烦躁；五味子酸收敛阴、止汗生津、安神宁心；仙鹤草又名脱力草，可用于治疗劳伤体倦，因收涩作用较强，也可用于止汗、止血、止泻等。庞国明教授应用此方治疗气阴亏虚所致自汗、盗汗 40 余年，屡用屡验，一般 1 剂见效，3 剂可愈。气虚甚者，加生黄芪 30～60g 以益气固表；阴虚甚者，加生地黄 30g、沙参 30g 以滋阴敛汗。

3. 肝郁化火证

临床表现：情志不畅，因病致郁，心情抑郁，或心烦易怒，怒则汗出，面红，手心红，手足心热，或失眠多梦，梦后盗汗，纳呆，腹胀，舌质淡暗，舌边红赤，苔薄白，脉弦缓或弦数。

治则：调和肝脾，清热止汗。

方药：丹栀逍遥散加减。牡丹皮 10g，炒栀子 10g，柴胡根 10g，全当归 10g，生白芍 30g，云茯苓 30g，炒白术 10g，苏薄荷 10g，淡豆豉 10g，仙鹤草 60g，甘草 6g。水煎服，每日 1 剂，分早晚 2 次服。自汗为主加浮小麦 30g，盗汗为主加生地黄 30g。

4. 湿热郁蒸证

临床表现：体形肥胖，蒸蒸汗出，汗黏而臭，酗酒后盗汗如注，透衣湿被，口苦口臭，小便色黄，大便黏滞不爽，舌红，苔薄黄，脉弦数。

治则：化湿清热，调中布津。

方药：连朴饮加减。川黄连 10g，川厚朴 10g，炒栀子 10g，淡豆豉 10g，姜半夏 6g，生芦根 30g，石菖蒲 6g，炒枳壳 10g，炒白术 20g，仙鹤草 60～120g，葛根 30g，甘草 6g。水煎服，每日 1 剂，早晚分 2 次服，药渣再煎取汁，睡前泡足 30 分钟。

5. 营卫不和证

临床表现：时自汗出，周身汗出或以头部、胸部、局部汗出为主，或但头汗出，可兼见肢体酸楚或身体微热。舌质淡，苔薄白，脉浮缓。

治则：调和营卫。

方药：桂枝汤加龙骨牡蛎汤加减。桂枝 10g，白芍 20g，炙甘草 10g，煅龙骨 30g，煅牡蛎 30g，生姜 3 片，大枣 5 枚。水煎服，每日 1 剂，早晚分 2 次服，自汗严重时，可酌加仙鹤草 60～120g，麻黄根 10g，浮小麦 30g。

庞国明教授认为汗证多为气虚、阴虚所致，少数为肝火、湿热所致，临床尚有因瘀血而发病者，如《医林改错·血府逐瘀汤所治之症目》曰："竟有用补气、固表、滋阴、降火服之不效，而反加重者，不知血瘀亦令人自汗、盗汗，用血府逐瘀汤。"盗汗顽固不愈者，也非常重视活血化瘀法的运用，常配合应用水蛭、地龙、丹参、鬼箭羽等活血化瘀之药。因自汗、盗汗均以腠理不固、津液外泄为共同特征，常常在辨证论治基础上酌加浮小麦、麻黄根、五味子、煅龙骨、煅牡蛎等固涩敛汗之品，以增强止汗的功能。仙鹤草以止血见长，止汗奏奇，血汗同源故也，应用 40 余年，屡获奇效，因此仙鹤草为治疗汗证必用、常用、重用之品。

三、内外合用，协同增效

"外治之理即内治之理，外治之药即内治之药。"庞国明教授认为，对于重型盗汗者，可取等量煅龙骨粉、五倍子，用凉开水调成糊状，敷脐部，外用纱布固定，每日 1 次；对于自汗过多者，以麻黄根、煅牡蛎各 30g，煅赤石脂、煅龙骨各 15g，上药为末，用绢袋包裹，将皮肤擦干后，将此粉适量敷于汗出较多的体表，每日 1 次；对于邪热郁蒸型盗汗者，常取黄柏、苍术、五倍子各 10g，共研成细末，用凉开水调制成 2 块药饼，置于两乳部后外用纱布固定，每日 1 次；内外合治，相得益彰。庞教授临床 40 余年，认为汗证的治疗，只要辨证准确、内外合治，定会达到见效快、疗效好、愈后不易复发的目的。

四、临 证 体 会

1. 气阴两虚是汗证的主要病机 中医学认为汗证为内科常见病证，对本病的发病病因病机和辨证论治进行了积极的论述。《素问·阴阳应象大论》有言："阴在内，阳之守也；阳在外，阴之使也。"若阴阳失调，腠理不固，阳气虚不能卫外固密，则表虚而阴液外泄，故常自汗出。夜属阴，汗出过多，心阴不足，阴不潜藏，虚热内生，故汗出夜卧更甚。后世医家也多从气阴两虚的角度进行阐发。明代张景岳有"汗之太多者，终属气分之虚"之论，提倡积极治疗。考之临床，汗出之时腠理大开，若不及时擦干或更感触六淫之邪气，极易变生它证，罹患感冒、肺炎喘嗽等疾病，且症情往往反复发作，甚可见一病未愈，它病又起，严重危害患者健康。

2. 专方专药治疗汗证疗效卓著　庞教授针对本病以气阴亏虚为主要病机的特点，临证常用生脉饮加仙鹤草、煅龙骨、煅牡蛎、浮小麦化裁治疗汗证，其中生脉饮出自张元素所著《医学启源》，为滋补气阴的代表方，方中太子参甘、微苦、微温，补益脾肺，益气生津；仙鹤草苦、涩，性平，既能收敛止血，又可敛汗，大剂量使用止汗效力明显；麦冬甘、微苦，凉，滋阴生津、敛阴止汗；据《本草备要》记载，五味子"性温，五味俱全，酸咸为多，故专收敛肺气""退热敛汗"，具有生津敛汗、益肺固表、滋阴清热、宁心安神之功；浮小麦益气退热、生津止汗；煅龙骨、煅牡蛎平肝潜阳、收敛固涩，可用于各种原因引起的自汗、盗汗。诸药合用，共奏益气养阴、固表止汗之效，补肺卫之气以扶既虚之本，益脾胃之气以开生津之源，滋一身之阴以救将失之津，固守肌表以敛外泄之汗，气充津足卫表固，多汗必止。现代药理研究显示，太子参具有调节中枢神经的功能，麦冬具有抗氧化、提高免疫力的功能，龙骨具有镇静、催眠的作用，牡蛎具有调节大脑皮质、镇静、敛汗的作用，浮小麦具有镇静、抑制汗腺分泌的作用，也为本方治疗汗证提供了现代药理依据。

3. 使用大剂量仙鹤草显奇效　仙鹤草，又名脱力草、龙芽草，系蔷薇科多年生草本植物龙芽草的全草，味苦、涩，性平，归肺、肝、脾经，有凉血止血之功，传统主要用于吐血、咯血、尿血、便血及崩漏等各种出血证，亦可用于治疗劳伤体倦，因收涩作用较强，可用于止汗、止血、止泻等。内服一般 10～15g，大剂量可用 30～60g，外用适量。仙鹤草具收敛之性，有清热除邪，敛津止汗之效，治疗各种汗证，如顽固性盗汗症、自汗、产后虚汗、局部汗出等，既可单独使用，又可结合中医辨证与其他药物联合使用，庞国明教授应用大剂量仙鹤草 60～260g 治疗自汗、盗汗 40 余年，仙鹤草是其常用、必用、重用之药，屡用屡验，一般 3 剂见效，7 剂可愈。仙鹤草的临床新用途极为广泛而普遍，它既可内服，亦可外用，可单用，也可选配它药，从目前报道的资料看，该药疗效可靠，未见毒副反应，因而对老幼虚弱之体尤为适宜，本药药性平和，一般用量偏大，少则 60g，大则 260g。但现代药理研究表明，仙鹤草的有效成分鹤草酚有毒，毒性主要表现为胃肠道及神经系统反应，大剂量应用能够引起视神经炎甚至失明，最大用量不应超过 500g，如何选择最佳用量，视病情而定，灵活增损，以安全高效为务。

第十讲　论痛风临证心得

痛风是最常见的炎性关节炎，在美国约有 920 万成人患病（患病率 3.9%）[1]，在我国患病率约为 1%～3%[2]。高尿酸血症是痛风发病的主要原因，血尿酸过高时在血液或组织液中可析出尿酸盐结晶，沉积在肾脏、关节滑膜等多种组织中，引起局部炎症和组织损伤，最终发展为痛风或尿酸性肾病[3]。高尿酸血症与痛风可累及全身各个系统，其诊治受到越来越多临床医师的关注。

庞国明教授在痛风诊治方面有独到见解，现将庞教授治疗痛风的学术观点总结如下：

一、结合分期　确定病名

目前将"至少 1 次外周关节或滑囊肿胀、疼痛或触痛"作为诊断痛风的必要条件[4]。而在诊断痛风前有一段漫长的高尿酸血症期，此期为无症状高尿酸血症期，但又不是一个健康无病的状态，庞教授将此期称为"痛风病前期"，将高尿酸血症引起局部炎症和组织损伤后的病理状态，称为"痛风病"，将痛风并发症期称为"痛风病变证期"。

二、审证求因　提出"痰浊瘀毒"致病论

1. 痰浊内伏是致病根源　传统观念认为本病是先天禀赋不足，脾肾功能失调所致[5]，而庞教授认为本病的发生与嗜食肥甘辛辣炙煿之品等不良饮食习惯密不可分，而脾肾亏虚是必然结果。正如龚廷贤《万病回春》中提到："膏粱之人，多食煎炒、炙煿……患痛风、恶毒、痈疽者最多。"[6]过食肥甘、饮酒无度，一则肥腻碍胃，导致脾胃运化失常；二则肥甘膏粱之品，易生湿化痰，二者相互为因，恶性循环，导致痰浊内生；再则，痰浊痹阻经络，导致气血不通，发为瘀血，最终痰瘀互结，内伏经脉。此型多见于高尿酸血症期即痛风病前期。

2. 浊毒瘀痹是发病直接因素　浊毒，乃湿热之极也。湿热之邪一为外邪，一为内生。叶天士《临证指南医案·痹》言："痹证，每以风寒湿之气杂感，……暑外加之湿热……外来之邪着于经络。"[7]外来湿热之邪侵袭人体，壅于关节经络，引动内伏痰瘀，气血郁滞不通，困阻肢体，导致痛风发作。嗜食辛辣炙煿之品，酿生痰浊，痰浊内蕴日久与血瘀搏结，郁而化热则成毒，痰浊为湿邪，因此，湿热乃痰瘀互结之果。热炼液为

痰，炼津为浊，灼血成瘀，加重痰瘀，瘀毒互结，加之热迫血妄行，经络蓄热，故见关节红肿灼热、痛不可近。湿热互结，胶固难解，其病多呈缠绵难愈之势。此型多见于痛风病急性发作期。

3. 痰浊毒瘀贯穿始终，决定痛风病病理转归 痰浊毒瘀在痛风的发生、发展中起着关键的作用。饮食不节，脾胃功能失调，气血生化运行、水液代谢失常，产生痰湿、血瘀，痰湿内蕴日久与血瘀搏结，酿生痰浊毒瘀，如果痰瘀得到有效控制，病情即可缓解，痛风得愈。若痰浊毒瘀凝聚经隧，内及脏腑，浊湿蕴热，煎熬尿液，可见尿血石淋。浊毒久稽，损伤肾络，浊毒久稽，壅塞三焦以至"关格"、尿闭险恶之象环生。因此，痰瘀互结是痛风的主要病理因素，也是痛风发生发展的重要病理环节，决定着痛风的病理结局。

4. 因实致虚、虚实夹杂是疾病结局 病情迁延反复，导致正虚邪恋，渐致脏腑衰竭，损伤脾肾，脾主运化，"中央土以灌四傍"，可将水饮化为津液，并输布濡养全身。若脾阳不足，升清降浊无权，水饮失其运化输布，则聚而成水湿痰浊之邪；肾为先天之本，藏元阴而寓元阳，司气化而主水液代谢，肾气受损，气化失司，则水湿内停，外溢肌肤，而成水肿，湿浊内停，郁久化热，湿热煎熬，可成石淋，若肾气衰竭，水毒潴留，可为肾劳之证。多见于痛风病缓解期及变证期，此期脾肾亏虚、痰浊瘀毒内伏经脉，多呈虚实夹杂之候。

"痰浊瘀毒"致病论图解如图 1-2 所示。

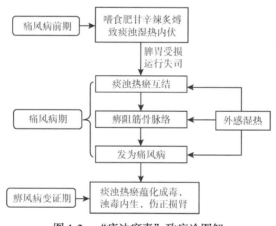

图 1-2 "痰浊瘀毒"致病论图解

三、"四治"结合 协同增效

所谓"四治结合"即将分期论治、辨证论治、内治疗法、外治疗法四者有机结合起来，立足临床实际，四者互参互用，恰当取舍，以提高临床疗效为出发点和落脚点。

1. 痛风病前期 此期患者往往无症可辨，仅仅通过体检发现血尿酸增高，此期患者如果不加以调控，多发展为痛风病等其他代谢性疾病，王琦团队提出在肥胖人群中年以前应用中医药来改善体质，对防治糖尿病等代谢性疾病具有积极意义[8]，因此，庞教授在此期主张辨体论治，此期多为痰湿质，表现为体形肥胖，腹部肥满松软，面部皮肤油脂较多、多汗且黏，胸闷痰多，口黏腻或甜，喜食肥甘厚腻之品，舌苔白厚腻，脉滑。调体法则：健脾化痰、理气化湿，方选祛湿化痰降浊饮为主加减，药物组成：麸炒苍术、姜半夏、姜厚朴、陈皮、茯苓、冬瓜皮、玉米须、白茅根、川牛膝、升麻、甘草等。

2. 痛风病期

（1）发作期：多属浊毒瘀滞证。临床上，痛风性关节炎的急性发作往往以热象为主，首要表现为踝关节和（或）第一跖趾关节红肿疼痛、皮温升高，伴或不伴全身发热，口干口苦，心烦，舌苔黄腻，脉滑数。治宜清热解毒，活血通络，拟泄浊解毒活络饮加减，药物组成：黄柏、苍术、薏苡仁、川牛膝、石膏、知母、山慈菇、秦皮、秦艽、青风藤、土茯苓、杜仲、甘草等。

（2）间歇期：急性期后往往伴随或长或短的间歇期，短则1个月，长则2～3年，此期多属脾虚湿阻证，临床可见急性疼痛消失，无明显症状，或仅有轻微的关节症状，或见身困倦怠，头昏头晕，腰膝酸痛，纳食减少，脘腹胀闷，舌质淡胖或舌尖红，苔白厚腻，脉滑无力等。治疗以健脾利湿，益气通络为主，方选健脾化湿通络饮加减，方药组成：炙黄芪、党参、防己、桂枝、当归、白术、淫羊藿、薏苡仁、土茯苓、萆薢、甘草。形寒肢冷者加熟附子、肉桂；腹部胀满者加枳实、大腹皮。

（3）慢性期：本期为疾病的中期即间歇期，以痰瘀阻络证为主。临床上以关节疼痛反复发作，迁延不愈，疼痛固定，夜间尤甚，关节肿大，屈伸不利，甚至畸形，耳部或关节处多见皮下结节或痛风石，皮肤晦暗，舌淡暗，苔白腻，脉沉涩或弦为特点。治疗上以化痰行瘀，蠲痹通络为法。常选和中化痰通络饮加减，药物组成：桃仁、红花、当归、川芎、茯苓、威灵仙、法半夏、陈皮、夏枯草、浙贝母、海风藤、白芥子、全蝎、蜈蚣、甘草。皮下结节者，加制天南星、法半夏、僵蚕。

3. 痛风病变证期 本病病久可见脾肾亏虚之证，多累及肾脏，临床表现为面色少华，关节隐痛，时轻时重，关节畸形，四肢乏力，纳差，腰膝酸软，少气懒言，精神萎靡，睡眠困难。舌暗，苔白，边有齿痕，脉沉细无力。治疗上当以益气养血、健脾补肾为法。方选补中益气汤合独活寄生汤加减，药物组成：黄芪、升麻、白术、茯苓、陈皮、当归、独活、川牛膝、杜仲、桑寄生等。腰痛明显者，加熟地黄、续断、补骨脂；肌肉萎缩者，加菟丝子、鸡血藤、熟附片；若有血尿，可加芒硝、小蓟、生地黄、白茅根；大便秘结者，加肉苁蓉、当归、桃仁；关节僵肿，结节坚硬者，加炮甲、蜣螂、蜂房等，可破结开瘀。

4. 外治法 庞教授认为，内服外用虽各有所主、各有所归、各有特点，但理本同一，唯以治疗所需为务。"外治之理即内治之理，外治之药即内治之药。"病在内，治在外，医理药理法则无二，殊途同归，异曲同工。痛风急性发作期常选用刺络放血疗法或中药外敷法。主要方法有：①刺络放血法：取患侧红肿部，碘伏消毒患处，用三棱针快速刺压痛点，出血为度，使用医用抽气罐吸拔，留罐5min，使用抽气阀反复抽吸罐内流出的血液，轻症出血量约5ml，重症约5～10ml。再留罐5min，拔罐消毒。可隔日1次，红肿热痛缓解即止。②中药外敷法：黄柏、姜黄、白芷、制大黄各250g，天花粉500g，制南星、炒苍术、姜厚朴、陈皮、甘草各100g。上药共研细末混匀，每次20g用热水调糊局部外敷，每日 1 次，5～7 天为 1 个疗程。

四、临 证 体 会

庞教授认为提高痛风的临床疗效，在临证中要注意以下几点：

1. 化痰活血、泄浊解毒贯穿治疗始终　痰浊瘀毒既是贯穿痛风病始终的病理产物，又是致病因素。饮食不节，以致脾胃功能失司、水液运化失常，加之外感湿邪，以致痰浊瘀毒内生，而痰浊瘀毒内伏，又进一步导致脾肾功能失健，运转输布和气化蒸发失常，水谷精微进一步加重痰浊瘀毒，进一步损及脏腑的生理功能，互为因果，恶性循环，因此，化痰活血、泄浊解毒应贯穿治疗的始终。

2. 培补脾肾、扶正调本是巩固防复的重要途径　用药勿忘活血"通补"。痛风的基本病机乃先实后虚、虚实夹杂。脾肾不足、功能失调是痛风病的结局，又是痛风病反复发作、缠绵难愈的内在因素，故在临证中不能一味活血逐瘀祛邪，当在辨证施治、遣方择药前提下，酌情选加健脾补肾之品，达到"以补为通""以通为助"目的，调益脾肾，正本清源，以杜绝和防止痰浊瘀毒的产生，从而抑制和减少尿酸的生成。

3. 审证当分期辨病分期辨证相合，久病当推诸虫搜剔　痛风治疗首当分期辨证治疗。痛风在自然的病程中有各期的临床特点，分为痛风病前期、痛风病期（包括急性发作期、间歇期、慢性期）、痛风病变证期。其中痛风病期中的急性发作期热毒浊瘀突出，炎性反应明显；间歇期以脾虚为主，慢性期以痰浊瘀阻胶结为多见，慢性期虽处于轻微关节症状的缓解状态，但仍存在脾气亏虚、浊瘀未清、正虚邪恋之征象。实质上这正是痛风四期不同阶段所反映"邪盛""正虚"消长演变出现的证候变化，浊毒瘀滞、脾肾失调始终是痛风致病的主线。在分期明了的前提下，精准辨证、恰当选方用药。加之久病兼瘀，瘀浊难化，此时用植物类活血药难免杯水车薪、难以奏效，可酌情添加虫类药以搜剔逐瘀。关节灼热、红肿热痛者，配以羚羊角粉或水牛角、广地龙清热通络止痛；关节剧痛、痛不可近者，伍以全蝎、蜈蚣搜风定痛；关节肿大、僵硬畸形者，参以穿山甲、土元开瘀破结；伴有结节、痛风石者，投以僵蚕、牡蛎化痰软坚；腰背酸楚、骨节冷痛者，用以鹿角霜、蜂房温经散寒。在痛风浊毒痰瘀胶固，气血凝滞不宣，经络闭塞阶段，配伍虫类搜剔钻透、化痰开瘀之品，往往能出奇制胜。

4. 内治外治并举成为提高临床疗效的重要途径　中医外治法通过对经穴及局部刺激作用，可明显改善局部血液微循环，改善局部红肿热痛症状，同时也能在一定程度上调节患者的整体代谢水平，对治疗痛风具有独特优势。中医外治法与内治法殊途同归、异曲同工，提高疗效，且可补内治之不逮。

参 考 文 献

[1] CHEN X M, YOKOSE C, RAI S K, et al. Contemporary prevalence of gout and hyperuricemia in the United States and decadal trends: the national health and nutrition examination survey, 2007-2016[J]. Arthritis Rheumatol, 2019, 71（6）: 991-999.
[2] 朱小霞，邹和建，古洁若，等. 痛风诊疗规范[J]. 中华内科杂志，2020，59（6）：421-426.

[3] 中华医学会内分泌学分会. 中国高尿酸血症与痛风诊疗指南（2019）[J]. 中华内分泌代谢杂志，2020，36（1）：1-13.

[4] NEOGI T，DALBETH N，FRANSEN J，et al. 2015 gout classification criteria：an American College of Rheumatology/European League Against Rheumatism Collaborative Initiative[J]. Ann Rheum Dis，2015，74（10）：1789-1798.

[5] 施建明，朱延涛. 中医药治疗痛风研究进展[J]. 新中医，2020，52（11）：22-25.

[6] 龚廷贤. 万病回春[M]. 北京：中国医药科技出版社，2014：176.

[7] 叶天士. 临证指南医案[M]. 北京：人民卫生出版社，2006：347.

[8] 刘艳骄，王琦. 肥胖人痰湿体质与糖尿病的相关性研究[J]. 山东中医学院学报，1993，17（2）：34-39.

第二章
医 案 选 编

医案是临床实践的记录。通过对临床辨证、立法、处方、用药的详细记述和分析评价，介绍诊治心得，尤其评价失败的临床教训，让读者少走弯路，让患者有更多收益，实属难能可贵。本章共收集了糖尿病及其并发症、内科杂病医案79则，供同道参考和批评指正。

第一节　糖尿病及其并发症医案

随着对 2 型糖尿病临床研究的持续深入，庞国明教授按照国家中医药管理局推出的"不需要西医帮助，中医要能独立解决临床病症一些关键问题"的要求，总结近 30 年治疗 2 型糖尿病的经验，形成了纯中药治疗 2 型糖尿病的"三辨诊疗模式"和"序贯三法"。通过对空腹血糖（FPG）≤15mmol/L，餐后 2 小时血糖（2h PG）≤20mmol/L 的群体进行观察治疗，证实"三辨诊疗模式"和"序贯三法"在调控血糖、消除症状、改善胰岛素抵抗和胰岛素分泌功能方面有确切疗效。同时，临床观察初步显示，纯中药治疗 2 型糖尿病具有远期疗效好、无明显毒副作用及改善生活质量的明显优势。现集录部分验案与经验体会，供同道参考，以推动用纯中药治疗 2 型糖尿病及其慢性并发症方法的传播和研究。

一、糖尿病医案

（一）脾瘅病/痰湿质

案 1

基本情况：周某，男，39 岁。2019 年 5 月 31 日初诊。

主诉：血糖升高半年余伴体形肥胖。

简要病史：半年前患者体检时 FPG 7.8mmol/L，未予重视和治疗。后因其体重渐增来医院调体减肥。考虑其有高血糖病史，遂测指尖随机血糖为 11.8mmol/L。现症见：体形肥胖，腹部肥满松软，额头油腻，身体沉重，上眼睑微肿，舌质淡红，舌体胖大，边有齿痕，苔白厚腻，脉弦滑。身高 173cm，体重 85kg，体重指数（BMI）28.4kg/m²，预约检测胰岛功能等相关指标。

6 月 3 日二诊：6 月 1 日胰岛功能示：空腹及餐后 1h、2h、3h 血糖分别为 7.92mmol/L、15.6mmol/L、11.4mmol/L、7.13mmol/L；空腹及餐后 1h、2h、3h 胰岛素分别为 14.9μIU/ml、52.2μIU/ml、31.4μIU/ml、20.2μIU/ml；空腹及餐后 1h、2h、3h 胰高血糖素分别为 109.3pg/ml、115.2pg/ml、103.3pg/ml、97.7pg/ml；空腹及餐后 1h、2h、3h C 肽分别为 3.1ng/ml、5.9ng/ml、3.47ng/ml、3.77ng/ml。果糖胺（FMN）2.76mmol/L，糖化血红蛋白（HbA1c）8.1%。总胆固醇 4.66mmol/L，甘油三酯 1.65mmol/L，高密度脂蛋白 1.37mmol/L，低密度脂蛋白 2.92mmol/L。尿葡萄糖（±），尿酸 280μmol/L。

辨病诊断：脾瘅病。

辨体诊断：痰湿质。

治法：健脾化湿，理气化痰。

方药：化痰祛湿调糖饮加减。麸炒苍术 30g，麸炒白术 30g，云茯苓 30g，猪苓 30g，泽泻 30g，姜半夏 10g，陈皮 10g，姜厚朴 10g，佩兰 10g，柴胡 10g，川牛膝 45g，升麻 6g，桂枝 10g，生姜 10g，甘草 6g。颗粒剂，12 剂，日 1 剂，分早、晚沸水冲服。

同时遵照《中国 2 型糖尿病膳食指南》给予患者生活方式指导。

6 月 14 日三诊：患者体重 83.5kg，较初诊下降 1.5kg，额头油腻稍改善，身体沉重改善，上睑微肿，舌质淡红，舌体胖大，边有齿痕，苔薄白腻，脉弦滑。用药至第 9 天（6 月 11 日）测空腹、早餐后 2h、午餐前、午餐后 2h、晚餐前、晚餐后 2h、睡前 22：00 血糖分别为 6.1mmol/L、6.2mmol/L、6.6mmol/L、10.1mmol/L、9.2mmol/L、6.7mmol/L、7.7mmol/L，血糖水平标准差（SDBG）为 1.6mmol/L，餐后血糖波动幅度（PPGE）为 2.0mmol/L，最大血糖波动幅度（LAGE）为 4.0mmol/L。血糖稳降，效不更方，上方继服 45 剂。

7 月 30 日四诊：体重 78kg，较初诊下降 7kg，额头油腻明显改善，身体沉重明显减轻，上眼睑微肿，舌质淡红，舌体胖大，边有齿痕，苔薄白腻，脉弦缓。用药第 57 天（7 月 29 日）测空腹、早餐后 2h、午餐前、午餐后 2h、晚餐前、晚餐后 2h、睡前 22：00 血糖分别为 6.3mmol/L、6.7mmol/L、6.1mmol/L、10.3mmol/L、7.4mmol/L、8.3mmol/L、10.4mmol/L，SDBG 1.9mmol/L，PPGE 1.9mmol/L，LAGE 4.3mmol/L，各时间点血糖及血糖波动值基本正常。上方继服 28 剂。

8 月 27 日五诊：体重 76kg，较初诊下降 9kg，额头油腻、身体沉重消失，上眼睑肿消失，舌质淡红，舌体胖大，边有齿痕，苔薄白腻，脉弦滑。用药第 85 天（8 月 26 日）测空腹、早餐后 2h、午餐前、午餐后 2h、晚餐前、晚餐后 2h、睡前 22：00 血糖分别为 5.8mmol/L、6.7mmol/L、5.7mmol/L、7.8mmol/L、5.9mmol/L、6.8mmol/L、6.1mmol/L，SDBG 0.8mmol/L，PPGE 1.3mmol/L，LAGE 2.1mmol/L，各时间点血糖值及血糖波动值全部恢复正常。上方继服 5 剂。

治疗 90 天，停药 3 天，9 月 4 日查胰岛功能示：空腹及餐后 1h、2h、3h 血糖分别为 6.0mmol/L、8.6mmol/L、7.7mmol/L、5.24mmol/L；空腹及餐后 1h、2h、3h 胰岛素分别为 6.6μIU/ml、33.9μIU/ml、24.8μIU/ml、9.3μIU/ml；空腹及餐后 1h、2h、3h 胰高血糖素分别为 94.6pg/ml、90.0pg/ml、80.8pg/ml、77.4pg/ml；空腹及餐后 1h、2h、3h C 肽分别为 2.18ng/ml、5.05ng/ml、5.14ng/ml、3.2ng/ml。FMN 2.53mmol/L，HbA1c 5.7%。总胆固醇 4.27mmol/L，甘油三酯 0.84mmol/L，高密度脂蛋白 1.25mmol/L，低密度脂蛋白 2.21mmol/L。尿葡萄糖（-），尿酸 241μmol/L。体重 76kg，BMI 由初诊时的 28.4kg/m^2 降至 25.39kg/m^2。停药观察。

3 个月后电话随访，患者坚持健康的生活方式，体重未反弹，空腹血糖不超过 6.5mmol/L，餐后 2h 血糖不超过 8.2mmol/L。

患者治疗前后各项指标比较见表 2-1～表 2-3。

表 2-1　周某治疗前后胰岛功能比较

时间	血糖（mmol/L）		胰岛素（μIU/ml）		胰高血糖素（pg/ml）		C 肽（ng/ml）	
	A	B	A	B	A	B	A	B
空腹	7.92	6.0	14.9	6.6	109.3	94.6	3.1	2.18
餐后 1h	15.6	8.6	52.2	33.9	115.2	90.0	5.9	5.05
餐后 2h	11.4	7.7	31.4	24.8	103.3	80.8	3.47	5.14
餐后 3h	7.13	5.24	20.2	9.3	97.7	77.4	3.77	3.2

注：A 为 2019 年 6 月 1 日；B 为 2019 年 9 月 4 日。

表 2-2　周某治疗前后血糖两项比较

血糖	HbA1c（%）		FMN（mmol/L）	
	A	B	A	B
结果	8.1	5.7	2.76	2.53
参考值	4.0～6.0		1.4～3.0	

注：A 为 2019 年 6 月 1 日；B 为 2019 年 9 月 4 日。

表 2-3　周某治疗前后血脂四项比较

血脂	总胆固醇（mmol/L）		甘油三酯（mmol/L）		高密度脂蛋白（mmol/L）		低密度脂蛋白（mmol/L）	
	A	B	A	B	A	B	A	B
结果	4.66	4.27	1.65	0.84	1.37	1.25	2.92	2.21
参考值	2.33～5.69		0.4～1.81		1.03～1.55		2.84～3.36	

注：A 为 2019 年 6 月 1 日；B 为 2019 年 9 月 4 日。

按语　本例"无症状"2 型糖尿病采用辨体论治，取得了良好的降糖、降脂、降体重、改善胰岛功能的效果。其关键点有：①无症可辨，先辨病诊断，再辨体论治：患者青年男性，经体检发现血糖异常，无"三多一少"症状，先辨病诊断，西医诊断为 2 型糖尿病，中医诊断为脾瘅病。因无症可辨，故精施辨体。据其体形肥胖，腹部肥满松软，额头油腻，身体沉重，上眼睑微肿，舌体胖大，边有齿痕，苔白厚腻，脉滑等为痰湿质。针对无"三多一少"症状的糖友，进行辨体论治，为无症可辨 2 型糖尿病的有理有据治疗提供了新思路。②肥胖者多痰湿，肥瘤为 2 型糖尿病萌发的土壤：患者腹部肥胖，平素缺乏运动，饮食嗜食肥甘厚味，肥甘之品聚湿生痰，湿浊蕴结日久生热，脾失健运，气机升降失调，谷精失布则壅滞血中，血糖渐升而发为脾瘅病。③健脾化痰，脂减糖降：《临证指南医案·痰》云："善治者，治其所以生痰之源，则不消痰而痰自无矣。"药用麸炒苍术、麸炒白术、云茯苓以益气健脾，猪苓、泽泻以利水渗湿，脾健湿去以杜生痰之源；姜半夏、陈皮、姜厚朴以燥湿健脾、理气化痰，佩兰有芳香化湿祛浊之用；柴胡以疏肝解郁，升麻、川牛膝配为对药，一升一降，调畅气机，使气畅水行；病痰饮者当以温药和之，桂枝、生姜以通阳化湿，甘草补脾益气兼有调和诸药之用。体质具有相对稳定性，效不更方，3 个月为 1 个疗程。患者经过 90 天的纯中药调体治疗及生活方式干预，体重下降 9kg，痰湿体质状态得以改善，胰岛素抵抗改善，血糖渐趋正常，停药观察 3 个月血糖基本稳定在正常范围。

案 2

基本情况：王某，男，50 岁。2020 年 5 月 29 日初诊。

主诉：发现血糖升高 2 周。

简要病史：患者 2 周前于当地医院体检发现血糖升高，FPG 11.3mmol/L，2h PG 未监测，无口干、多饮、多尿、易饥多食、体重下降等"三多一少"症状，无颈前肿大、眼突等症状，复查空腹血糖 10～12mmol/L，于当地社区医院诊断为 2 型糖尿病，予以诺和锐 30 早 12U、晚 14U 餐前皮下注射，二甲双胍片 0.5g，每日 3 次口服以控制血糖，血糖控制差（具体不详）。为求纯中药治疗，慕名于我院门诊治疗。现症见：口黏，身重困倦，晨起咯痰，易吐出，纳可，眠可，小便多，有泡沫，夜尿 2 次，大便可。舌体胖大，舌质淡嫩，苔薄腻，脉弦滑。平素饮酒较多，每日饮白酒半斤，啤酒 1.5～2L。既往史否认高血压、冠心病及慢性传染病史。身高 175cm，体重 92kg，BMI 30.4kg/m²，腰臀比 1.01。查 HbA1c 10.1%，FPG 11.02mmol/L，2h PG 15.6mmol/L。尿常规：尿糖（++++），尿酮体（－），尿蛋白（－）。生化：甘油三酯 2.42mmol/L，总胆固醇 6.1mmol/L，低密度脂蛋白 3.3mmol/L，高密度脂蛋白在正常范围，肝肾功能正常。胰岛功能见表 2-4。心电图：窦性心律，大致正常心电图。

表 2-4　王某治疗前后胰岛功能对比

时间	血糖（mmol/L）		胰岛素（μU/ml）		胰高血糖素（pg/ml）		C 肽（ng/ml）	
	A	B	A	B	A	B	A	B
空腹	11.9	6.9	6.3	8.4	99.1	88.2	1.38	1.93
餐后 1h	18.6	12.1	15.4	24.6	143.8	111.9	3.28	4.09
餐后 2h	17.3	10.8	19.6	22.9	136.0	101.8	4.60	3.94
餐后 3h	12.9	9.0	16.2	19.2	121.5	101.6	3.24	3.12

注：A 为 2020 年 5 月 29 日；B 为 2020 年 9 月 10 日。

辨病诊断：脾瘅病。

辨体诊断：痰湿质。

治则：温化痰饮，降浊控糖。

方药：化痰祛湿调糖方加减。炒苍术 30g，姜半夏 10g，炒白术 30g，茯苓 30g，厚朴 10g，陈皮 10g，桂枝 10g，川牛膝 30g，柴胡 10g，生甘草 3g。颗粒剂，20 剂，日 1 剂，分早、晚沸水冲服。

同时停用诺和锐 30 及二甲双胍片，给予饮食＋运动基础教育，糖尿康片 10 片，每日 3 次，黄连降糖片 6 片，每日 3 次，口服。

6 月 21 日二诊：测 FPG 8.2～10.5mmol/L，2h PG 11.2～12.0mmol/L，口黏、身重困倦、咯痰较前明显改善，舌体大，舌质淡嫩，苔薄稍腻，脉弦滑。患者症状好转，效不更法，守上方，改炒苍术为 10g、炒白术为 10g，颗粒剂，10 剂，服法同上。

7 月 16 日三诊：近日 FPG 7.5～9.6mmol/L，2h PG 10.0～11.6mmol/L，患者上述症状缓解，中药颗粒剂 6 剂，守上方巩固治疗，且中成药继服。控制饮食，注意餐后运动，按时检测血糖。

7 月 22 日四诊：近日 FPG 6.8～9.0mmol/L，2h PG 9.3～12.6mmol/L，体重下降至 87kg，嘱其停用中药颗粒，中成药继服，根据"序贯三法"调整为糖尿康片 8 片，每日 3 次，黄连降糖片 5 片，每日 3 次，口服。

3 月后患者复查相关指标，HbA1c 7.2%，尿常规：尿糖（＋），尿酮体（－），尿蛋白（－）。生化：甘油三酯 1.83mmol/L，总胆固醇 5.7mmol/L，低密度脂蛋白 2.8mmol/L，高密度脂蛋白在正常范围，肝肾功能正常，尿蛋白四项示均在正常范围，胰岛功能见表 2-4。心电图：窦性心律，大致正常心电图。嘱其继服中成药，服法同上。

按语　庞国明教授认为临床中 2 型糖尿病无症可辨者为脾瘅病。肥胖是 2 型糖尿病的主要萌发土壤，是脾瘅的重要早期和前期阶段。《素问·奇病论》曰："此五气之溢也，名曰脾瘅……此肥美之所发也……肥者，令人内热；甘者，令人中满……其气上溢，转为消渴。"阐述了长期的饮食失宜、过食肥甘（原因），肥甘之品聚湿生痰，湿浊中阻，脾胃受损，脾失健运（病机），气机升降失调，谷精不布则谷精壅滞血中，日久发为消渴（转归）。湿邪重浊，留滞经络，困遏清阳，脾不升清，而脾主四肢肌肉，肌肉不能完全吸收精微物质，无以充养，则见身重困倦，痰湿阻滞于肺胃，气机不利，则咯痰；舌淡，苔白腻，脉濡缓，皆是痰湿之征象。四诊合参，辨体质为痰湿质。化痰祛湿调糖方是以二陈汤化裁而成，方中炒苍白术合用以健脾和胃，燥湿化浊，升阳散邪，共为君药；陈皮、厚朴理气燥湿化痰，姜半夏燥湿化痰、和胃降浊为臣药；茯苓淡渗利水；川牛膝活血引血下行，柴胡疏肝行气，升脾胃之阳气，桂枝温阳化气利水为佐药；生甘草调补脾胃，和中气以助运化为使药。本方以燥湿健脾、化痰降浊为治疗大法，痰化湿去，脾升胃降，谷精水津游溢敷布正常，从而达到化痰止渴，调控血糖的目的。

（二）上消病/湿热内蕴证

基本情况：曹某，女，36 岁。2016 年 6 月 15 日初诊。

主诉：口干、口黏、多饮、多尿、乏力 2 周。

简要病史：患者 3 年前体检时发现空腹血糖大于 6.1mmol/L，未予引起重视治疗。于 2014 年 6 月 1 日在本单位查 FPG 10.8mmol/L 左右，2h PG 16～17mmol/L，自诉有口干渴、口黏、多饮、多尿症状。今为求系统治疗遂来门诊就诊。发病以来：神志清，精神可，面色暗滞，口干渴、口黏、多饮、多尿、乏力，消瘦不明显，不伴眼突、手抖、心悸、颈前肿大等症状，时有胸闷、气短、盗汗症状，双下肢轻度水肿，纳可，眠差，多梦，夜尿 2～3 次，大便正常，舌质淡嫩，舌体瘦，苔白腻，微黄，舌边尖红，脉沉细滑。患者既往体健，已婚，孕 4 产 2，流产 2 次。月经未诉明显异常。否认手术、外伤史。其母患糖尿病。身高 158cm，体重 65kg，BMI 26.0kg/m²。

辨病诊断：上消病。

辨证诊断：湿热内蕴证。

治法：清热化湿，升清降浊，和中调糖。

方药：清热化湿调糖饮加减。川连 10g，厚朴 10g，姜半夏 10g，生栀子 10g，芦根

30g，猪茯苓各 30g，泽泻 30g，薏苡仁 30g，滑石 30g，玉米须 30g，生甘草 3g。6 剂，日 1 剂，水煎 400ml，早、晚温服。

6 月 24 日二诊：FPG 9.6mmol/L，2h PG 14.3mmol/L。诉咽喉部干痛，咳嗽，咳白痰，口干渴明显好转，乏力症状消失，双下肢轻度水肿，纳可，眠可，夜尿 1 次，大便溏（服药后），舌尖红，苔白腻，舌体偏瘦，脉沉偏滑。体重 64kg。血糖水平好转，症状明显好转，兼有外感。考虑患者能耐受黄连之苦，守上方黄连加至 30g，加炒苍术 30g 燥湿健脾解大便稀溏之症，芦根 20g、连翘 30g 清热解毒，疏散风热，解咽喉疼痛、咳嗽咳痰之症。糖尿康片 7 片，每日 3 次，口服，余成药不变。

7 月 8 日三诊：FPG 8.25mmol/L，2h PG 9.51mmol/L。口干渴，乏力症状消失，双下肢仍轻度水肿，纳眠可，大便已转正常，小便已正常。患病后压力大，焦虑不眠。守上方加荔枝核 30g 以疏肝解郁、调达肝气，炒白术 30g 燥湿利水加强消水肿之力，10 剂，考虑长期服汤药难以坚持，嘱隔日 1 剂，水煎服。

7 月 29 日四诊：FPG 6.77mmol/L，2h PG 9.06mmol/L。口干，双下肢水肿好转，纳眠可，大小便正常，舌体瘦，舌质淡嫩，苔薄白腻，脉沉细无力，处于经期第 1 天，无痛经，有血块。体重 61.5kg。患者处于经期给予上方去荔枝核，加川怀牛膝各 30g、桂枝 6g、生黄芪 45g，6 剂，水煎服。

8 月 5 日五诊：FPG 6.57mmol/L，2h PG 8.04mmol/L。口干较前减轻，纳眠可，双下肢水肿已消退，大小便正常。上方生黄芪加量至 60g，经期已过，加荔枝核 30g。10 剂，嘱隔日 1 剂煎服，巩固治疗。择期复查 HbA1c、FMN、胰岛功能。

患者治疗前后胰岛功能和血糖两项比较见表 2-5、表 2-6。

表 2-5　曹某治疗前后胰岛功能比较

时间	血糖（mmol/L）		胰岛素（μIU/ml）		胰高血糖素（pg/ml）		C 肽（ng/ml）	
	A	B	A	B	A	B	A	B
空腹	13.4	8.1	7.8	6.0	105.2	97.0	1.19	1.15
餐后 1h	22.4	11.8	19.8	20.0	139.3	138.5	3.02	3.39
餐后 2h	19.0	14.0	10.2	30.1	119.6	137.2	2.43	4.62
餐后 3h	16.0	11.2	7.7	10.2	104.9	124.8	1.69	3.40

注：A 为 2016 年 6 月 17 日；B 为 2016 年 9 月 16 日。

表 2-6　曹某治疗前后血糖两项比较

血糖两项	HbA1c（%）		果糖胺（μmol/L）	
	A	B	A	B
结果	8.7	5.6	3.1	2.35
参考值	4.3～5.8		1.62～2.62	

注：A 为 2016 年 6 月 17 日；B 为 2016 年 9 月 16 日。

按语　（1）湿热内蕴、土壅木郁为消渴病常见主因之一。患者青年女性，病史 3 年，未干预治疗，现"三多一少"症状明显，查血糖明显升高，其母患糖尿病，存在家族史，诊断为"消渴病"。本病多由先天禀赋不足，内脏柔弱，过食肥甘厚味或情志所伤所致。患者母亲患糖尿病提示患者先天禀赋不足，加之过食肥甘厚味、缺少运动等不良生活方式故而体形肥胖。《素问·奇病论》曰："此肥美之所发也，此人必数食甘美而多肥也，肥者令人生内热，甘者令人中满，故其气上溢，转为消渴。"因此，患者易成消渴之病。久病脾气亏虚，津不上承，故见"口干渴、口黏"症状；"肥人多湿"，水湿内停，气化无力，而致水湿停聚于内，久而成瘀，湿瘀互结，阻滞气机，土壅木郁，则见气短、乏力、胸闷症状；津不上承，湿浊下行则见双下肢水肿症状；湿瘀互结，清气不升，浊阴不降，上扰神明，则见失眠、多梦症状；脾失健运，精微不布，久而及肾，肾气化无力，精浊不分，气化失司而成多尿症状；体内有湿，日久湿郁化热则见苔白腻微黄，脉沉细滑。综上四诊合参，辨主证为湿热内蕴证。

（2）清热化湿、升清降浊是消渴病主要治则。方药用清热化湿调糖饮加减，川连大苦大寒，清热燥湿，寒胜热，苦燥湿。厚朴行气、化湿、除胸膈痞闷。姜半夏燥湿降逆。生栀子清宣胸脘郁热。芦根清热泻火，生津止渴。重用泽泻以"利水渗湿，兼清泻肾阴虚火"。薏苡仁利水消肿，健脾渗湿。猪苓、茯苓重在健脾利水，渗湿消肿；茯苓利水消肿，兼有健脾、安神治疗患者失眠之意，《神农本草经》曰："主胸胁逆气……"，兼治胸闷、气短症状。滑石归膀胱、肺、胃经。《本草纲目》曰："滑石上能发表，下利水道，为荡热燥湿之剂。"本方取滑石下利水道，甘寒清热之意，时值夏季，兼取滑石解暑之功。玉米须渗湿利水消肿，生甘草调和诸药。

（3）盛壮青年，清泻为主定方向。方中黄连苦寒清热燥湿为君药，栀子、厚朴、半夏主清中上焦郁热，行气、燥湿、和中，除胸闷、气短之症状。重用一组佐使药芦根、猪茯苓、泽泻、薏苡仁、滑石、玉米须直指中焦脾虚，水湿内停，湿郁化热而致湿热蕴结之主病机。健脾则升清降浊之功立显，利小便而渗湿，使患者口渴、多饮、多尿之症立消。同时茯苓宁心安神，滑石清热生津止渴，甘草调和诸药。患者青年女性，病程短，邪实为主，正虚不甚，故采取"清泻为主"，全方体现一个"泻"字。

（三）上消病/痰浊中阻证

案1

基本情况：洪某，男，41岁。2020年6月15日初诊。

主诉：发现血糖升高4年，伴口黏口干，肢体困倦1个月。

简要病史：患者平素饮食不节，体形偏胖，于4年前在扬州市某社区医院测 FPG 10.2mmol/L，2h PG 17.3mmol/L，诊断为2型糖尿病，给予二甲双胍片0.5g，每日2次，早晚餐前口服；西格列汀片100mg，每日1次，早餐前口服，血糖控制达标后，坚持用药1年停药，后未监测血糖。1个月前开始出现口黏口干、乏力困倦等症状，测 FPG 13.2mmol/L，今为寻求中医药治疗至我院门诊。现症见：体形肥胖，口干饮水不多，日饮水量约1000ml，口黏口苦，口中有异味，纳食量多，头晕昏蒙，肢体困倦，手汗黏腻，双下肢轻度水肿，小便频数，夜尿2～3次，大便黏滞不爽，每日行2～3次，舌质淡暗，舌体胖大，有齿痕，苔白腻，脉滑。身高1.68m，体重88kg，BMI 31.18kg/m²，腰臀比1.02。查 HbA1c 9.7%；糖化血清蛋白（GSP）2.97mmol/L；胰岛功能检查见表2-7。

辨病诊断：上消病。

辨证诊断：痰浊中阻证。

治则：化痰降浊，和中调糖。

方药：和中降浊调糖饮加减。炒苍术 30g，炒白术 30g，陈皮 12g，姜厚朴 10g，猪苓 30g，茯苓 30g，泽泻 30g，桂枝 12g，姜半夏 12g，炒枳实 12g，薏苡仁 30g，川牛膝 30g，升麻 6g，甘草 6g。6 剂，水煎服，日 1 剂，早、晚餐前温服。

6 月 22 日二诊：服药 6 剂，患者口干症状改善不著，口黏口苦症状减半，头昏蒙，肢体困倦十去二三，FPG 由 13.2mmol/L 降至 10.3mmol/L，2h PG 由 17.9mmol/L 降至 14.2mmol/L，薏苡仁加至 50g，姜半夏加至 20g，升麻加至 12g 以增加健脾燥湿之力，配合升麻升提清气以化痰湿、降糖浊。6 剂，水煎服。

6 月 28 日三诊：服药 12 剂，患者未再诉口干，晨起稍觉口黏，无口苦，头蒙肢困十去六七，测得 FPG 8.4mmol/L，2h PG 12.7mmol/L，患者血糖明显下降，诸症较前改善，加佩兰 10g 以芳香化湿，醒脾化浊。10 剂，水煎服。

7 月 10 日四诊：服药 22 剂，诸症基本消失，体重下降 4kg，监测 FPG 6.9mmol/L，2h PG 8.8mmol/L。停服中药汤剂，控制饮食，注意餐后运动，按时检测血糖。

9 月 7 日五诊：患者停药 2 个月，饮食管理严格，每天保持中等强度运动 30 分钟以上，自测 FPG 在 5.0～7.0mmol/L，2h PG 在 6.0～8.6mmol/L，复查胰岛功能见表 2-7，体重 78kg，BMI 27.64kg/m^2，自觉神清气爽，身体轻松，精神体力状态良好。

表 2-7　洪某治疗前后胰岛功能比较

时间	血糖（mmol/L）		胰岛素（μIU/ml）		胰高血糖素（pg/ml）		C 肽（ng/ml）	
	A	B	A	B	A	B	A	B
空腹	14.1	7.9	10.3	8	105.1	97.2	1.45	1.53
餐后 1h	18.6	11.2	29.4	35.4	143.8	121.4	2.77	3.87
餐后 2h	17.3	10.4	41.4	28.6	135.1	109.4	3.50	3.14
餐后 3h	13.4	8.0	19.2	11.2	98.5	91.2	1.67	1.97

注：A 为 2020 年 6 月 15 日；B 为 2020 年 9 月 7 日。

按语　该糖友为中年男性，平素嗜食肥甘厚味，肥甘饮食聚湿生痰，湿浊中阻，脾失健运，胃失和降，气机升降失调，谷精不布则壅滞血中，血糖渐升，符合纯中药治疗 2 型糖尿病辨病诊断中以口干、口黏为主要特点的上消病。湿阻中焦，升清无力，津不上承，可见口干而饮水不多；湿浊困脾，谷精不能发挥正常作用，反而再聚为痰浊，是以多食为充，故现多食；湿性重浊、湿浊中阻，清气不升，浊气不降，故见头晕昏蒙、肢体困倦；脾主四肢肌肉，脾虚失于运化，一则精微营养物质不能运达四肢，肢体失于充养则乏力，二则精微物质瘀阻中土，反化膏脂，故体形肥胖，三则痰浊内生，精微不布，瘀滞血脉，转为糖毒。苔白腻、脉滑缓为痰浊内生、瘀阻中焦之象，四诊合参，辨为痰浊中阻证。在治疗上应以"化痰降浊、和中调糖"为治疗大法，脾气健运，精微物质得以正常敷布，气血津液得以正常输布，清升浊降，全身气机调达，谷精输布有常，是以不降糖而血糖渐平，诸症自缓，是以不止渴而渴自解矣。本案单用中药汤剂治疗，理清脾虚之本与痰浊瘀血之标关系，标本同治，从而改良致病土壤，铲除发病根基；处方用药以燥湿健脾为先，体现"治痰法，实脾土，燥脾湿，是治其本也"的思想；同时注重气机调摄，以川牛膝化瘀活血、引血下行，升麻助脾升清，一升一降调畅气机。配合控制饮食、运动锻炼，达到血糖有效稳控。

案 2

基本情况：陈某，男，32 岁。2019 年 2 月 23 日初诊。

主诉：间断口干渴、多饮、多尿 4 年，再发加重 1 周。

简要病史：患者平素疏于锻炼，饮食不规律，偏嗜肥甘，形体偏胖，4 年前开始无明显诱因出现口干渴、多饮、多尿等症状，不伴明显体重下降及甲状腺肿大、心慌、手抖、汗出等症状，遂就诊于当地某三甲医院，查 FPG 13.5mmol/L，未监测胰岛功能，初步诊断为 2 型糖尿病，给予口服西药治疗（具体用药及药量不详），用药约 1 个月，症状减轻后自行停药，平素偶测血糖，FPG 在 6~10mmol/L，2h PG 未监测。1 周前因饮食不节上症再发加重，今慕名到我处寻求纯中药治疗。现症见：口干多饮，日饮水约 2000ml，时有头晕，肢体困重，纳可，睡眠欠佳，大便正常，日行 1 次，小便频数，夜尿 3 次，舌质淡，舌体胖大，边有齿痕，苔白腻，脉濡缓。身高 172cm，体重 84kg，BMI 28.4kg/m²，腰臀比 1.05。查 HbA1c 9.8%；GSP 3.17mmol/L；胰岛功能检查见表 2-8。

辨病诊断：上消病。

辨证诊断：痰浊中阻证。

治法：化痰降浊，和中调糖。

方药：和中降浊调糖饮加减。炒苍术 30g，炒白术 30g，陈皮 10g，姜厚朴 10g，猪苓 30g，茯苓 30g，泽泻 30g，桂枝 12g，姜半夏 10g，薏苡仁 30g，佩兰叶 10g，川牛膝 30g，柴胡 10g，生姜 6g，生甘草 3g。6 剂，日 1 剂，水煎 400ml，早、晚餐前温服。专病专药：糖尿康片 10 片、黄连降糖片 6 片，每日 3 次，口服。规律饮食，加强锻炼，配合治疗。

2 月 28 日二诊：服药 6 剂，患者口干渴、多饮症状减半，日饮水约 1000~1200ml，多尿改善，夜尿减至 1 次；头晕、肢体困重症状十去八九；睡眠质量好转；27 日自测 FPG 降至 6.9mmol/L，2h PG 降至 11.6mmol/L；患者血糖较前明显下降，但口干多饮症状改善较慢，原方加葛根 30g，增生津止渴之功，继服中药汤剂 10 剂；专病专药调整：减黄连降糖为 5 片、糖尿康片为 8 片，均每日 3 次，口服。

3 月 12 日三诊：服药 16 剂，患者口干渴、多饮、多尿等症状基本消失，中药汤剂停服，12 日测 FPG 降至 6.3mmol/L，2h PG 降至 7.9mmol/L，减黄连降糖片、糖尿康片为各 5 片，均每日 3 次口服。

糖友因工作缘故，2 个月未至门诊复诊，电话随访，患者自述坚持服用黄连降糖片 5 片、糖尿康片 5 片，均每日 3 次，FPG 在 5.6~7.2mmol/L，2h PG 在 6.9~10.8mmol/L。

5 月 10 日四诊：患者复诊，症状全消，精神、体力俱佳，脉象平和。体重下降约 6kg，BMI 26.4kg/m²，复查胰岛功能见表 2-8，血糖控制平稳，继用黄连降糖片 5 片、糖尿康片 5 片，均每日 3 次口服以平稳血糖，嘱其每周监测 FPG、2h PG，定期复诊。

表 2-8　陈某治疗前后胰岛功能比较

时间	血糖（mmol/L）		胰岛素（μIU/ml）		胰高血糖素（pg/ml）		C 肽（ng/ml）	
	A	B	A	B	A	B	A	B
空腹	10.1	7.9	14.3	13.4	94.7	92.2	1.67	1.93
餐后 1h	15.3	12.1	26.9	32.6	119.2	107.9	2.72	3.49
餐后 2h	17.3	10.2	32.8	36.9	127.5	114.6	3.29	3.56
餐后 3h	12.6	9.0	19.1	15.4	104.5	101.2	1.94	2.27

注：A 为 2019 年 2 月 23 日；B 为 2019 年 5 月 10 日。

按语　该糖友为青年男性，平素疏于锻炼，偏嗜肥甘。肥甘厚味之品易致体内膏脂恣生，痰浊内生，同时肥脂蓄积气化失利，亦可致湿聚成痰。如《素问·痹论》言："饮食自倍，肠胃乃伤。"《备急千金要方》云："凡积久饮酒，未有不成消渴。"今人饮食不节，多食肥甘而少动，嗜酒无度，致脾胃内伤，津液输布失常，痰浊内生，精微不布，瘀滞血脉，转为糖毒，则生消渴。故应以化痰降浊、和中调糖为治疗原则，和中降浊调糖饮加减治疗。方中炒苍术辛温苦，芳香燥湿强脾，直达中州且兼升阳散邪除湿，炒白术甘苦温以健脾益气，二者补运相合，培固后天之本共为君药。猪苓、茯苓、泽泻利水渗湿健脾，泽泻兼泄肾浊，补利兼行，补脾不滞湿，利尿不伤正，因势利导，使湿邪从小便而出，共为臣药。佐以姜厚朴、姜半夏、陈皮行气燥湿化痰，佩兰叶芳香醒脾，使湿去则脾运有权，脾健则湿浊得化；痰瘀同根，以川牛膝化瘀活血以消痰浊；"土壅木郁"，遂以柴胡疏肝调脾、升清透达，与川牛膝、姜半夏相配一升两降，使清者上升，浊者下降，以调畅气机；"病痰饮者，当以温药和之"，佐桂枝温阳化气利水，生姜下气消痰共为佐药。生甘草益气和中、调和诸药为使药。全方燥湿、化痰并举，以运脾布精为要，调和升降、升清降浊，以"和"立法，理法方药有度，是以不降糖而血糖自平。

（四）上消病/气阴两虚证

基本情况：王某，女，57 岁。2020 年 9 月 11 日初诊。

主诉：发现血糖升高 7 年。

简要病史：患者平素饮食不节，懒动好卧，7 年前体检时发现 FPG 6.3mmol/L，不伴口干、多饮、多尿、乏力困倦等症状，未予重视。每年体检 FBG 在 6.8mmol/L 左右，未予重视及治疗，近 2 周自测 FPG 在 5.8～6.6mmol/L，2h PG 在 8～11mmol/L，为求中医治疗，遂来诊。现症见：稍感口干，日饮水量约 1500ml，乏力困倦，腰膝酸软，纳可，眠欠佳，入睡困难，大便稍干，2 日 1 次，小便频数，夜尿 2～3 次。舌质淡暗，苔薄白，脉沉细。既往体健。BMI 24.2kg/m^2。查 HbA1c 6.6%；GSP 2.6mmol/L；胰岛功能检查见表 2-9。

辨病诊断：上消病。

辨证诊断：气阴两虚证。

治法：益气养阴。

方药：益气养阴调糖饮加减。太子参 30g，黄芪 30g，山药 30g，山萸肉 30g，生地黄 30g，牡丹皮 10g，泽泻 30g，茯苓 30g，川牛膝 30g，升麻 10g，生薏苡仁 30g，炒枳壳 10g，丹参 30g，麦冬 10g，生甘草 3g。6 剂，日 1 剂，每剂两煎约 700ml，早、中、晚餐前温服。

9 月 18 日二诊：监测 FPG 6.5mmol/L，2h PG 8.4mmol/L。患者血糖下降，口干渴、乏力困倦、腰膝酸软等症状明显减轻，因久病阴津亏损，大肠失于濡养，诉大便稍干，今日未解，故在原中药汤剂基础上加大黄 3g 以通泻大便。

9 月 20 日三诊：监测 FPG 6.0mmol/L，2h PG 8.6mmol/L。治疗 1 周时，患者 FPG 初次达标，但患者睡眠仍欠佳，入睡困难，大便已解，质可，夜尿 2 次，其余症状消失，结合其舌脉，予原中药汤剂加龙骨 30g、牡蛎 30g 以重镇安神；因久病耗伤阴血，心神失养，加首乌藤 30g 以养血安神。

9 月 23 日四诊：经积极治疗，现 FPG 稳定在 6.0～7.2mmol/L，2h PG 稳定在 6.5～9.2mmol/L；睡眠较前明显改善，其余症状基本消失，继续原中药汤剂 5 剂，嘱其定期复诊，按时监测血糖，继续规范饮食及运动。

9 月 29 日五诊：FPG 6.0mmol/L，2h PG 7.5mmol/L；效不更方，汤剂处方加工成水丸，嘱其继续规范饮食及运动。

11 月 30 日复诊：FPG 控制在 5.0～6.8mmol/L，2h PG 控制在 7.1～8.5mmol/L。嘱其停药 3 天后复查胰岛功能（详见表 2-9）、血糖两项、肝肾功能、血脂等。HbA1c 5.6%。肝肾功能、血脂无异常。

表 2-9 王某治疗前后胰岛功能比较

时间	血糖（mmol/L）		胰岛素（μIU/ml）		胰高血糖素（pg/ml）		C 肽（ng/ml）	
	A	B	A	B	A	B	A	B
空腹	7.6	6.8	9.3	10.0	99.1	99.8	2.71	2.74
餐后 1h	17.0	10.0	40.2	41.4	116.7	100.7	8.35	9.15
餐后 2h	12.8	8.6	47.9	39.7	116.1	98.2	13.70	10.17
餐后 3h	9.6	8.0	23.7	20.1	113.7	100.0	8.34	9.25

备注：A 代表治疗前（2020 年 8 月 17 日）；B 代表治疗后（2020 年 12 月 1 日）。

按语 患者老年女性，花甲之年，肝肾亏虚，患病日久，气耗阴伤，正如《黄帝内经》所言："精气夺则虚。"气虚则乏力困倦；脾气亏虚，水津运化失职，津不上承，则口干多饮；《素问·阴阳应象大论》曰："年四十，而阴气自半。"阴虚内热，热烁津液则口干多饮；《医贯·消渴论》曰："脾胃既虚，则不能敷布其津液，故渴。"脾气虚则运化失职，不布谷精则血糖升高，不布水津则口渴加重；肾气虚则固摄无权，小便频数，夜间为甚。四诊合参，审证求因，其病乃由气阴两虚所致，故辨证为气阴两虚证。2 型糖尿病的病机特点亦表明，气损及阴、阴损及气、气阴两虚是其枢机阶段，结合"法随证立"的理论，气虚则法当补气，阴虚则法当滋阴，气阴两虚之证，法当益气养阴。据方随法出的理论，拟益气养阴调糖饮。方中太子参、黄芪、山药甘平以益气健脾，运化水谷以消谷精之壅滞，运化水湿以消湿之邪，转输精津回归血脉，循常布散；生地黄、山茱萸填精滋肾固精；泽泻利湿而泻肾浊，利水通淋而补阴不足，助真阴得复其位；茯苓淡渗而泄脾湿；麦冬养阴生津；生薏苡仁健脾祛湿；牡丹皮苦寒而清虚热，通血脉而消瘀血；升麻、川牛膝一升一降，升清降浊，使精微化，糖毒去；一味丹参，功同四物，补血活血化瘀；甘草调和诸药，枳壳理气和胃以助运化，诸药合用，健脾补肾，祛瘀利水，固本充源，扶正祛邪，标本兼顾。睡眠差者，加龙骨、牡蛎重镇安神；便秘者，加生大黄泻下通便。临证遣方用药需谨慎，慎用辛燥苦寒之品，以防邪气稽留，加重病情。该糖友患2型糖尿病多年，一直未用药治疗，辨证使用益气养阴调糖饮加减，血糖逐步下降，体现了中药降糖的稳效性。对比患者两次胰岛功能结果，各时段血糖较前均有所下降，且胰岛素分泌较前增加，胰岛素抵抗减轻，胰岛素敏感性增加，体现了中药具有改善胰岛功能的作用，这也可能是其有效降糖机制之一。

（五）上消病/湿热内蕴证

基本情况：孙某，男，62岁。2019年9月19日初诊。

主诉：间断口干、口苦8年，再发加重2个月。

简要病史：患者8年前因饮食不节出现口干、口苦、多饮、多尿，无心慌、手抖、汗出、烦躁症状，至附近医院查血糖偏高（具体不详），患者未予重视，症状间断发作，2013年因口干、口苦症状加重至当地医院住院治疗，诊断为2型糖尿病，予以胰岛素注射治疗（具体药物及用量不详）控制血糖，自诉平素FPG控制在6~7mmol/L，2h PG未监测。2014年自行改为消渴丸早、晚各10粒以控制血糖，2015年因血糖控制差，自行调整为门冬胰岛素30（诺和锐30）针早14U、晚16U皮下注射控制血糖，平素FPG在9~10.4mmol/L，2h PG在17~20.4mmol/L。2个月前因血糖控制差出现口干、口黏、口苦症状，为求中医治疗来诊。发病以来：口干多饮，日饮水量约3000ml，口苦，口黏，头胀，视物不清，纳可，夜眠差，大便干结，2~3日一行，夜尿2~3次，泡沫尿。舌质红，苔黄厚腻，脉弦滑。双下肢轻度指凹性水肿。FPG 9.6mmol/L，2h PG 17.6mmol/L。

辨病诊断：上消病。

辨证诊断：湿热内蕴证。

治法：清热化湿，升清降浊，和中调糖。

方药：清热化湿调糖饮加减。黄连30g，生栀子10g，淡豆豉10g，姜半夏10g，芦根30g，石菖蒲6g，生地黄30g，葛根30g，炒苍术10g，生白术10g，川牛膝40g，盐黄柏6g，陈皮10g，茯苓30g。颗粒剂，6剂，日1剂，早晚沸水冲服。

中成药：糖尿康片10片、黄连降浊丸12丸，均每日4次，口服。

9月25日二诊：口干多饮好转，日饮水量减至2500~3000ml，口苦口黏好转，视物不清有所减轻，头胀好转，夜眠改善，大便日1次，小便正常，尿中无泡沫，双下肢浮肿减轻，舌质红，苔黄厚腻，脉弦滑。患者舌苔仍黄腻，中药加藿香10g以芳香化湿，继服6剂。测FPG 11.2mmol/L，2h PG 17.5mmol/L；患者血糖仍不达标，黄连降浊丸调整为15丸，每日4次，口服。

10月9日三诊：口干渴、多饮明显减轻，日饮水量减至2000~2500ml，口苦口黏、视物不清基本缓解，头胀较前减轻，纳可，夜眠欠佳，二便正常，双下肢浮肿减轻，舌质淡暗，苔腻微黄，脉滑偏数。FPG 9.9mmol/L，2h PG 12.6mmol/L。患者仍有头胀、睡眠欠佳等症状，中药去石菖蒲、首乌藤，加天麻 10g、荷梗 10g 以平肝潜阳、清利头目，加龙骨、牡蛎各 30g 以重镇安神，继服 6 剂。

10 月 23 日四诊：口干多饮缓解，日饮水量在 1000～1500ml，无口苦口黏，下肢浮肿消退，头胀明显好转，纳可眠佳，二便正常，舌质淡暗，苔腻，脉滑。FPG 7.1mmol/L，2h PG 9.9mmol/L。复查尿蛋白四项：β_2-微球蛋白 0.14μg/ml，微量白蛋白 45.34mg/L，免疫球蛋白 37μg/ml，α_1-微球蛋白 47.2μg/ml，效不更方，继服 6 剂。

按语 禀赋、环境、饮食、情志、劳逸等多种因素的失衡均易影响中焦脾胃，导致脾胃损伤，脾胃运化失司，水湿不能正常运输转化，积于中焦，日久湿停酿热，内生湿热，或加兼外感湿热，湿热弥漫上焦，日久化毒耗液，脏腑失养而发为上消病。本案患者为老年男性，平素嗜食肥甘厚味，正如《素问·奇病论》曰："此肥美之所发也，此人必数食甘美而多肥也，肥者令人内热，甘者令人中满，故其气上溢，转为消渴。"长期过食肥甘，醇酒厚味，损伤脾胃，致脾胃运化失职，积热内蕴，化燥伤津，消谷耗液，发为本病。湿热阻滞，纳运失健，升降失常，气机阻滞，则见头胀；湿热蕴脾，上蒸于口，则口苦口黏；湿热下注，阻碍气机，气不行水，水液运化失常，故见下肢浮肿；舌质红，苔黄厚腻，脉弦滑皆为湿热中阻之征象。四诊合参，审证求因，本病乃由湿热中阻所致。故治疗中当以清热化湿、升清降浊、和中调糖为治疗大法，故选用清热化湿调糖饮以达到湿化、热清、和中的目的，本方采用清热化湿之法祛除湿热之邪以治标，且可避免其进一步遏阻脾气而影响运化，标本兼治，则气机调达、疾病自愈。在患者复诊时，虽根据患者临床症状方药有所加减变动，但主体方药未变，依旧围绕清热化湿、升清降浊、和中调糖而立，既体现了中医药的灵活性，也体现了中医药的整体施治。

（六）中消病/脾肾气虚证

基本情况：秦某，男，62 岁。2020 年 5 月 6 日初诊。

主诉：多食易饥 6 年，加重半个月。

简要病史：患者 6 年前无明显诱因出现口干、多食易饥，在附近诊所测得 FPG 9.9mmol/L，2h PG 未测。二甲双胍格列本脲片，1 片，每日 2 次，口服控制血糖，平素偶测血糖，初始血糖控制尚可。近 1 年测血糖不达标，偶测 FPG 9.0mmol/L，2h PG 12.4mmol/L，服用上述药物治疗效果差，故慕名到我处寻求纯中药治疗。现症见：多食易饥，自汗，耳鸣，腰部发凉，性功能减退，情绪烦躁，夜尿 2～3 次。舌质淡暗，苔腻，脉沉细。

辨病诊断：中消病。

辨证诊断：脾肾气虚证。

治法：健脾益肾，补虚调糖。

方药：健脾益肾调糖饮加减。太子参 30g，黄芪 50g，炒山药 30g，熟地黄 30g，猪苓 30g，茯苓 30g，泽泻 30g，山萸肉 30g，川怀牛膝各 30g，白术 30g，炒枳壳 10g，牡丹皮 10g，姜半夏 10g，升麻片 3g，生姜片 6g。7 剂，日 1 剂，每剂两煎约 700ml，早、中、晚餐前温服。

糖尿康片 8 片、黄连降糖片 5 片，均每日 3 次，口服。

5 月 18 日二诊：患者服药 7 天，测得 FPG 8.29mmol/L，2h PG 8.9～10.7mmol/L。昼日尿频，口腔溃疡，舌红，苔薄白，脉沉。继守前法，汤剂中的牡丹皮改为 20g，加黄连 6g。再服 14 剂。

6 月 2 日三诊：患者测得 FPG 6.6～7.2mmol/L，2h PG 7.9～9.0mmol/L，腰凉及口腔溃疡消失，停汤药，改糖尿康片、黄连降糖片各 5 片，均每日 3 次，口服，继续调控血糖。

6 月 16 日四诊：患者测得 FPG 5.5～6.8mmol/L，2h PG 6.9～8.5mmol/L，诸症好转，脉息调匀，时有耳鸣，治疗如前。

6 月 24 日五诊：患者测得 FPG 5.7～6.3mmol/L，2h PG 6.2～7.9mmol/L，血糖达标平稳，继服上药。

9 月 8 日六诊：停药 3 天复查胰岛功能，结果见表 2-10。血糖稳定，精神体力、饮食睡眠俱佳。停药 3 天后餐后血糖稍高于达标水平，继续院内制剂治疗改为糖尿康片 5 片、黄连降糖片 6 片，均每日 3 次，口服，以巩固疗效。

9 月 16 日七诊：患者测得 FPG 6.3mmol/L，2h PG 8.5mmol/L，平日自测 FPG、2h PG 均在达标范围，未现波动，继续予糖尿康片、黄连降糖片各 5 片，均每日 3 次，口服，以维持血糖平稳。

患者治疗前后胰岛功能和血糖比较见表 2-10、表 2-11。

表 2-10　秦某治疗前后胰岛功能比较

时间	血糖（mmol/L）		胰岛素（μIU/ml）		胰高血糖素（pg/ml）		C 肽（ng/ml）	
	A	B	A	B	A	B	A	B
空腹	9.1	6.9	15.1	11.7	98.3	114.8	2.12	1.54
餐后 1h	13.0	11.7	22.3	29.5	107.7	92.7	2.52	2.75
餐后 2h	17.0	10.2	66.8	41	113.3	96.9	4.94	4.10
餐后 3h	11.6	9.2	42	43.1	100.1	96.6	4.37	4.15

注：A 代表治疗前（2020 年 5 月 7 日）；B 代表治疗后（2020 年 9 月 12 日）。

表 2-11　秦某治疗前后血糖比较（mmol/L）

日期	空腹	早餐后 2h PG	中餐前	中餐后 2h PG	晚餐前	晚餐后 2h PG	睡前	SDBG	PPGE	LAGE
5 月 11 日	6.8	10.2	8.0	11.0	7.0	10.8	8.0	1.8	3.4	4.2
5 月 12 日	5.8	10.2	7.5	10.3	6.5	9.8	9.0	1.8	3.5	4.5
9 月 4 日	5.6	9.8	7.2	9.2	7.4	10.3	7.2	1.8	3.0	4.7
9 月 14 日	6.1	8.5	7.1	9.8	6.5	9.7	7.8	1.5	2.8	3.7

按语　患者先天禀赋不足，后天脾胃失养，形成脾肾两虚的病理基础。患者中年男性，积劳为伤，加之数食甘美多肥，脾肾受损，精微不化，谷精壅滞，水津不布而致本病；谷精壅滞则化为糖浊，脾不能为胃输其谷精则精微不足，五脏失养，则见饥饿感；肾精亏损，窍府失养，故见性功能减退、耳鸣，甚则腰凉；烦躁则是因病而烦。脉证合参，

当辨为脾肾两虚证。中消病有多因,当谨遵临床实际而慎辨之。患者发病以来,一直未重视诊疗,病程渐进,邪伤正气,肺脾肾三脏气虚,而形成脾肾两虚之证。笔者通过总结多年临床经验及熟读经典,认为肺脾肾三脏气虚是2型糖尿病迁延不愈的关键症结,故据法随证立理论,对于脾肾气虚证当以健脾益肾为治疗大法,并随证加减,在临床上收效颇佳。据方随法出理论,拟健脾益肾调糖饮,该方由参芪地黄汤加减组成,重在补益脾肾,根据上述病因病机加猪苓、白术、姜半夏、炒枳壳、升麻、生姜。方中太子参、黄芪、山药甘平以益气健脾,运化水谷以消谷精之壅滞,运化水湿消湿之邪,转输精津回归血脉,循常布散;熟地黄、山萸肉填精滋肾固精;泽泻利湿而泻肾浊,利水通淋而补阴不足,助真阴得复其位;猪苓、茯苓淡渗而泄脾湿;牡丹皮苦寒而清虚热,通血脉而消瘀血;白术燥湿而健脾胃;川牛膝、怀牛膝活血化瘀,滋补肝肾;半夏、升麻一升一降,升清降浊,使精微化,糖毒去;枳壳、生姜理气和胃以助运化。诸药合用,健脾补肾,祛瘀利水,固本充源,扶正祛邪,标本兼顾。对于年老体衰或病久虚弱者,太子参、黄芪、白术、山药等补益之品宜先从小剂量开始,待脾胃功能恢复后可渐加剂量;肢体水肿者加桂枝以温阳化气利水;服药后腹泻者,用薏苡仁、大枣;便秘者,加生大黄。临证遣方用药需谨慎,慎用辛燥苦寒之品,以防邪气稽留,加重病情。本案结合患者脾肾气虚的病机,予中药汤剂健脾益肾调糖饮加减口服。临证、施法、遣方、用药,均遵循了辨证施治的原则,用中医思维指导临床,洞悉原委,抓主症,求主因,抓本质,悉原委,立主法,明主方,理法方药一线相贯是取效的关键所在。

（七）消渴病/热盛伤津证

案1

基本情况:王某,男,70岁。2018年3月25日初诊。

主诉:口干、口苦、多饮、多尿、乏力2个月,加重1周。

简要病史:患者平素嗜食肥甘厚味,2个月前出现口干、口苦、多饮、多尿、乏力,逐渐加重,体重下降约10kg,不伴手抖、心慌、颈前肿大、出汗及情绪烦躁,初未重视,1周前体检时FPG 13.49mmol/L,为寻求纯中药治疗,慕名入住我院。现症见:神志清,精神一般,口干、口苦,多饮,日饮水量大于3000ml,乏力、头晕,记忆力减退,视物模糊,纳眠可,小便频数,每日8～10次,排尿有灼痛感,大便干,2日一行。舌红,苔薄黄,脉细数。身高154cm,体重59kg,BMI 24.89kg/m²,腰臀比0.96。查HbA1c 12.2%;胰岛功能检查见表2-12。

辨病诊断:消渴病。

辨证诊断:热盛伤津证。

治法:清热生津止渴。

方药:清热养阴调糖饮加减。生石膏30g,知母10g,生地黄30g,麦冬10g,怀牛膝30g,天花粉30g,太子参30g,麸炒苍术10g,滑石30g,黄连6g,炒枳壳10g,生甘草3g,升麻6g。颗粒剂,6剂,日1剂,沸水冲,早、晚餐前温服。

配合糖尿康片10片、黄连降糖片6片,均每日4次,口服;六仙饮泡茶频服。

3月31日:服药第7天,患者口干、口苦、多饮、多尿症状好转,诉泛酸烧心,舌脉同前。中药在原方基础上加入瓦楞子 15g、海螵蛸 15g 以抑酸止痛，FPG 由 12.83mmol/L 降至 9.1mmol/L，2h PG 由 26.2mmol/L 降至 12.4mmol/L。

4 月 1 日：服药第 8 天，FPG 降至 4.8mmol/L，2h PG 降至 10.4mmol/L，血糖首次达标。

4 月 2 日至 5 日：服药第 9～12 天，FPG 在 5.1～8.2mmol/L，2h PG 在 7.8～10.7mmol/L。

4 月 6 日：服药第 13 天 FPG 5.4mmol/L，2h PG 10.6mmol/L，患者口干渴、多饮、多尿症状基本消失，仍有泛酸烧心，但较前减轻，乏力好转。舌质淡红，苔薄黄，脉细数。中药守方加浙贝母 10g 以清热散结，继服。

4 月 7 日至 10 日：患者 FPG 在 6.8～7.6mmol/L，2h PG 7.3～9.6mmol/L，血糖平稳，泛酸消失，症平脉和。4 月 10 日痊愈出院，出院后停用中药汤剂。

5 月 10 日复诊：精神平和、饮食睡眠俱佳。近 1 个月 FPG 5～7mmol/L，2h PG 8～10mmol/L，血糖平稳，改糖尿康片为 8 片、黄连降糖片 5 片，均为每日 3 次口服，定期复诊。

7 月 9 日：停药 3 天，复查胰岛功能及血糖两项：HbA1c 6.7%。胰岛功能检查见表 2-12。

表 2-12　王某治疗前后胰岛功能比较

时间	血糖（mmol/L）		胰岛素（μIU/ml）		胰高血糖素（pg/ml）		C 肽（ng/ml）	
	A	B	A	B	A	B	A	B
空腹	12.8	7.3	11.3	10.1	118.2	116.5	1.29	0.99
餐后 1h	21.8	13.9	13.5	16.3	120.5	119.0	1.36	1.53
餐后 2h	26.2	12.4	15.6	39.6	127.9	117.0	1.93	2.96
餐后 3h	22.1	15.8	14.9	30.2	122.2	116.6	1.96	3.06

注：A 为 2018 年 3 月 25 日；B 为患者停药 3 天后 2018 年 7 月 9 日。

按语　清热养阴调糖饮为《景岳全书》中玉女煎化裁而成，主治阴津亏虚，胃火炽盛之证，以清热养阴、生津止渴为功，因其切中病机，故奏效快，血糖稳。方中生石膏为君以清泄胃热，知母苦寒质润，既可清热，又能养阴。麦冬微苦甘寒，养阴清肺，与生地黄合用以滋肾阴，润胃燥，乃取金水相生之意。牛膝既可补肾，又引火热下行。充分体现热盛伤津，重在清胃滋肾的治则。加入太子参、炒苍术、升麻、炒枳壳，寓益气、健脾、升清于清滋之中。全方诸药合用，寓滋于清（胃）、寓滋于补（肾）、寓滋于运（脾）、寓降于升、清滋调补、升清降浊，体现清滋勿忘补气，注重固本培元的中医思维。另外，在治疗过程中，谨观血糖动态变化，活用"序贯三法"，勤查善调，持之以恒，通过 3 个月纯中医疗法，该糖友空腹及餐后血糖总体达标，HbA1c 由 12.2%下降至 6.7%，血糖控制平稳，胰岛功能有所恢复，证明纯中药降糖"序贯三法"在改善症状、改善胰岛功能方面收效良好，值得深入研究和推广应用。

案 2

基本情况：王某，男，35 岁。2019 年 5 月 29 日初诊。

主诉：发现血糖升高 1 周。

简要病史：体检发现血糖升高，复查后诊断为糖尿病。6 天前开始使用诺和锐 30 治疗，目前胰岛素用量为早 12U，晚 14U 餐前皮下注射；二甲双胍片 0.5g，每日 3 次口服；瑞舒伐他汀 10mg，每晚 1 次口服；血糖控制差（具体不详）。现症见：口干口渴，饮水多，日饮水量达到 3000ml，易饥饿，心烦，嗜睡，夜间易醒，多梦，视力减退，小便多，有泡沫，夜尿 2 次。舌暗红，苔薄腻，脉弦滑数。平素饮酒较多，每日饮白酒约 250ml，啤酒 2.5～3L。舌干红，苔黄燥，脉弦滑。否认高血压、冠心病及慢性传染病史。HbA1c 12.5%，FPG 17.58mmol/L，2h PG＞33mmol/L（血糖仪测不出具体值）。尿常规：酮体（＋），葡萄糖（＋＋＋＋）。生化：甘油三酯 1.83mmol/L，胆固醇 6.1mmol/L，低密度脂蛋白 3.3mmol/L，肝肾功能正常。24h 尿蛋白定量 1.8g，胰岛细胞抗体（ICA）（－），谷氨酸脱羧酶（GAD）（－）。

辨病诊断：消渴病。

辨证诊断：热盛伤津证。

治法：清热生津止渴。

方药：清热养阴调糖饮加减。知母 45g，生石膏 30g，天花粉 45g，黄连 30g，葛根 30g，红花 30g，酒大黄 6g，水蛭 3g，太子参 30g，生姜 3 片。20 剂，日 1 剂，水煎 600ml，早、中、晚温服。

6 月 19 日二诊：口干、口渴、多饮较前明显改善，夜寐多梦亦有改善，视力减退，小便多，伴有少量泡沫，夜尿 2 次。舌暗红，苔薄腻，脉弦滑数。调整方药如下：干姜 30g，黄连 540g，黄芩 540g，知母 540g，西洋参 540g，三七粉 540g，葛根 540g，生大黄 180g，水蛭粉 540g，制丸剂，每次 10g，日 2 次，口服 3 个月以巩固疗效。

9 月 25 日三诊：3 天测一次血糖，初诊时方剂加减治疗 4 个月，胰岛素用量已减至 16U/日。辅助检查：HbA1c 5.8%，葡萄糖 0h 7.2mmol/L，1h 8.4mmol/L，2h 12.0mmol/L；24h 尿蛋白定量 0.06g。继续原方口服半年巩固。

2022 年 3 月 15 日四诊：经治疗，血糖平稳下降，胰岛素剂量逐渐减少，见表 2-13。

表 2-13　王某治疗期间各项指标及胰岛素剂量比较

指标	初诊	二诊	三诊
HbA1c（%）	12.5	9.7	5.8
葡萄糖 0h（mmol/L）	17.6	5.8	7.2
葡萄糖 1h（mmol/L）	–	7.3	8.4
葡萄糖 2h（mmol/L）	＞33	7.7	12
24h 尿蛋白定量（g）	1.8	0.04	0.06
胰岛素（U/日）	26	22	16

予停用胰岛素 1 个月，复诊尿常规：尿酮体（－），尿糖（－）。

生化：甘油三酯 1.65mmol/L，胆固醇 4.34mmol/L，低密度脂蛋白胆固醇 2.55mmol/L，肝肾功能正常。24h 尿蛋白定量 0.10g。

按语　热盛伤津证辨证要点为口渴多饮。本案患者证型为消渴病常见证型，以口渴明显为其辨证要点。内热是本病的核心病机。该患者表现为肺胃热盛，临床上尚可见肝胃郁热，热毒炽盛，胃肠实热，痰热互结，肠道湿热等。辨证时仍要以八纲为基础，明辨脏腑，结合个体体质，选用合理方剂。清热养阴调糖饮为治疗消渴病热盛伤津证的代表方剂。方中君药生石膏，辛甘大寒，入肺胃二经，功善清解，透热出表，以除阳明气分之热。臣药知母，苦寒质润，一以助石膏清肺胃之热，一以滋阴润燥救已伤之阴津。石膏与知母相须为用，可增强清热生津之功，同时辅以太子参、天花粉、葛根清热泻火，生津止渴；黄连、酒大黄泻火解毒；生姜温中和胃，防止苦寒伤胃；红花、水蛭活血化瘀。诸药相配，共奏清热生津、止渴除烦之功，使其热清津复，由热盛伤津所致诸症自解。通过本案可以看出，针对消渴病发病机制的纯中药治疗优于西医单纯降糖的单一治疗。

（八）消渴病/气阴两虚证

基本情况：乔某，男，45岁。2021年5月13日初诊。

主诉：间断口干、多饮、多尿2年，加重1周。

简要病史：患者2年前无明显诱因出现口干，多饮，多尿，多食易饥及体重下降（具体不详），在当地医院测FPG 9.5mmol/L，2h PG 17.5mmol/L，诊为2型糖尿病，予西格列汀片、二甲双胍片治疗，约3个月后改为西格列汀片100mg，每日1次，阿卡波糖片中午75mg、晚上25mg，嚼服，FPG 6.5～8.0mmol/L，2h PG 10～15mmol/L。1周前患者因劳累加之用药不规律，血糖升高，上症加重，故来求诊。现症见：精神欠佳，口干，多饮，日饮水量约2000ml，多尿，乏力，头有昏沉感，下肢轻度指凹性水肿，纳眠可，大便干，日行1次，小便频，偶见泡沫。舌质暗，苔薄白，脉沉细。身高1.7m，体重74kg，BMI 25.6kg/m²，腰臀比0.93。HbA1c 9.3%，GSP 2.9mmol/L；胰岛功能检查见表2-14。

表2-14 乔某治疗前后胰岛功能比较

时间	血糖（mmol/L）		胰岛素（μIU/ml）		胰高血糖素（pg/ml）		C肽（ng/ml）	
	A	B	A	B	A	B	A	B
空腹	10.2	5.7	5.5	6.8	94.2	109.1	0.91	1.33
餐后1h	12.2	10.5	12.6	19	100.3	104.1	2.86	3.33
餐后2h	11.8	8.2	10.3	13	105.3	99.1	3.48	3.89
餐后3h	11.4	6.9	8.5	8	70.4	100.8	3.24	2.14

注：A为治疗前（2021年5月13日）；B为治疗后（2021年12月25日）。

辨病诊断：消渴病。

辨证诊断：气阴两虚证。

治法：益气养阴，和中调糖。

方药：益气养阴调糖饮加减。太子参30g，黄芪30g，生地黄10g，山药30g，山茱萸30g，茯苓30g，泽泻30g，猪苓30g，牡丹皮10g，川牛膝30g，升麻3g，炒枳壳10g。6剂，日1剂，水煎400ml，早晚温服。

5月20日二诊：治疗第3天，FPG 9.3mmol/L，2h PG 13.6mmol/L。口干稍缓但仍较

重，仍诉乏力，调整汤剂，太子参加至 45g，黄芪加至 60g，改生地黄为熟地黄以加强滋阴之功，川牛膝加至 45g，升麻加至 10g 以升清降浊、疏津布液。继服成药。

5 月 23 日三诊：治疗第 6 天，FPG 7.2mmol/L，2h PG 10.1mmol/L。患者口干、乏力均显著改善，头昏沉感、下肢水肿消失，血糖尚未达标，中药守上方调整为川牛膝 30g，升麻6g，继服。

6 月 4 日四诊：治疗近 20 天，FPG 6.2mmol/L，2h PG 9.0mmol/L。患者口干多饮、乏力等症消失，FPG、2h PG 均达标，汤药继服。

6 月 15 日五诊：治疗近 30 天，患者 FPG 5.8mmol/L，2h PG 7.5mmol/L，无特殊不适，汤药继服。

6 月 29 日六诊：治疗约 43 天，患者 FPG 5.9mmol/L，2h PG 7.8mmol/L，自诉无不适。嘱停汤药。

7 月 20 日七诊：治疗 64 天，患者 FPG 5.4mmol/L，2h PG 7.9mmol/L。

12 月 25 日八诊：停药 5 个月后复查胰岛功能见表 2-14，GSP 由 2.9mmol/L 降至 2.3mmol/L，HbA1c 由 9.3%降至 6.64%。尿微量白蛋白、肝肾功能、血脂无异常。

按语 该糖友为中年男性，先天禀赋不足，脏腑功能衰弱，平素饮食不节，内外因相互作用，久而耗气伤津，发为消渴病。《灵枢·五变》曰："五脏皆柔弱者，善病消瘅。"《灵枢·本脏》曰："心脆则善病消瘅热中……肺脆则苦病消瘅易伤……肝脆则善病消瘅易伤……脾脆则善病消瘅易伤……肾脆则善病消瘅易伤。"提出先天禀赋不足是消渴病发生的内在因素。气虚则运化失职，故乏力困倦；水津失布则口渴加重；阴虚内热，耗津灼液，亦加重口干。四诊合参，审证求因，辨为气阴两虚证。2 型糖尿病的治疗不能只求降糖，临床治疗应致力于标本同治，改变其致病之因、发病之基。对于既病人群，务必早治恒治，以延缓急、慢性并发症的发生与发展。脾气亏虚，脾不能为胃输其谷精，谷精壅滞可转为痰浊，气虚无力推动血液运行，而致血液运行受阻发生瘀滞。痰瘀互结是糖尿病并发症的基本病理机制。因此治疗 2 型糖尿病应立足于长远，既病防变，全程治未病。从益气养阴、和合气阴入手，来达到调糖的目的。治疗中扶正与祛邪相结合，补中有泄，泄中有补，使热清津生，浊清瘀消，清升浊降，全身气血津液调达，气阴得交，则血糖渐平，机体自然康复。

（九）消渴病/脾肾气虚兼瘀证

基本情况：时某，男，55 岁。2019 年 9 月 10 日初诊。

主诉：口干、多饮、多尿 13 年，加重 1 周。

简要病史：患者 13 年前无明显诱因出现口干、多饮、多尿、乏力困倦等症，在郑州某医院测得 FPG 16.7mmol/L，查尿微量蛋白偏高（具体不详），诊断为 2 型糖尿病并发糖尿病肾病，给予二甲双胍片 0.5g、百令胶囊 4 粒，每日 3 次，格列齐特片 160mg，每日 1 次，西格列汀片 100mg，每日 1 次，阿托伐他汀钙片 20mg，每日 1 次，空腹血糖 9～13mmol/L，餐后血糖未监测。1 周前患者因饮食不节，口干、多饮、多尿症状加重，特慕名来我院求治，门诊以消渴病收入院。现症见：口渴，多饮，多食易饥，多尿乏力困倦，尿频量多，夜尿约 5 次，泡沫多，视力下降，性功能减退，纳可，眠差，大便每日 3～4 次，便溏。舌质淡暗，有齿痕，苔薄白，脉沉细无力。腰臀比 0.9，BMI 25.25kg/m²。

辅助检查：尿常规：上皮细胞计数 0.9/μl，电导 0mS/cm，尿蛋白弱阳性；FMN 2.71mmol/L，HbA1c 8.50%；血脂四项：总胆固醇 6.10mmol/L，甘油三酯 4.29mmol/L，高密度脂蛋白 0.99mmol/L，低密度脂蛋白 3.69mmol/L；胰岛素自身抗体五项未见异常；尿蛋白四项：α₁-微球蛋白 90μg/ml，β₂-微球蛋白 0.38μg/ml，免疫球蛋白 19.8μg/ml，尿微量白蛋白 298.5mg/L，24h 尿蛋白定量 0.38g。眼科检查：双眼非增殖期视网膜病变，双眼屈光不正。

辨病诊断：消渴病。

辨证诊断：脾肾气虚兼瘀证。

治法：健脾益肾，活血化瘀。

方药：健脾益肾调糖饮加减。太子参 30g，生地黄 30g，生黄芪 30g，麸炒山药 15g，酒萸肉 30g，生山药 30g，麸炒白术 30g，泽泻 30g，川怀牛膝各 30g，猪苓 30g，茯苓 30g，升麻 10g，枳壳 10g。4 剂，日 1 剂，水煎 400ml，早、晚餐前温服。

9 月 14 日：口渴、多饮、多尿减轻约 1/3，仍乏力困倦，眠差，夜尿 4 次，泡沫尿，舌质淡暗，苔薄白，脉沉细无力。FPG 8.9mmol/L，2h PG 12.2mmol/L，生黄芪加至 60g，再服 3 剂。

9 月 17 日：口渴、多饮、多尿缓解，乏力困倦，眠好转，夜尿 3 次，泡沫略减，舌质淡暗，苔薄白，脉沉细无力。FPG 9.8mmol/L，2h PG 15.6mmol/L，黄连降糖片加至 8 片，每日 4 次，口服，以助平调血糖。守上方 4 剂，水煎 400ml，早、晚餐前温服。

9 月 21 日：口干渴、多饮、多尿、乏力缓解，眠可，诉近期性功能下降明显，情绪急躁，大便成形，每日 1～2 次，夜尿 2 次，少量泡沫，舌质淡暗，苔薄白，脉弦。FPG 7.4mmol/L，2h PG 12.1mmol/L。上方加全蝎 6g，蜈蚣 3 条，4 剂，每日 1 剂，水煎 400ml，早、晚餐前温服。

9 月 25 日：口干、多饮、多尿消失，眠复常，FPG 7.3mmol/L，2h PG 8.8mmol/L，血糖逐步下降，但情绪急躁不减，中药川牛膝加至 50g 以平冲降逆，伍以白芍平肝缓急。5 剂，日 1 剂，水煎 400ml，早、晚餐前温服。患者病情好转，予以出院，嘱患者门诊继续治疗。

9 月 30 日：FPG 6.9mmol/L，2h PG 8.7mmol/L，复查尿蛋白四项：α₁-微球蛋白降至 37.6μg/ml，β₂-微球蛋白降至 0.25μg/ml，免疫球蛋白降至 13.5μg/ml，尿微量白蛋白降至 76.5mg/L；尿微量白蛋白/肌酐（mALb/Cr）13.8mg/mmol；尿常规：尿蛋白（-）。患者尿蛋白较前减少，提示治疗有效，原方案继续，再服 7 剂。

10 月 8 日：FPG 6.7mmol/L，2h PG 9.0mmol/L。诉性功能有所恢复，情绪渐平，再次复查尿常规：尿蛋白（-）。复查 24h 尿蛋白定量降至 0.12g。嘱其定期复查尿蛋白、尿常规、肾功能等，规范饮食及运动，定期复诊。

患者治疗前后胰岛功能比较见表 2-15。

表 2-15 时某治疗前后胰岛功能比较

时间	血糖（mmol/L）		胰岛素（μIU/ml）		胰高血糖素（pg/ml）		C肽（ng/ml）	
	A	B	A	B	A	B	A	B
空腹	11.8	6.7	8.0	10.0	98.3	86.5	1.34	1.74
餐后 1h	16.2	11.2	22.6	35.3	116.9	97.7	2.56	4.32
餐后 2h	15.9	9.9	18.7	22.5	112.3	99.1	2.15	2.90
餐后 3h	13.8	7.3	15.1	16.9	118.7	89.2	2.10	2.39

注：A 为 2016 年 6 月 17 日；B 为 2016 年 9 月 16 日。

按语 患者为中年男性，患病日久，耗伤气阴，正如《黄帝内经》所说："精气夺则虚。"气虚则乏力困倦；脾气虚，水液运化失职，津不上承则口干多饮；肾气虚，气化失职则多尿；脾胃虚弱是中州失运最常见的病机之一，中气虚馁，脾失健运统摄，血糖无以调节利用而蓄积脉管，尿糖无以固摄而外泄；李用粹《证治汇补·消渴》中提到："脾胃气衰，不能交媾水火，变化津液而渴者。"可见脾胃虚弱则口渴多饮；《黄帝内经》曰："气为血之帅。"气虚则行血无力，日久成瘀，瘀血阻滞清窍，头目失养则视物不清。四诊合参，辨证为脾肾气虚兼瘀证。治疗中以"健脾益肾，活血化瘀"为主，方选由四君子汤＋参芪地黄汤加减而成的健脾益肾调糖饮。《读医随笔》云："每加行血药于补剂中，其功倍捷。"故在上方中加入全蝎、蜈蚣这类活血化瘀药，以达活血通络、祛瘀生新之妙。患者以脾虚为本，脾虚则湿易困，土湿脾陷，乙木遏抑，疏泄不遂，而强欲疏泄，则相火失其蛰藏，可见情绪急躁；足厥阴肝经绕阴器，久病及肾，可见男子不举。又《杂病源流犀烛》云："又有失志之人，抑郁伤肝，肝木不能疏达，亦致阴痿不起。"故本案治疗辅以疏肝健脾。《颜德馨医案》曰："久病必有瘀，怪病必有瘀……阳痿亦有瘀结伤肾者。"阴茎之兴举，有赖于血液充养宗筋，故加虫类活血药以达到活血助阳的目的，如此则肝疏泄有度，脾运化有司，肾固摄有权，水谷精微得以运化，尿中精微得以固摄，不降糖而血糖自平，尿蛋白亦得以减少。患者血糖基本达标、平稳，尿微量蛋白呈逐渐下降趋势，说明中药在调控血糖、降低尿蛋白等方面疗效可靠且持久。

二、糖尿病周围神经病变（消渴病痹症）医案

庞国明教授总结的糖尿病周围神经病变中医诊疗方案、临床路径、防治指南、诊疗标准等分别由国家中医药管理局、中华中医药学会、国家标准化管理委员会等发布实施，在国内外广泛推广应用。关于消渴病痹症的临证经验已写进了全国中医药行业高等职业教育"十二五"规划教材《中医内科学》，形成了系列方剂，经临床应用及科研验证，均疗效肯定。现将其临证病案予以总结。

（一）消渴病痹症/寒凝血瘀证

案 1
基本情况：伍某，女，58 岁。2020 年 5 月 4 日初诊。

主诉：下肢远端麻木、发凉4月余。

简要病史：患者既往有2型糖尿病病史7年余，在家自行应用精蛋白重组人胰岛素混合注射液（30/70）（优思灵30R）晚餐前半小时8U皮下注射，未规律监测血糖及控制饮食。4月余前因消渴日久出现下肢远端麻木、发凉，伴夜间抽筋，为求中医治疗至我院求治。发病以来：下肢远端麻木、发凉，伴夜间抽筋，口干，不欲饮水，稍怕冷，乏力。舌质暗淡，有瘀点，苔白滑，脉沉细涩。HbA1c 7.20%，2h PG 18.15mmol/L。

辨病诊断：消渴病痹症。

辨证诊断：寒凝血瘀证。

治法：温经散寒，养血通脉。

方药：温经活血止消宣痹汤加减。当归15g，桂枝10g，细辛6g，赤芍20g，通草6g，干姜6g，伸筋草30g，甘草10g，蜈蚣1条，制乳药各6g，大枣15g。5剂，日1剂。上药入锅，加水约800ml，浸泡90~120分钟，武火煮沸后，文火再煎煮40分钟，滤出药汁，随即再加水500ml，如法再次煎煮、滤汁。两汁混匀共约650ml，分早、中、晚三餐前温服。

上药再水煎取汁，每袋300ml，应用时300ml加水稀释至4000ml置于足浴器内，先热气熏蒸患处，待水温至38~42℃即浸没患处（下肢于膝关节下1/3），每日1次，每次30分钟。

6月12日二诊：自觉症状较前稍有好转，夜间未再出现下肢抽筋，但仍有双下肢麻木不适感。精神、饮食、体力、睡眠及大小便等均如常。舌质暗淡，苔白，脉沉细。效不更方，继服7剂，并同时以药渣再煎每晚先熏后洗30分钟。

7月1日三诊：患者诉症状大减，麻木、发凉明显缓解，其间停药后夜间亦未再出现抽筋现象。舌质淡红，苔薄白，脉细。效不更方，原方继续巩固治疗。

按语 消渴病气虚血瘀或阴虚血瘀，迁延不愈，阴损及阳，阳虚失煦，阴寒凝滞，血瘀为甚，麻木疼痛加重，本方将桂枝汤中的生姜易为干姜，加当归、通草、细辛等组成。方中当归甘温，养血和血；桂枝辛温，温经散寒，温通血脉，为君药。细辛温经散寒，助桂枝温通血脉；赤芍养血和营，助当归补益营血，共为臣药。通草通经脉，畅血行，伸筋草舒筋活络，擅长治疗肢体麻木，蜈蚣息风止痉，乳没活血通络，甘草益气健脾，共为佐药。方中重用大枣，既合归、芍以补营血，又防桂枝、细辛、干姜燥烈太过，伤及阴血。甘草兼调药性而为使药。全方共奏温经散寒，养血通脉之效。本方的配伍特点是温阳与散寒并用，养血与通脉兼施，温而不燥，补而不滞。庞师临床中非常重视中药外治法的运用，力倡"内外合治、协同增效"的原则，中药外治对"外病"可直达病所、迅速奏效，有内服所不及的诸多优点，内服外用虽各有所主、各有所归、各有特点，但理本同一。"外治之理即内治之理，外治之药即内治之药。"可见内外治同理同药，选对外用方法、途径，也自当与内服同效。庞师提倡将内服之药一方面内服，一方面外用药渣煎汤熏洗沐足，内外同用、里应外合，则殊途同归，异曲同工，疗效倍增。

案2

基本情况：崔某，女，65岁。2021年2月6日初诊。

主诉：间断双下肢麻木、发凉、疼痛5年，再发加重1个月。

简要病史：患者糖尿病病史 10 年，间断出现双下肢麻木、发凉、疼痛等症状，目前应用诺和灵 30R 针早 25U、晚 25U 皮下注射、二甲双胍缓释片 0.5g，每日 2 次，口服阿卡波糖片 50mg，每日 3 次，嚼服以控制血糖，平素自测 FPG 在 9.0mmol/L 左右，餐后血糖未检测。1 个月前因消渴日久患者自觉双下肢麻木、发凉、疼痛症状加重，伴乏力困倦，右膝关节肿胀、活动不利，服甲钴胺片、卡马西平片等药物治疗效果不明显，故来诊，现症见：双下肢麻木、发凉、疼痛，畏寒怕冷，乏力困倦，右膝关节肿胀、活动不利，双手指关节变形，视物欠清，动则胸闷气喘，大便正常，小便频数，舌淡暗，苔薄白，脉沉细。HbA1c 7.6%，FMN 3.2mmol/L，X 线片示右膝关节骨质增生。四肢神经传导速度：四肢末梢各项指标均高于正常范围。四肢血流多普勒：左侧 ABI 值为 0.89，右侧 ABI 值为 0.86，波形一相波变低，波幅增宽，双侧均为轻度血管病变。

辨病诊断：消渴病痹症。

辨证诊断：寒凝血瘀证。

治法：温经散寒，通络止痛。

方药：温经活血止消宣痹汤加减。当归 30g，细辛 3g，桂枝 10g，大枣 20g，通草 10g，赤芍 30g，白芍 30g，桃仁 10g，川芎 10g，地龙 30g，元胡 30g，炙甘草 6g。10 剂，日 1 剂，上药入锅，加水约 800ml，浸泡 90～120 分钟，武火煮沸后，文火再煎煮 40 分钟，滤出药汁，随即再加水 500ml，如法再次煎煮、滤汁。两汁混匀共约 650ml，分早、中、晚三餐前温服。

上药再水煎取汁，每袋 300ml，应用时 300ml 加水稀释至 4000ml 置于足浴器内，先热气熏蒸患处，待水温至 38～42℃即浸没患处（下肢于膝关节下 1/3），每日 1 次，每次 30 分钟。

2 月 16 日二诊：患者用药 10 天后双下肢麻木、发凉、疼痛减轻，乏力困倦较前改善。测 FPG 8.5mmol/L，2h PG 13.3mmol/L。效不更方，故继守上方 10 剂。

2 月 28 日三诊：患者诉双下肢发凉、麻木较前减轻，但仍有疼痛，原中药汤剂加炒乳香、醋没药以活血止痛。测空腹及三餐后 2h 血糖分别为 6.7mmol/L、9.3mmol/L、8.8mmol/L、7.5mmol/L。守上方 10 剂继续以巩固治疗。

3 月 10 日四诊：患者诉疼痛减轻，效不更方，故继服药 10 剂。后电话随访，患者继服上药 10 剂后肢体麻木、发凉、疼痛症状消失，病情痊愈。

按语 消渴病痹症属于消渴病的变证，本病患者乃阳虚不运，寒凝血脉，血行不利所致。消渴日久，阴损及阳，阳气不达四末，兼经脉受寒，寒邪凝滞，血行不利，不通则痛，遂致肢体麻木、发凉、疼痛，遇寒加重。四诊合参，证属寒凝血瘀。"血得温则行，得寒则凝"，故治以温经散寒、通络止痛。庞国明教授喜用温经活血止消宣痹汤治疗寒凝血瘀型消渴病痹症，以经方当归四逆汤化裁，温经散寒、通络止痛，切中本病寒凝经脉、血行不利之病机，用方堪称精当。方中当归甘温，养血和血；桂枝辛温，温经通脉共为君药；细辛温经散寒，助桂枝温通血脉，赤芍、白芍养血活血，祛瘀生新，助当归补益营血共为臣药；通草、川芎、元胡、桃仁、地龙行气活血、通络止痛，大枣、甘草益气健脾、调和营卫共为佐药，重用大枣，既合当归、芍药以补营血，又防桂枝、细辛燥烈太过；甘草兼调诸药而为使药。全方共奏温经散寒、通络止痛之效。药证相符，故 10 剂显效，连服 30 剂顽疾得愈。每用此方加减治疗寒凝血瘀型消渴病痹症，无不效如桴鼓，用之甚为满意。清代医家吴师机在《理瀹骈文》中指出："外治之理即内治之理，外治之药即内治之药，所异者法耳。"临证处方中药汤剂既可内服，又可外用，消渴病痹症患者内服、外洗并用，内治、外治结合，具有殊途同归、异曲同工之妙。中药熏洗治疗取效的关键在局部吸收，达到温经通络、活血止痛之效，能快速改善临床症状，提高患者治疗依从性。

（二）消渴病痹症/气虚血瘀证

案 1

基本情况：邹某，女，63 岁。2020 年 4 月 20 日初诊。

主诉：四肢麻木、疼痛半年。

简要病史：患者 2 型糖尿病病史 10 年，先后口服二甲双胍、阿卡波糖等药，血糖控制不详。近半年来不明原因患者觉四肢麻木、疼痛，以两足为甚，夜间或受凉后加重，常自汗出，趾端不温，伴神疲乏力，消瘦，口干不显，饮水不多，面色㿠白，手足不温，纳呆，失眠，尿量可。舌暗淡，苔薄白，脉沉细无力。FPG 11.7mmol/L。

辨病诊断：消渴病痹症。

辨证诊断：气虚血瘀证。

治法：益气活血，化瘀通痹。

方药：益气活血止消宣痹汤加减。生黄芪 60g，当归尾 15g，赤芍 10g，川芎 10g，地龙 30g，桃仁 10g，红花 10g，枳壳 10g，川牛膝 30g，鸡血藤 30g，炙甘草 6g。10 剂，日 1 剂。上药首煎加水 800ml，浸泡 120 分钟，武火煮沸后，再用文火煮 40 分钟，滤出药汁，再加水 500ml，如法再煎，两煎取汁约 700ml，分 3 次，饭后 2 小时服。

药渣加入白芥子 30g，干姜 30g，川椒 30g，入搪瓷盆中煎煮 30 分钟后，加入酒精含量 52%以上的白酒 100ml，熏洗手足和双下肢，每次 30 分钟，每日 2 次。

4 月 30 日二诊：患者四肢麻木、刺痛减轻，效不更方，继服原方 10 剂，继续外洗治疗。

5 月 10 日三诊：患者四肢麻木、刺痛明显减轻，查 FPG 6.8mmol/L，继守前方以巩固治疗。

5 月 22 日四诊：患者四肢麻木、刺痛症状消失，停服中药，嘱平素常服我院自制药降糖通络片 5 片，每日 3 次口服，以防复发。

按语 消渴病出现肌肉麻木疼痛、皮肤发冷等症，现代医学认为多与糖尿病性周围神经病变有关，《金匮要略·血痹虚劳病脉证并治》有载："夫尊荣人，骨弱肌肤盛，重因疲劳汗出，卧不时动摇，加被微风，遂得之，但以脉自微涩，在寸口，关上小紧，宜针引阳气，令脉和紧去则愈。"气虚血行瘀滞，脉络瘀滞，肢体失荣，而见手足麻木时作，或如蚁行，步如踩棉，感觉减退等，应用益气活血止消宣痹汤，本方乃补阳还五汤化裁而成，方中君药生黄芪大补脾胃之气，使气旺血行，瘀去络通。臣药当归尾长于活血，兼能养血，有化瘀而不伤血之妙。佐药赤芍、川芎、桃仁、红花，助当归尾活血祛瘀；地龙通经活络，加用川牛膝引血下行，鸡血藤活血化瘀通络，枳壳宽中下气，炙甘草调和诸药为使药。将大量补气药与少量活血药相配，气旺则血行，活血而又不伤正，共奏补气活血，宣痹通络之功。在治疗中患者内服、外洗并用，外用亦辨证论治加入白芥子、干姜、川椒、白酒以温中活血通络，内治、外治结合，具有殊途同归、异曲同工之妙。

案2

基本情况：王某，男，75岁。2018年7月2日初诊。

主诉：发现血糖升高7年，伴双下肢麻木1个月。

简要病史：患者既往2型糖尿病病史7年，现应用诺和锐30针早16U、晚10U餐前皮下注射以控制血糖，自测FPG在8～13mmol/L，餐后血糖监测不及时。近1个月来因消渴日久，渐出现双下肢麻木，患者未重视诊疗，渐重，遂慕名至我院门诊求治。现症见：口干、多饮，乏力倦怠，视物模糊，双下肢麻木，小便频数，伴泡沫尿，大便正常。舌淡暗，苔白腻，脉沉弱涩滞。10g尼龙丝试验阳性，多伦多评分8分。

辨病诊断：消渴病痹症。

辨证诊断：气虚血瘀证。

治法：益气活血，化瘀通痹。

方药：益气活血止消宣痹汤加减。生黄芪45g，当归10g，赤芍30g，生白芍30g，川芎片10g，桃仁泥10g，草红花10g，广地龙30g，炒枳壳10g，鸡血藤30g，水蛭6g（冲服），生甘草6g。6剂，日1剂，水煎，分早、中、晚温服。

黄连降糖片、糖尿康片、降糖通络片均5片，每日3次，口服。

7月8日二诊：患者诉下肢麻木、乏力、口干均较前有所缓解，舌淡暗，苔白稍腻，脉象较前有力，中药汤剂中生黄芪加至60g以增其补气益气之功，续服3剂。测FPG 9.2mmol/L，2h PG 13.6mmol/L。患者血糖仍未达标，糖尿康片增至8片，每日3次，口服。

7月11日三诊：患者下肢麻木改善，仍乏力，不耐久行，舌苔转为薄白。中药去枳壳，生黄芪加量至120g，当归加量至20g以增补气之效，续服3剂。10g尼龙丝试验阳性，多伦多评分5分。FPG 8.9mmol/L，2h PG 11.3mmol/L。患者FPG偏高，调整糖尿康片为8片，每日4次，口服。

7月14日四诊：患者自述下肢麻木进一步改善，乏力明显好转。效不更方，汤药续服6剂。10g尼龙丝试验阳性，多伦多评分3分。测FPG 7.8mmol/L，2h PG 11.7mmol/L。考虑患者年逾八旬，血糖不宜控制过低，降糖方案暂不调整。

7月20日五诊：患者下肢麻木、乏力、口干症状消失，舌淡暗，苔薄白，脉沉。10g尼龙丝试验阴性，多伦多评分2分。测FPG 7.4mmol/L，2h PG 10.8mmol/L。经积极治疗后血糖平稳，症状消失，成药继服，嘱其按时监测血糖，定期复查，不适随诊。

按语 消渴病痹症是消渴病变证，临床上以肢体麻木、发凉、疼痛、痿软四大主症为主要表现。本案例中，患者以麻为主症，既往糖尿病病史较长，而此次发病仅1个月，按照其演变规律，当处于气虚夹瘀或阴虚夹瘀期，结合患者四诊，确属气虚血瘀证，气虚为本，血瘀为标，治宜补气活血化瘀，方选益气活血止消宣痹汤加减。方中"补药之长"黄芪，补益元气以治其本，意在气旺则血行，瘀去络通，为君药；取"血中圣药"当归活血通络而不伤血，以治其标，用为臣药；赤芍、川芎、桃仁、红花协同当归以活血祛瘀，生白芍养阴柔筋，炒枳壳行气，使气行则血行，地龙、鸡血藤、水蛭通经活络，力专善走，周行全身，以行药力，亦为佐药；生甘草为使药。全方气血同治，气旺血行，瘀去络通，痹症得除，麻木自消。血瘀贯穿消渴病痹症始终，瘀血既是消渴病痹症的病理产物，又是本病的病因，因此治疗中常全程使用活血化瘀药物以提高疗效，尤其是可酌情使用虫类药物，如地龙、水蛭、全蝎等，虫类药功擅走窜，通经搜络，逐瘀荡结，往往能收到较好疗效。

三、消渴病肾病医案

（一）消渴病肾病/肾络瘀损，浊毒蕴阻证

基本情况：李某，男，65 岁。2019 年 2 月 14 日初诊。

主诉：发现血糖升高 10 年，小便混浊 6 年。

简要病史：10 年前患者体检发现血糖升高，伴口干、多饮、多尿，诊为 2 型糖尿病。6 年前发现小便混浊，检查发现有尿蛋白，并呈进行性加重。为求中医治疗至我院求治。发病以来：双眼视物模糊，吃饭时头部大汗出，怕冷，大便干结难下，2 天 1 次，小便混浊且有泡沫。舌暗，苔腻，黄白相间，脉沉弦。尿常规：蛋白（+++），葡萄糖（－），隐血 25/μL，红细胞 22/μL。生化：肌酐 566.42μmol/L，尿素氮 25.58mmol/L，血压 185/110mmHg。24h 尿蛋白定量 1.23g。

辨病诊断：消渴病肾病。

辨证诊断：肾络瘀损，浊毒蕴阻证。

治法：活血利水，泄浊解毒。

方药：化瘀利水泄浊汤加减。酒大黄 15g，制附片 15g（先煎），水蛭粉 3g（分冲），黄芪 30g，丹参 30g，三七 6g，怀牛膝 30g，泽兰 30g，泽泻 30g。6 剂，日 1 剂，水煎，分早、中、晚温服。

2 月 20 日二诊：患者自诉大便干较前好转，每日 1 次。双眼视物模糊，仍头汗出多，怕冷，恶心欲吐，眠可，小便有泡沫，夜尿 0~1 次。舌苔黄白腻，脉沉细弦数。FBG 5.7~7.8mmol/L，PBG 9.5~15mmol/L，HbA1c 7.4%，24h 尿蛋白定量 0.99g，尿素氮 21.56mmol/L，肌酐 521.57μmol/L；血压 190/100mmHg；彩超：双肾弥漫性病变，膀胱炎，前列腺增生；眼底检查：糖尿病视网膜病变Ⅲ期。中药加黄连 10g 清热燥湿，生姜 5 片温中止呕，苏藿梗各 6g 化湿止呕，继服 6 剂。

2 月 27 三诊：自诉血压控制差，血压 190/100mmHg。全身乏力甚，下肢水肿，小便有泡沫。舌质淡，苔黄腻，脉弦滑数。尿素氮 28.14mmol/L，肌酐 495.23μmol/L，血红细胞计数 $2.79×10^{12}$/L，血红蛋白 97g/L，24h 尿蛋白定量：0.82g。血压 180/90mmHg。调整处方：酒大黄 30g，水蛭粉 6g（分冲），土茯苓 30g，黄芪 45g，丹参 30g，茯苓 60g，黄连 10g，生姜 5 片。6 剂，日 1 剂，水煎，分早、中、晚温服。此外，配合中医外治法，中药泡足：羌活 30g，独活 30g，桂枝 30g，透骨草 30g，艾叶 30g，川芎 30g，稀莶草 30g，生姜 30g，浸泡至膝，令微微汗出，浓煎后 1∶3 稀释，每日早晚 1 次，每次 30 分钟。灌肠方：生大黄 30g，益母草 40g，蒲公英 20g，土茯苓 30g，煅牡蛎 30g，槐米

30g，浓煎，150ml 保留灌肠，每周 2 次。

3 月 10 日四诊：经治疗，患者病情稳定，肌酐无明显进展（图 2-1），临床症状基本消失。

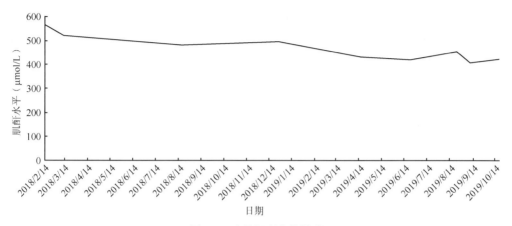

图 2-1　李某肌酐变化情况

按语　本案为消渴病肾病案。血瘀是造成糖尿病多种合并症的主要原因，血瘀络损贯穿消渴肾病始终，晚期正虚愈损，浊毒内生，变证丛生。临床上，早期以微量蛋白尿为主，为可逆性，治疗以活血通脉为核心。中期以大量蛋白尿漏出为主，表现为虚损并见，治疗以益气固涩为核心。晚期肾功能进一步损伤，表现为脾肾阳虚与浊毒内蕴并见，治疗当温肾阳，泄浊毒为主。该患者为消渴肾病终末期，通过中药内服外用，使病情得到控制，方中酒大黄泄热通便，可泄浊毒；制附片能够上助心阳，中温脾阳，下补肾阳，可用于阳虚诸证；丹参、三七、水蛭等活血化瘀；黄芪补中益气，怀牛膝补肝肾，泽兰、泽泻利水活血；共奏温阳益气利水兼活血泄毒之功。

（二）消渴病肾病/阳虚血瘀证

基本情况：张某，女，75 岁。2020 年 6 月 17 日初诊。

主诉：间断双下肢水肿 1 个月，加重 1 周。

简要病史：患者 1 个月前因消渴日久渐出现双下肢轻度指凹性水肿，未予重视及治疗。1 周前上症再发加重，今为求明确诊断，系统治疗，遂来诊，刻下症：神志清，精神尚可，口干渴，多饮，多尿，乏力，双下肢轻度指凹性水肿，双眼视物模糊，双膝关节疼痛不适，皮肤瘙痒，无泛酸烧心，无恶心呕吐，耳鸣，纳眠尚可，小便频，夜尿 2～3次，泡沫尿，大便稍干。舌质淡暗，苔薄白，脉沉细。

患者 25 年前因口干渴、多饮、多尿、乏力于当地医院查血糖偏高（具体值不详），诊断为 2 型糖尿病，开始服用消渴丸治疗，平素血糖未检测，后自行调整为某保健品治疗，自诉血糖控制欠佳。曾多次因血糖高住院治疗，目前降糖方案为二甲双胍片 0.25g，每早 1 次，口服，二甲双胍缓释片 0.5g，每晚 1 次，口服，十六味消渴丸 5 丸，每日 3次，口服，自诉近期空腹血糖在 6～7mmol/L，餐后血糖未监测。胰岛功能：空腹及餐后1h、2h、3h 血糖分别为 9.83mmol/L、16.7mmol/L、19.4mmol/L、16.86mmol/L，空腹及餐后 1h、2h、3h 胰岛素分别为 14.1μIU/ml、16.3μIU/ml、20.9μIU/ml、18.7μIU/ml；空腹及餐后 1h、2h、3h 胰高血糖素分别为 105.9pg/ml、109.4pg/ml、105.4pg/ml、105.2pg/ml；空腹及餐后 1h、2h、3h C 肽分别为 3.32ng/ml、3.46ng/ml、4.10ng/ml、4.20ng/ml；胰岛素抗体 3.1IU/ml。血糖两项：HbA1c 10.10%；FMN 3.48mmol/L。尿蛋白四项：α_1-微球蛋白 58.5μg/ml，β_2-微球蛋白 0.11μg/ml，免疫球蛋白 9.9μg/ml，微量白蛋白 153.0mg/L；mALb/Cr 6.65mg/mmol。

辨病诊断：消渴病肾病。

辨证诊断：阳虚血瘀证。

治法：温阳益气，化瘀降浊。

方药：（1）苓阳消水汤加减。茯苓 30g，桂枝 15g，炒白术 10g，生地黄 30g，山萸肉 30g，天花粉 30g，黄芪 30g，泽泻 30g，仙茅 15g，大腹皮 30g，冬瓜皮 30g，姜皮 15g，炙甘草 6g。6 剂，日 1 剂，水煎服，早中晚 3 次温服。

（2）中成药：十一味益肾降糖片 10 片，每日 3 次，口服。

（3）考虑患者高龄，糖尿病病史长，降糖方案在饮食控制、运动基础上，依据患者结果采用中西医结合方案进行。

6 月 24 日二诊：患者服药后双下肢水肿、口干症状较前好转，自测 FPG 9mmol/L，2h PG 13.2mmol/L 左右。但仍有双眼视物模糊，泡沫尿，大便干。中药守上方加谷精草 30g 以益精明目，加火麻仁 30g、肉苁蓉 30g 以润肠通便。6 剂，水煎服，每日 3 次温服。余治疗方案不变。

7 月 2 日三诊：患者诉服用上药后水肿基本消失，大便每日 1 次，偏干，排便顺畅，仍有泡沫尿。FPG 8.1mmol/L，2h PG 11.2mmol/L 左右。中药守上方去大腹皮、冬瓜皮、姜皮，生地黄改为熟地黄 30g 以补肾益精、通便。嘱其继续用药，巩固治疗。

按语 患者为老年女性，久病消渴，耗伤人体阳气，脾阳不振，运化失职，水湿运化失常，水湿停蓄；肾阳虚衰，气化失职，水湿之邪泛溢肌肤，正如《景岳全书·水肿》曰："凡水肿等证，乃肺脾肾三脏相干之病。"阳虚则寒邪凝滞血脉，脉络壅塞，久则为瘀，瘀血阻于目络，故见视物模糊，舌脉均为阳虚血瘀证的征象，故辨证阳虚血瘀证。方中重用甘淡之茯苓为君，健脾利水，渗湿化饮，既能消除已聚之痰饮，又善平饮邪之上逆。桂枝为臣，功能温阳化气，平冲降逆。苓、桂相合为温阳化气，利水平冲之常用组合。炒白术为佐，功能健脾燥湿，在此体现了治生痰之源以治本之意；桂、术同用，也是温阳健脾的常用组合。生地黄、山萸肉滋补肝肾之阴，取"阴中求阳"之意；仙茅温补肾阳，水中生火；泽泻、大腹皮、冬瓜皮、姜皮以利水消肿；天花粉生津止渴，黄芪益气，气行则津行；炙甘草温中健脾，调和诸药。二诊中加用谷精草以明目退翳，火麻仁、肉苁蓉润肠通便，肉苁蓉兼有补肾阳之功效。三诊后改生地黄为熟地黄填精益髓，滋补阴血之功，巩固治疗以补后天之本。

四、消渴病汗证医案

消渴病汗证/气阴两虚兼阳虚证

基本情况：王某，女，73岁。2017年2月10日初诊。

主诉：多汗半月余。

简要病史：患者患有2型糖尿病15年，自诉平素血糖控制尚可（具体不详）。半月余前无明显诱因出现汗出恶风，动则尤甚，汗后背部发凉，易于感冒，体倦乏力，周身酸楚，脘腹胀满，面色少华，口干、咽干，偶有咳嗽，咯白色黏痰，且不易咯出，双手掌及双股部瘙痒不适，夜寐欠佳，纳食差，大便量少，小便稍黄，舌质淡红，舌体瘦小，苔薄白，脉沉细。

辨病诊断：消渴病汗证。

辨证诊断：气阴两虚兼阳虚证。

治法：扶阳益阴，固表止汗。

方药：生脉仙鹤汤加减。太子参30g，五味子10g，麦冬10g，桂枝20g，炒白芍30g，仙鹤草60g，砂仁10g，丹参30g，生甘草3g，大枣6g，生姜6g。3剂，日1剂，水煎，分早晚温服。

2月14日二诊：服上药3剂后，汗出明显减少，全身较前有力，纳食较前好转，仍有口干、咽干等症状，中药加葛根30g以养阴生津，加竹叶6g以清热利尿，继服6剂。

2月20日三诊：患者自汗愈，诸症皆减。嘱继服3剂后停药观察。随访本证已痊愈，未诉明显不适。

按语　汗证是由于阴阳失调，腠理不固，营卫失和，而致汗液外泄失常的病证。汗为心之液，由精气所化，《素问·决气》曰："腠理发泄，汗出溱溱，是谓津。"正常的出汗有调和营卫、滋润皮肤等作用，但病理性汗出如自汗、盗汗等，不仅损阴津，而且伤阳气。营卫者，人体之阴阳也，卫在外，营守内，卫阳不能固外，营阴不能内守，故汗出不止，日久损伤心阳。此系过汗损伤阴津，外邪不解，阳气已伤，此时应以扶阳益阴之法，辅以宣达外邪之剂，扶正以祛邪。若汗出过多，必然耗气伤阴，出现体倦乏力、周身酸楚、不思饮食等症，故用太子参、麦冬、五味子、仙鹤草以益气敛阴、固表止汗。《伤寒论》第53条："病常自汗出者，此为荣气和……宜桂枝汤。"指出桂枝汤在伤寒论中不仅用来治疗中风表虚证，更可用于治疗杂病营卫不和自汗证以调和营卫，方中桂枝加20g以温阳固卫。患者年老体衰，面色少华，合以丹参以补血养营，寓"一味丹参物，功同四物汤"之意。佐以砂仁行气调中，以消脘腹胀满。生姜、甘草、大枣补脾和胃，调和诸药共达益气养阴、扶阳固表之功。药证相符，诸症皆减。但患者仍有口干、咽干等症状，故上方加葛根、竹叶以生津止渴，前后服药共12剂告愈，且远期疗效持久。

五、消渴病郁证医案

消渴病郁证/肝郁脾虚证

基本情况：苏某，女，48岁。2017年1月22日初诊。

主诉：间断口干、多饮、多尿2年，加重伴情绪低落3个月。

简要病史：患者 2 年前不明诱因出现口干、多饮、多尿症状，不伴体重下降，在当地医院测 FPG 为 7.3mmol/L，诊断为 2 型糖尿病，未重视治疗。近 3 个月来不明诱因患者口干、多饮、多尿症状较前明显加重，且伴情绪低落明显，求治于我院，现症见：口干、多饮、多尿，急躁易怒，情绪不宁，忧郁不畅，胸闷胁胀，善太息，失眠多梦，纳差，二便调，舌质淡暗，舌体瘦，苔薄白，脉沉弦。

辨病诊断：消渴病郁证。

辨证诊断：肝郁脾虚证。

治法：疏肝健脾。

方药：疏肝健脾调糖饮加减。牡丹皮 10g，栀子 10g，柴胡 10g，当归 10g，白芍 30g，炒白术 10g，薄荷 10g，川牛膝 30g，茯苓 30g，知母 10g，甘草 3g。6 剂，日 1 剂，400ml 开水冲调，早晚空腹温服。

1 月 29 日二诊：患者口干、多饮、多尿症状较前明显改善。FPG 降至 7.3mmol/L，2h PG 降至 9.6mmol/L。用药 6 天，患者 2h PG 首次降至 10mmol/L 以下达标。效不更方，上述方案继续治疗。

2 月 6 日三诊：患者神清气爽，心情愉悦。FPG 降至 6.6mmol/L，2h PG 降至 9.2mmol/L，用药 14 天 FPG 及 2h PG 均已达标。

按语 消渴病合并抑郁的病因病机具有整体性，不能单从消渴病或抑郁症一种疾病去论述。在消渴病合并抑郁的疾病发病过程中，消渴病和抑郁症相互为病，相互影响。《景岳全书》载："大抵诸病多有兼郁者，或郁久而成病，或病久而成郁。"这明确地提到了"因病而郁"和"因郁而病"的理论。患者中年女性，平素多愁善感，肝气郁结，全身气机不畅，脏腑气血功能受损，从而发为消渴病。肝气郁结，以致郁久化火，火热内灼，耗伤津液，故口干渴多饮；木郁则土壅，患者肝疏泄失常，久则脾失健运，水谷精微不能营养四肢，故体重减轻；四诊合参，证属肝郁脾虚型。予疏肝健脾调糖饮加减以疏肝健脾。《难经·七十七难》："见肝之病，则知肝当传之于脾，故先实其脾气。"最先提出"肝病实脾"的理念，《金匮要略·脏腑经络先后病脉证》也有同样记载："见肝之病，知肝传脾，当先实脾，四季脾旺不受邪，即勿补之。"肝气郁滞之肝实证，即可影响脾气升清，致脾失健运、清气不升。故本方药从疏肝健脾入手，方中以柴胡疏肝解郁，使肝气得以条达，为君药；当归甘辛苦温，养血和血，白芍酸苦微寒，养血敛阴，柔肝缓急，归、芍与柴胡同用，补肝体而助肝用，使血和则肝和，血充则肝柔，共为臣药；木郁不达致脾虚不运，故以炒白术、茯苓健脾益气，川牛膝补肾，使脾肾互资，强健脾土；薄荷疏散郁遏之气，牡丹皮、栀子清泻肝经郁热；知母滋阴润燥以治本，共为佐药；甘草调和诸药，为使药。诸药合用，共奏疏肝健脾之功，使木达土运，肝脾调和。

六、消渴病心悸医案

消渴病心悸/气虚血瘀证

基本情况：张某，女，62 岁。2019 年 5 月 12 日初诊。

主诉：间断口干、乏力 10 年余，加重伴胸闷、气短 2 月余。

简要病史：患者有 2 型糖尿病病史 10 年余，间断出现口干、多饮等症状，长期口服盐酸二甲双胍缓释片 0.5g，每日 2 次治疗，1 年前无明显诱因血糖控制不佳，在我院住院治疗改为门冬胰岛素 30R 针，早餐前 22U、晚餐前 18U 皮下注射以控制血糖，血糖控制尚可，但仍时有口干、乏力症状。近 2 个月来因劳累感胸闷、气短，同时口干、乏力明显加重，尤以劳累后为甚。饮食尚可，睡眠欠安，大便稀，每日 2 次，舌质红，苔少有瘀斑，脉弦。

辨病诊断：消渴病心悸。

辨证诊断：气虚血瘀证。

治法：益气宣痹，活血通络。

方药：加味葛红汤。葛根 30g，红花 15g，川芎 15g，丹参 10g，当归 15g，赤芍 10g，菊花 10g，羌活 10g，党参 15g，麦冬 10g，五味子 10g。6 剂，日 1 剂，水煎服，分早晚温服。给予水蛭，研末装胶囊，每日 3g，早晚温开水送服。

5 月 18 日二诊：患者述上述症状明显减轻，精神尚可，舌质红，苔少有瘀斑，脉沉弦。辨证同前，继续服原方 9 剂巩固疗效。

按语 患者有糖尿病病史 10 余年，并发心脏自主神经病变，结合其舌脉象，中医辨证为气虚血瘀证，以全国名中医庞国明教授自拟加味葛红汤治疗，方中葛根为君药，味甘辛，性凉，归脾胃经，具有升阳解肌、除烦止渴、活血通脉的功效。红花味辛，性温，具有活血通经、祛瘀止痛的功效。配以川芎、丹参、当归、赤芍、水蛭养心血、通血脉以治其标，党参、麦冬、五味子益气养阴、强心升压以治其本，配羌活、菊花升阳通脉。全方配伍具有益气宣痹、活血通络的功用。此病例应用中药辨证治疗，以益气活血为首要，可稳定和控制病情的发展，在临床上取得较好的疗效，具有较好的临床推广价值。

七、消渴病胃痞医案

消渴病胃痞/脾胃虚弱证

基本情况：高某，女，66 岁。2019 年 9 月 24 日初诊。

主诉：间断口干、乏力 5 年余，加重伴腹胀、呕吐 1 个月。

简要病史：患者有 2 型糖尿病病史 5 年余，间断出现口干、乏力等症状，长期口服格列喹酮片 30mg，每日 3 次治疗，血糖控制尚可。1 个月前无明显诱因出现腹胀，呕吐，时作时止，痞塞满闷，食欲不振，口干、乏力、面白少华、倦怠乏力，睡眠欠安，大便稀，每日 2~3 次，小便清长。舌质淡红，苔薄白有齿痕，脉沉细弱。

辨病诊断：消渴病胃痞。

辨证诊断：脾胃虚弱证。

治法：健脾益气，和胃降逆。

方药：七味白术散加减。党参 30g，麸炒白术 15g，茯苓 10g，姜半夏 10g，焦麦芽 15g，焦神曲 15g，焦山楂 15g，枳壳 15g，藿香 10g，木香 10g，葛根 12g，黄连 6g，甘草 6g。6 剂，日 1 剂，水煎服，分早晚服。

10 月 2 日二诊：患者自述上述症状明显减轻，精神尚可，舌质淡红，苔薄白，脉沉细弱。辨证同前，效不更方，继续给予原方 6 剂巩固治疗。

按语 此病又称糖尿病性胃轻瘫，是糖尿病的一种慢性并发症。中医认为消渴日久，脾胃虚弱；先天禀赋不足，或年老体弱，肾阳虚衰，气血两亏，或病程缠绵，脾胃受损，导致脾胃虚弱，内外之邪乘虚内陷入里，脾失健运，胃失和降，中焦气机升降不利，而致痞满、呕吐。此外，脾胃为气血生化之源，脾胃虚弱，则不能纳化水谷及输布精微于周身，机体失于濡养温煦，可见面白少华、倦怠乏力；脾虚水湿不运，则便溏。《圣济总录·脾脏门》认为本病"治法宜调补之"，临床治以健脾益气、和胃降逆之法，方用七味白术散。七味白术散出自《小儿药证直诀》，又名白术散，方中以四君为基础，补中益气，健脾和胃；藿香和中止呕，木香健脾消食，两者合用，辛温调气，醒脾和胃；葛根甘平，升清气而生津止渴，方中加用理气之药，脾升胃降，肝气条达，中焦气机调畅，诸药同用以达健脾养胃，气机调畅，降逆止呕之效，本病即愈。

八、消渴病瘙痒医案

消渴病伴皮肤瘙痒/火热伤津，阴不养肤证

基本情况： 高某，女，73 岁。2019 年 7 月 13 日初诊。

主诉： 发现血糖升高 20 年，皮肤瘙痒 1 个月。

简要病史： 患者有糖尿病病史 20 年，平素血糖控制不详。1 个月前不明诱因血糖控制不佳，2h PG 在 10～15mmol/L，开始出现皮肤瘙痒，有脓头，平素容易紧张，服中成药血糖有所下降，仍皮肤瘙痒，纳眠可，大小便一般，舌淡红，苔白腻而干，边尖红，脉滑略数。

辨病诊断： 消渴病伴皮肤瘙痒。

辨证诊断： 火热伤津，阴不养肤证。

治法： 清热活血，养阴息风。

方药： 荆防四物汤加减。荆芥 12g，防风 12g，生地黄 30g，生白芍 30g，川芎 10g，桃仁 10g，红花 10g，柴胡 10g，枳壳 10g，竹叶 10g，生甘草 10g，葛根 30g，黄连 6g。7 剂，日 1 剂，水煎服，早晚分服。中成药：糖尿康片 10 片，每日 3 次，口服；黄连降糖片，10 片，每日 3 次，口服。

7 月 22 日二诊：患者皮肤瘙痒明显好转，FPG 在 8mmol/L 左右，2h PG 在 11mmol/L 左右，嘱控制饮食，增加运动，控制血糖。效不更方，继服 10 剂。

后随访患者皮肤瘙痒基本消失。FPG 控制在 7mmol/L 左右，2h PG 在 10mmol/L 左右。

按语 糖尿病皮肤病变是糖尿病的常见并发症之一，据国内外报道，大约 30% 的糖尿病患者合并皮肤损伤。糖尿病皮肤损害的临床表现复杂，因人而异。营卫二气在人体生命活动中具有重要作用。皮肤的营养离不开营气，而皮肤是卫气存在、循行及发挥功能的场所。糖尿病患者气血阴阳的失调及痰停瘀滞，必然导致营卫失常，从而发生两方面的皮肤改变，即皮肤营养障碍和皮肤的防御能力下降，这就是各种糖尿病皮肤病变的基础。患者有糖尿病史20年，患病日久，导致气血阴阳亏虚，血虚则不能濡养皮肤，气虚则无力推动津布皮肤，皮肤失养则出现感觉异常。故方中以防风、荆芥开发腠理，透解在表的风邪，为君药；燥热客于皮肤涉及血分，又以白芍和营活血，生地黄清热凉血。瘀血不去，新血不生，则用四逆散、桃红四物汤活血行气。"诸痛痒疮，皆属于心。"则加淡竹叶、生地黄取导赤散之意，引邪热从小便而出。二诊患者病情明显好转，效不更方。

九、消渴病阳痿医案

消渴病阳痿/脾肾气虚兼瘀证

基本情况： 刘某，男，45岁。2019年9月26日初诊。

主诉： 间断口干、多饮、多尿3年，加重2周。

简要病史： 患者3年前无明显诱因出现口干、多饮、多尿，伴乏力困倦，在郑州大桥医院测FPG 13.4mmol/L，查尿微量蛋白偏高（具体不详），诊断为2型糖尿病并发糖尿病肾病，平素应用二甲双胍片0.5g，每日2次，口服，格列齐特胶囊4粒，每日1次，口服，西格列汀10mg，每日1次，口服，黄葵胶囊5粒，每日2次，口服，百令胶囊4粒，每日2次，口服，阿托伐他汀钙片10mg，每日1次，口服，平素FPG在8～12mmol/L，餐后血糖未监测。2周前因饮食不节，口干、多饮、多尿症状加重，为求中医治疗至我院求治。刻下症：性功能减退，乏力困倦，视力下降，口干、多饮、多尿，尿频量多，夜尿5次，泡沫多，纳可，眠差，大便每日3～4次，便溏。舌质淡暗，有齿痕，苔薄白，脉沉细无力。尿蛋白四项：α_1-微球蛋白100μg/ml，β_2-微球蛋白0.35μg/ml，免疫球蛋白15.2μg/ml，微量白蛋白306.49mg/L。24h尿蛋白定量0.26g。

辨病诊断： 消渴病阳痿。

辨证诊断： 脾肾气虚兼瘀证。

治法： 健脾益肾，活血化瘀。

方药： 健脾益肾调糖饮加减。太子参30g，生黄芪45g，熟地黄30g，麸炒山药15g，酒萸肉30g，茯苓30g，泽泻10g，牡丹皮10g，麸炒苍术30g，麸炒白术30g，佩兰10g，地龙15g，砂仁3g（后下），金樱子肉30g，芡实10g。6剂，日1剂，颗粒剂，400ml开水冲调，早晚空腹温服。中成药：糖尿康片10片、黄连降浊丸12丸，均每日4次，口服；十一味益肾降糖片5片，每日3次，口服。

10月3日二诊：患者口干、多饮、多尿稍好转，仍乏力困倦、眠差，夜尿4次，泡沫尿，舌质淡暗，苔薄白，脉沉细无力。FPG 8.9mmol/L，早餐后2h PG 12.2mmol/L，上方去芡实、牡丹皮、泽泻，黄芪加至60g、熟地黄加至45g以增益气养阴补肾之效，加黄连、肉桂以交通心肾、引火归元，继服6剂。

10月9日三诊：患者口干、多饮、多尿、乏力均明显好转，眠好转，夜尿次数减少，泡沫尿，舌质淡暗，苔薄白，脉沉细无力。昨日测FPG 8.8mmol/L，早餐后2h PG

12.1mmol/L，中药上方去金樱子肉、芡实，加葛根 50g 以生津止渴，羌活 6g 以祛风除痹，黄柏 10g 清下焦之热，川牛膝 30g、升麻 3g 调理气机，继服 6 剂。

10 月 15 日四诊：患者口干、多饮、多尿、乏力明显好转，眠可，诉近 1 个月性功能下降明显，情绪急躁，大便每日 1～2 次，大便成形，夜尿 2 次，有泡沫尿。舌质淡暗，苔薄白，脉弦。测 FPG 7.4mmol/L，早餐后 2h PG 12.1mmol/L，调整治则为疏肝健脾、活血化瘀、通络起痿，调整方药如下：柴胡 30g，当归 15g，麸炒苍术 30g，麸炒白术 30g，薄荷 10g（后下），茯苓 30g，炒栀子 10g，地黄 30g，全蝎 6g，蜈蚣 3 条，麸炒枳实 10g，赤芍 30g，白芍 30g，川牛膝 30g。继服 6 剂。

10 月 21 日五诊：患者口干、多饮、多尿消失，眠可，测 FPG 7.3mmol/L，早餐后 2h PG 8.8mmol/L，血糖逐步下降，但情绪急躁不减，中药川牛膝加至 50g 以平冲降逆、平肝缓急，继服 6 剂。

10 月 27 日六诊：患者上症明显好转，测 FPG 7.0mmol/L，2h PG 9.4mmol/L，复查尿蛋白四项：α_1-微球蛋白 101.6μg/ml，β_2-微球蛋白 0.21μg/ml，免疫球蛋白 11.3μg/ml，微量白蛋白 86.41mg/L；mALb/Cr 14.3mg/mmol；尿常规：尿蛋白（-），上皮细胞计数 1.5/μl，电导率 0mS/cm。复查患者尿蛋白较前减少，由 306.49mg/L 减至 86.41mg/L，效不更方，继服 6 剂。

11 月 3 日七诊：患者诉性功能有所恢复，情绪渐佳。测 FPG 6.7mmol/L，早餐后 2h PG 9.9mmol/L。再次复查尿常规：尿蛋白（-），复查 24h 尿蛋白定量 0.16g。汤药继服 6 剂。

12 月 29 日八诊：患者诉性功能恢复，情绪、睡眠俱佳，复查尿蛋白四项：α_1-微球蛋白 23.5μg/ml，β_2-微球蛋白 0.26μg/ml，免疫球蛋白 10.9μg/ml，微量白蛋白 49.3mg/L。HbA1c 6.2%，FMN 2.48mmol/L。

按语 患者为中年男性，患病日久，耗伤气阴，正如《黄帝内经》言："精气夺则虚。"气虚则乏力困倦；脾气虚，水液运化失职，津不上承，则口干多饮；肾气虚，气化失职，故多尿；脾胃虚弱是中州失运最常见的病机之一，中气虚馁，脾失健运统摄，血糖无以调节利用而蓄积脉管，尿糖无以固摄而外泄，李用粹《证治汇补·消渴》中说"脾胃气衰，不能交媾水火，变化津液而渴者"，可见口干渴、多饮；"气为血之帅"，气虚则行血无力，日久成瘀，瘀血阻滞清窍，头目失养，而见视物不清；四诊合参，故辨证为脾肾气虚兼瘀证。治疗以健脾益肾，活血化瘀为治则，方选四君子汤＋参芪地黄汤加减而成的健脾益肾调糖饮，《读医随笔》中言："每加行血药于补剂中，其功倍捷。"故在上方中加入活血化瘀药地龙，以达活血化瘀生新之妙。患者脾虚为本，脾虚湿易困，土湿脾陷，乙木过抑，疏泄不遂，而强欲疏泄，则相火失其蛰藏，可见情绪急躁，足厥阴肝经绕阴器，久病及肾，可见男子不举，故此期辨为肝郁脾虚证，又《杂病源流犀烛》云："又有失志之人，抑郁伤肝，肝木不能疏达，亦致阳痿不起。"故治疗以疏肝健脾为主，中药调整为逍遥散为主方，《颜德馨医案》亦曰："久病必有瘀，怪病必有瘀……阳痿亦有瘀结伤肾者。"阴茎之兴举，有赖于血液充养宗筋。故在逍遥散基础上，加虫类活血药以达到活血助阳的目的，如此则肝疏泄有度，脾运化有司，肾固摄有权，水谷精微得以运化，尿中精微得以固摄，不降糖而血糖自平，尿蛋白得以减少。

第二节　内科杂症医案

本节共收集庞国明教授基于中医思维诊治发热、咳嗽、哮喘、泄泻、便秘、胃脘痛、痞满、心悸、胸痹、头痛、眩晕、失眠、水肿、癃闭、痹证、肥胖、汗证、痤疮、黄褐斑、脱发、痛风病、痫病、中风、蛇串疮、鹅掌、湿疹等验案 55 则，基本上反映了庞国明教授诊治内科常见病、多发病及疑难杂症常法及以常达变的思路与方法。

一、发　热　医　案

发热是指患者体温升高或自觉身体发热的症状。中医学一般将发热分为外感发热与内伤发热两大类，外感发热多因感受六淫之邪或温热疫毒之气所致，多为实证，一般起病较急，热势较高，病程较短，初起常伴恶寒，且伴有外感症状。内伤发热多由气血阴阳亏虚，脏腑功能失调所致，虚证和实证皆可见，一般起病缓慢，热势不高，以低热者多见，或仅有自觉发热而体温不高，病程较长。临床辨治发热，应首先辨别外感与内伤，再行精准辨证施治。

庞国明教授认为辨治外感发热的病机为外邪侵犯机体，机体正气奋起与之相搏，正邪交争，阳气亢奋，则出现阳胜则热，外感发热常有传变迅速的特点，辨治此病时应把握其传变规律，及时调整治疗方案。辨治内伤发热，分清虚实是关键，虚证多为久病致脏腑气血津液亏虚，正气不足，治疗此类疾病时应以补益为主，不可过用清泻之法，以免损伤正气。实证多由气、血、湿等郁结壅遏化热为实，或瘀血阻滞及痰湿内停所致，久病者亦可出现虚实夹杂的特点，治疗此类疾病时应根据病因病机不同，采取不同治疗方式。

（一）外感发热/外感时邪，伏于膜原证

基本情况：刘某，男，34 岁。2021 年 12 月 26 日。

主诉：发热 3 天，四肢紫癜 1 天。

简要病史：患者 3 天前因受凉出现发热症状，体温波动在 39～40℃，无汗，初起发热有憎寒现象，后期憎寒现象不显。曾自行应用退烧药、三九胃泰颗粒治疗，腹泻症状好转，发热持续不退。1 天前，患者四肢开始出现紫癜，平素患者体形肥胖，嗜食肥甘厚腻，多痰，纳眠可，大小便正常，舌质红，舌苔白腻，脉弦数。

辨病诊断：外感发热。

辨证诊断：外感时邪，伏于膜原证。

治法：开达膜原，祛湿化浊。

方药：达原饮加减。槟榔 12g，嫩黄芩 12g，生白芍 10g，肥知母 10g，草果仁 12g，姜竹茹 12g，干生地 15g，粉丹皮 12g，白茅根 50g，细滑石 30g，柴胡根 30g，生甘草 6g。颗粒剂，3 剂，日 1 剂，早、晚沸水冲服。

12 月 29 日二诊：患者自诉服药 2 剂后热势已消退，现发热症状已无，四肢紫癜已明显减少。效不更方，继服 3 剂。

按语 本案患者青年男性，感受时邪，发为此病。寒邪从表入里化热，邪伏膜原半表半里，邪正相争，故见高热；初期憎寒是由于邪气将阳气郁闭在里不得达表所致，后但热不寒是阳气"郁极而通"并开始与邪气相抗争的结果。热邪侵入血分，伤血动血，故四肢可见紫癜；此时邪不在表，忌用解表发汗；热中有湿，不可仅用清热；湿中有热，又忌单纯燥湿。当以开达膜原，祛湿化浊为法。处方予达原饮化裁。《重订通俗伤寒论》说："膜者，横膈之膜；原者，空隙之处。外通肌腠，内近胃腑，即三焦之关键，为内外交界之地，实一身之半表半里也。"达原饮寒热并用，属于和剂范畴，吴氏云"邪气盘踞于膜原，内外隔绝，表气不能通于内，里气不能达于外"，采用疏利分消、逐邪外出的方法来治疗。方中槟榔能消能磨，除伏邪，为疏利之药，草果仁辛烈气雄，除伏邪盘踞。双药协力，直达其巢穴，使邪气溃败，速离膜原，是以为达原也。热伤津液，加知母以滋阴；热伤脉络，加白芍以和血；丹皮凉血化瘀，黄芩、生地清燥热之余，白茅根、滑石清热利湿，导湿热之邪从小便而出，患者肥胖，平素多痰，考虑其为痰湿体质，故用竹茹清热化痰，柴胡和解少阳，甘草为和中之用。诸药合用，意在使邪气溃散，离开膜原，从小便而出，故诸症可愈。

（二）外感发热/外感风热，阳明热盛证

基本情况：王某，男，36 岁。2012 年 3 月 12 日。

主诉：发热 3 天。

简要病史：患者 3 天前受凉后出现反复发热，最高体温可达 39.3℃，口服退热药后可恢复正常，发热反复无明显规律，咽痛不适，偶有干咳，多汗，口渴心烦，小便色黄，大便 2 天未解。舌红，苔黄腻，脉洪大。

辨病诊断：外感发热。

辨证诊断：外感风热，阳明热盛证。

治法：疏风清热，清气泻火。

方药：白虎汤加减。石膏 30g（先煎），知母 10g，连翘 30g，淡豆豉 30g，淡竹叶 6g，麦冬 10g，甘草 10g，桔梗 6g。颗粒剂，3 剂，日 1 剂，早、晚沸水冲服。

3 月 15 日二诊：患者诉 1 剂半后热退，服药后第 2 天开始午后体温未再上升，目前体温一直正常，咽痛不适、干咳、多汗、口渴心烦等症状皆缓解，大小便正常，无明显不适，纳食恢复。患者诸症皆消，嘱其停药。

按语 白虎汤出自《伤寒杂病论》，历代医家对此方均给予了高度的重视，但又畏其

寒凉，用之小心谨慎。正如吴鞠通在《温病条辨》中所云："白虎汤本为达热出表，若其人脉浮弦而细者，不可与也；脉浮者，不可与也；不渴者，不可与也；汗不出者，不可与也。常须识此，勿令误也。"后世医家在其基础上形成了所谓"白虎汤四大证"，即大热、大渴、大汗、脉洪大，作为其应用指征。本案中，患者发热、多汗，口渴，脉大，为典型的"白虎汤四大证"，盖因无形邪热充斥体内所致。邪气上犯咽喉，故见干咳、咽痛。体内热邪大盛，邪热伤津耗气，胃肠津液耗损，则见大便不通。阳明热盛，宜选用白虎汤加减。白虎汤由石膏、知母、粳米、炙甘草四味药组成，此方历来被认为是治疗热证的代表方剂。《神农本草经》载石膏微寒。主清气分之热，兼以除烦。知母苦寒，清热滋阴润燥。《神农本草经》道："知母主消渴热中。"石膏为君，知母为臣，二药相伍，共奏清阳明气分实热之功。麦冬甘寒用以养胃阴，与甘草相合则益气养阴，在顾护胃阴的同时还能制约石膏、知母的寒性。四药配伍形成了清气分实热的基础方，另加连翘清热解毒，淡豆豉解表除烦，淡竹叶清心泻火，桔梗宣发肺气。

（三）内伤发热/中气不足，气虚发热证

基本情况：李某，男，43岁。2015年10月21日初诊。

主诉：间断低热1年余。

简要病史：患者自诉1年前无明显诱因开始出现低热，每天测体温大多在 37.3～38.4℃，夏季体温较高，入秋后体温稍降，伴乏力，食欲不振，自汗，心悸，失眠，大便稀溏，刻诊见舌淡嫩，舌边有齿痕，苔薄白，脉沉细。

辨病诊断：内伤发热。

辨证诊断：中气不足，气虚发热证。

治法：补中益气，甘温除热。

方药：补中益气汤加减。黄芪30g，太子参30g，炒白术30g，升麻3g，柴胡10g，陈皮10g，当归10g，大枣10g，炙甘草6g，首乌藤30g，莲子肉10g，炒枣仁30g。颗粒剂，6剂，日1剂，早、晚沸水冲服。

10月26日二诊：患者体温稍降，食欲不振、大便稀溏症状消失，心悸、失眠有所减轻，乏力、自汗仍较明显，舌淡红，舌边有齿印，苔薄白，脉沉细。原方中重用黄芪50g以增补中益气之功，考虑血汗同源，自汗不减，则心无以宁，故加用仙鹤草60g敛汗养阴，以滋汗源。颗粒剂，6剂，服法同前。

10月31日三诊：患者全天体温已基本恢复正常，乏力、自汗已明显减轻，心悸、失眠消失，舌质淡红，苔薄白，脉沉细。效不更方，二诊方再服5剂。

11月6日电话随访：患者诸症均解，发热已去，乏力、多汗消失，饮食、睡眠俱佳，二便调和，余无不适。

按语 《脾胃论》中说："喜怒不节，起居不时，有所劳倦，皆伤其气，气衰则火旺，火旺则乘脾土。脾主四肢，故困热无气以动，懒于言语，动则喘乏，自汗心烦不安。"该患者症见乏力，食欲不振，自汗，心悸，失眠，大便稀溏，一派脾胃气虚、中气不足之象，盖因脾气不足，清阳下陷，升降失调，脾湿下流，抑遏源于下焦之相火，则能迫使其由原本能生气之少火，变为耗损元气的壮火。气虚下陷、阳气内郁，故自觉发热，然热象不显。春夏季节，阳气盛于外，阴气守于内，故体温较高。秋冬季节，阴气盛于外，而阳气守于内，故患者至秋冬季节，体温稍降。中气不足，则乏力，食欲不振。中气下陷，精血化生乏力，心血不足，不能濡养心神，故患者出现心悸、失眠。气不摄津，津液外泄，故见多汗。治疗上遵从李东垣"甘温除大热"之法，用补中益气汤升举下陷之阳，使清阳上升阳气外达，发热症状自然亦随之消失。配合首乌藤养血安神，莲子肉、炒枣仁养心安神以改善患者心悸、失眠、多汗等症状。患者二诊时乏力、自汗仍较明显，考虑盖因患者久病，中气耗损过重，且多汗，气随津脱，30g 黄芪尚不能补足中气，故效不明显，故黄芪加至 50g，以求力大效宏，另加仙鹤草 60g 收敛止汗，以防气随津脱，效果显著。

（四）内伤发热/热入血分证

基本情况：张某，女，50 岁。2018 年 10 月 11 日初诊。

主诉：反复低热 1 年。

简要病史：患者于 1 年前肺炎后出现反复低热，夜间加重，晨起热退，热退无汗，牙龈易出血，间断四肢紫癜，心中烦闷，急躁易怒，纳食欠佳，夜寐欠安，小便可，大便干，舌质红，苔薄白，脉细数。

辨病诊断：内伤发热。

辨证诊断：热入血分。

治法：清热解毒，凉血化瘀证。

方药：犀角地黄汤加减。生地黄 20g，白芍 30g，牡丹皮 12g，水牛角 30g，川芎 12g，当归 20g，阿胶 10g。颗粒剂，6 剂，日 1 剂，分早、晚沸水冲服。

10 月 18 日二诊：低热未再发作，紫癜明显消退，心中烦闷、急躁易怒缓解，纳食好转，夜寐安，效不更方，再进 10 剂。

按语 患者近 1 年反复低热，夜间加重，晨起热退，是邪伏阴分的典型症状。本案为患者肺炎后，余热未清，留伏阴分，邪不出表，时日渐久，耗损阴液所致。夜属阴，邪伏阴分故夜热早凉，病邪归留阴分而不外解，故热退无汗，吴鞠通曰："夜行阴分而热，日行阳分而凉，邪气深伏阴分可知，热退无汗，邪不出表而仍归阴分更可知矣。"邪伏阴分，本应选用青蒿鳖甲汤等清透虚热之方药。可患者已有牙龈出血、四肢紫癜，心中烦闷、急躁易怒、大便干等症状，结合患者舌脉，可知伏邪虽久，可热势未减，已入血分，叶天士在《温热论》中说："大凡看法，卫之后方言气，营之后方言血。在卫汗之可也，到气才可清气，入营犹可透热转气……入血就恐耗血动血，直需凉血散血，如生地黄、丹皮、阿胶、赤芍等物。"首选犀角地黄汤加减，犀角地黄汤具有清热解毒、凉血散瘀之功效，主治热入血分，热扰心神证。方中苦咸寒之犀角，凉血清心解毒，为君药，现用水牛角代替；甘苦寒之生地黄，凉血滋阴生津，既助犀角清热凉血止血，又恢复已失之阴血；白芍、牡丹皮清热凉血、活血散瘀，川芎、当归、阿胶补血活血，均为佐药；全方清热凉血与活血补血并用，使热清血宁而不耗血动血，凉血止血而不凝血留瘀。

二、咳嗽医案

咳嗽是指肺失宣降，肺气上逆作声，咯吐痰液而言，为肺系疾病的主要证候之一。它既是独立的病证，又是肺系多种疾病的一个症状，病因有外感、内伤之分。外感咳嗽为六淫外邪犯肺，有风寒、风热、风燥等不同；内伤咳嗽为脏腑功能失调，有肝火、痰湿、痰热、肺虚等区别。辨证当辨外感内伤，外感新病多属邪实，治疗当祛邪利肺；内伤多属邪实正虚，治当祛邪止咳，扶正补虚，分别主次处理。一般而言，外感咳嗽其病尚浅易治，内伤咳嗽多呈慢性反复发作过程，其病较深，治疗难取速效。咳嗽一年四季皆可发生，而以冬春为多，季节变化及气候骤变时更易发病。

（一）咳嗽/枢机不利，虚风内伏证

基本情况：张某，女，28岁。2019年11月23日初诊。

主诉：间断咳嗽3年。

简要病史：患者3年来每因闻异味而咳嗽，少痰，时打喷嚏、流涕，秋季多发，冬日手脚冰凉，曾至医院诊为气道反应性增高，口服多种抗生素及止咳、抗过敏药物（具体用药及用法不详），乏效，今为求中医治疗来诊。刻下症见：咳嗽，咽痛，喉中似有痰，不易咳出，手脚不温，食欲差，舌质淡红，舌体胖，边有齿痕，苔薄黄腻，脉弦细。

辨病诊断：咳嗽。

辨证诊断：枢机不利，虚风内伏证。

治法：调和枢机，息风清热。

方药：小柴胡汤合过敏煎加减。北柴胡10g，防风10g，乌梅6g，嫩黄芩10g，清半夏10g，金银花15g，前胡10g，苦杏仁10g，浙贝母15g，连翘20g，鸡内金10g，紫丹参30g。7剂，日1剂，水煎400ml，早、晚温服。

11月30日二诊：服药后，自觉有痰咳出，较前易咳，无喘憋，大便质黏。舌体胖，边有齿痕，苔薄腻微黄，脉弦细。遵11月23日方加川厚朴10g、紫苏子10g以降气化痰。7剂，日1剂，水煎400ml，早、晚温服。

12月7日三诊：服药后咳嗽明显好转，自觉咽中不利，诉若饮水多则痰多。舌质暗红，苔薄腻微黄。此气机不畅，津液失布，血行不畅，遵11月30日方去紫苏子、紫丹参、鸡内金、川厚朴，加炒薏苡仁15g、赤芍药10g、炒枳壳10g。14剂，日1剂，水煎400ml，早、晚温服。药后咳愈。

按语 庞国明教授认为此类咳嗽具有反复发作，或迁延不愈，或发病与情志或月经有关，或多夜间发作，或呈阵发性等特点。少阳为人体气机升降出入之枢，具有促进并调节内外上下气机运动的作用，肺之宣发肃降依赖气的升降出入而得以完成，少阳枢机不利，则气血津液运行敷布失常，易聚湿成痰。治疗此类咳嗽多从肝论治，肝肺同调。小柴胡汤具有调和枢机，调畅气机之功，庞师常用北柴胡、嫩黄芩、清半夏三味取小柴胡汤之义，其在外感咳嗽中，使枢机和畅，邪能速从外解；在内伤咳嗽中，使气机调畅，邪能在内平息，气血调和，痰瘀不生。本案以小柴胡汤疏利枢机，柴胡、防风、乌梅取过敏煎方义，柔肝息风，连翘清内热，前胡、苦杏仁、浙贝母宣肺化痰，降逆止咳；二诊加用川厚朴、紫苏子以加强化痰降逆之功；三诊咳嗽已好转，而言饮水多则痰多，此气机不畅，津液失布，血行不畅，气行则津布，"血不利则为水"，"痰瘀相关"，故合入四逆散加味调和肝脾，健脾祛湿以绝痰源。庞国明教授强调，治疗外感咳嗽当以宣解透邪为要，合用调和枢机之法，常能事半功倍。

（二）咳嗽/痰热壅肺，肺失宣降证

基本情况：杨某，男，46岁。2020年1月27日初诊。

主诉：间断咳嗽半年，加重1个月。

简要病史：患者半年前因咳嗽就诊于河南大学淮河医院，行胸部CT检查示支气管炎，经住院治疗（具体治疗情况不详）症状好转出院；1个月前患者受寒后再发咳嗽，胸部憋闷，自行服用止咳药物症状不减（具体用药用法不详），今为求中医治疗来诊。刻下症见：咳嗽，咯痰，痰色黄，偶痰中带血，口干、咽干、咽后壁充血，自汗出，偶伴胸闷，大便近2日稀溏，小便正常，舌质暗，边有齿痕，苔微黄腻，脉弦滑。

辨病诊断：咳嗽。

辨证诊断：痰热壅肺，肺失宣降证。

治法：清热化痰，疏利肺气。

方药：苇茎汤、小柴胡汤合四逆散加减。细芦根30g，炒薏苡仁30g，冬瓜仁20g，苦杏仁10g，前胡10g，霜桑叶12g，川贝母3g，北柴胡10g，嫩黄芩10g，清半夏10g，炒枳壳10g，赤芍药15g，三七3g（冲），生甘草6g。7剂，日1剂，水煎400ml，早、晚温服。

2月4日二诊：服药后近1周咳嗽明显好转，未见痰中带血，晨起咽干，咽部异物感，自觉胸痛不适缓解。舌质红，苔薄黄，脉弦滑。上方去甘草，加连翘15g。14剂，日1剂，水煎400ml，早、晚温服。

按语 肺司呼吸，主治节，主司津液之敷布，肺失宣降必有津液凝聚而成痰成饮，痰浊阻滞气机，必妨碍肺气之宣降。故庞国明教授临床治咳亦多从"痰"论治。此患者痰热伤阴，热伤血络，故咳嗽、咳痰色黄质黏，痰中带血；热迫津液外出，则汗出多，故以苇茎汤加减清热化痰，和络止血，小柴胡汤疏利气机，气顺则痰消，四逆散调和肝脾，透邪解郁。苇茎汤出自《备急千金要方》，由苇茎、薏苡仁、冬瓜子、桃仁组成，具有清肺化痰，逐瘀排脓的功用，为治肺痈之要方，张秉成之《成方便读》："是肺痈之证，皆由痰血火邪互结胸中，久而成脓所致。桃仁、冬瓜子皆润降之品，一则行其瘀，一则化其浊。苇茎退热而清上；薏苡仁除湿而下行。方虽平淡，其通瘀化痰之为，实无所遗。所以病在上焦，不欲以重浊之药重伤其下也。"本案苇茎汤、小柴胡汤及四逆散三方合用，清热化痰，疏利枢机，调畅气血，和调脏腑。

（三）咳嗽/风邪犯肺，脾肺气虚证

基本情况：罗某，女，71岁。2020年2月17日初诊。

主诉：咳嗽咯痰反复发作5年余，加重1周。

简要病史：患者5年前无明显诱因出现咳嗽，入冬发作较频，诊断为慢性支气管炎。此次患者就诊前1周不慎受寒感冒，咳嗽加重。刻下症见：咳嗽无明显规律，痰量不多，黏稠难咯，神疲乏力，大便溏薄，舌质淡，苔薄白，脉细无力。

辨病诊断：咳嗽。

辨证诊断：风邪犯肺，脾肺气虚证。

治法：疏风宣肺，健脾化痰。

方药：止嗽散合四君子汤加减。秋桔梗15g，炙紫菀15g，荆芥10g，百部12g，广陈皮15g，白前15g，白僵蚕10g，全蝎6g，潞党参15g，炒白术15g，云茯苓15g，炙甘草6g。7剂，日1剂，水煎400ml，早、晚温服。忌食辛辣及油腻之品。

2月24日二诊：服药后患者咳嗽症状好转，乏力、便溏症状亦有改善。上方继服7剂，日1剂，水煎400ml，早、晚温服。禁忌同前。

3月3日三诊：咳嗽偶作，乏力、便溏基本消失，脉较前有力。守方继服7剂，日1剂，水煎400ml，早、晚温服。禁忌同前。

按语 庞国明教授认为，本案患者有慢性支气管炎病史，反复发作5年余，近期冬天发作较频，考虑天气寒冷，冷空气刺激而诱发咳嗽。中医认为此证由风寒之邪袭肺，肺气上逆而致咳。风邪犯肺，肺失宣降，津液敷布失常，津聚成痰，故痰量不多，黏稠难咯；加之素体脾弱，母病及子，导致咳嗽经久不愈，"虚则补其母"，故治以止嗽散疏风散邪，合四君子汤以补土生金，二者合用则脾健肺自实，咳嗽自止。止嗽散属止咳化痰，疏风解表之剂，温润平和，不寒不热。四君子汤则具有健脾益气之功效。方中以紫菀、百部为君，两药味甘苦而温，入肺经，皆可止咳化痰，对于新久咳嗽都能使用。桔梗苦辛而性平，善于开宣肺气；白前辛甘性亦平，长于降气化痰。两者协同，一宣一降，以复肺气之宣降，增强君药止咳化痰之力，潞党参甘微温，则能补脾益肺，共为臣药。荆芥辛而微温，疏风解表，以祛在表之余邪；广陈皮理气化痰，炒白术苦温，健脾燥湿，云茯苓甘淡，健脾渗湿，二者合用则健脾祛湿力更强，以绝生痰之源，白僵蚕、全蝎辛咸，长于搜风剔邪，息风止痉，合用虫类药则对止咳平喘有奇效，均为佐药；甘草益气和中，调和诸药，合桔梗又有利咽止咳之功，是为佐使之用。全方共奏宣利肺气，疏风止咳，健脾补肺之效。

三、哮 喘 医 案

哮喘是哮证和喘证的合称。哮证是一种发作性的痰鸣气喘疾患，以呼吸急促、喉间哮鸣、喘息不止、不能平卧为特征；喘证以呼吸困难、张口抬肩、鼻翼煽动、不能平卧为主要临床特征。哮是指声响而言，喘是指气息而言，两者相兼名为"哮喘"。本病多因外有非时之感，内有壅塞之气，膈有胶固之痰，痰气相搏，肺气宣降失常。本病其标在肺，其本在脾肾。凡感受风寒风热，吸入花粉、烟尘、漆气异味、药物等均可影响肺气宣降，津液凝聚，酿为痰饮，阻遏气道。肺主气，邪实气壅，肺之升降失常而致哮喘；或饮食不当，贪食生冷、酸寒、鱼虾、甘肥等食物，均可损伤脾胃，以致脾湿不运，痰浊内生，痰浊阻肺，壅遏肺气，气道不畅，气痰相搏，喉中有哮声；或因久病体弱、情绪激动、劳累过度等亦可导致哮喘。中医治疗哮喘遵循的总原则是"急则治其标，缓则治其本"，"发时治肺，平时治肾"，针对患者的急性发作期或缓解期采取不同辨证施治的方法。本病具有反复发作的特点，以青少年多见，中老年亦间而有之，一年四季都可发作，但以寒冷季节气候急剧变化时发作较多。

（一）喘证/痰饮阻肺，肺失宣降证

基本情况：王某，男，63岁。2019年11月20日初诊。

主诉：间断咳嗽、闷喘4年余，加重1周。

简要病史：患者4年前无明显诱因出现咳嗽，痰多，色白质黏，遇寒或季节交替时加重，剧烈时则闷喘，曾反复住院治疗（具体治疗情况不详），诊断为支气管哮喘，经抗感染及平喘等治疗症状缓解出院，后间断门诊治疗。1周前患者受寒后咳嗽、闷喘再次加重，为求中医治疗来诊。刻下症见：间断咳嗽，咳白痰，质稀，较易咳出，阵发明显，甚感闷喘、痰鸣，咽痛，纳眠一般，二便通畅，舌质淡暗，苔薄白腻，脉滑。

辨病诊断：喘证。

辨证诊断：痰饮阻肺，肺失宣降证。

治法：宣肺化痰，蠲饮平喘。

方药：以射干麻黄汤加减。炙麻黄10g，嫩射干10g，炙紫菀10g，款冬花10g，五味子10g，辽细辛6g，姜半夏15g，云茯苓50g，淡干姜10g，生白芍30g，炙甘草10g，肥大枣7枚。7剂，日1剂，早、晚温服。

11月27日二诊：经治疗后，咳嗽、咳痰较前明显减轻，胸闷好转，遵原方生白芍改为50g，加炙苏子10g，再进7剂，日1剂，水煎400ml，早、晚温服。嘱注意饮食清淡，调畅情志。

12月4日三诊：咳嗽、胸闷及喘鸣等症状十去其九，唯有晨起间断咳吐白黏痰。遵复诊方加白芥子9g，再服7剂，日1剂，水煎400ml，早、晚温服。以巩固疗效。

按语 患者素有痰饮内停，外感寒邪，触动内伏于肺之痰饮，痰气阻塞，使肺气不得宣降，气道挛急，则咳嗽胸闷，呼吸喘促，喉间痰鸣。正如《金匮要略》云："咳而上气，喉中水鸡声，射干麻黄汤主之。"方中炙麻黄辛温，轻扬上达，善开宣肺郁，散风寒，疏腠理，透毛窍，乃肺经专药，为宣肺平喘之要药；辽细辛辛香走窜，有升浮之性，外可温散风寒，助炙麻黄发汗解表；嫩射干苦寒降泄，能清肺泄热，降痰平喘，解毒利咽，为咽喉肿痛之要药；炙紫菀苦温润肺，专能开泄肺郁，定喘降逆，宣通室滞；款冬花味苦主降，顺肺中之气，又清肺中之血，能开郁润肺，化痰止咳，润而不寒。然淡干姜能温中，与辽细辛相配更加强温肺化饮之功，故庞国明教授在方中去鲜生姜改为淡干姜，"病痰饮者，当以温药和之"，饮非温不化，痰非气降不消。炙麻黄、辽细辛、姜半夏、淡干姜降逆消痰，温肺化饮于内，五味子之酸，以补不足，令正气自敛；生白芍酸苦，微寒，柔肝解痉以助收敛肺气。"虚则补其母"，云茯苓健脾渗湿利水，肥大枣之甘，健脾安中，扶助正气，以补后天，全方共奏散寒解表，开痰平喘，温肺化饮，安中扶正之功。庞国明教授在方中加大剂量生白芍，与炙甘草相配，能滋养肺津，舒缓肺气，润肺止咳。白芍配甘草，即为《伤寒论》芍药甘草汤，白芍甘草相伍酸甘化阴，以生津血，缓急舒宁，宣畅道路。庞师多用此方治疗痉挛性疾病，生白芍用量多达 30~60g，炙甘草 10~20g，用药虽简，配伍精妙，方证相契，每获佳效。现代药理研究证实其能缓解支气管平滑肌之痉挛。

（二）喘证/寒饮伏肺，肺失宣降证

基本情况：刘某，女，56 岁。2019 年 7 月 20 日就诊。

主诉：发作性胸闷喘息 3 年余。

简要病史：患者喘息经常发作已有 3 年余，秋冬较重，夏日略轻。发作时咳喘、心慌、痰吐不利，呼吸有痰鸣声，胸部胀满而闷，不能平卧，影响纳眠。舌苔白稍腻，脉滑。近 1 年来病情增剧，据述曾经在某医院检查诊断为支气管哮喘。

辨病诊断：喘证。

辨证诊断：寒饮伏肺，肺失宣降证。

治法：温肺化痰，降气定喘。

方药：三子养亲汤合葶苈大枣泻肺汤加减。炙苏子 6g，葶苈子 10g，莱菔子 30g，白芥子 6g，炙麻黄 9g，嫩射干 10g，枇杷叶 10g，炙紫菀 10g，姜半夏 10g，广陈皮 10g，辽细辛 3g，五味子 6g，云茯苓 10g，前胡 10g，炙甘草 6g。5 剂，日 1 剂，水煎 400ml，早、晚温服。

7 月 25 日二诊：上药服用至第 2 剂后诸症逐渐减轻，痰涎排出较易，呼吸畅利无声，胸部胀满尚未全除，已能平卧但睡不实，饮食乏味，大便 2~3 日一行，脉滑，拟原方加全瓜蒌 30g，苦桔梗 10g，再服 7 剂，日 1 剂，水煎 400ml，早、晚温服。嘱其防寒保暖。

8 月 1 日三诊：服上药后喘息基本消失，呼吸平稳，痰涎减少，胸满亦爽，纳眠均有好转，大便虽通但不畅，脉象由滑转缓，原方加潞党参 30g，炒山药 30g，郁李仁 30g，再进服 7 剂，日 1 剂，水煎 400ml，早、晚温服。病初向愈，尚须当心调摄。

按语 喘息之症，其因甚多，病情变化亦甚复杂，但治疗之法不外未发时以扶正为主，发时以祛邪为先。临床切须辨明邪正消长情况，分清主次，灵活用药。经云"诸气膹郁，皆属于肺"，痰湿壅阻，肺气不降，以致呼吸不利，咽喉有声如水鸡之鸣。治宜降气、定喘、止嗽、化痰法。本例处方以葶苈大枣泻肺汤泻肺消胀，三子养亲汤和射干麻黄汤止咳平喘，止嗽散止嗽化痰，瓜蒌、薤白为治胸部胀满常用药物，桔梗与枳壳行气，一升一降俾收理气开胸之效。先降气定喘、止嗽化痰以祛邪，待邪去喘平后始用潞党参、炒山药补虚养肺，以期根除宿疾。

（三）喘证/肺气不利，营卫不和证

基本情况：陈某，女，30 岁。2019 年 11 月 23 日初诊。

主诉：咳嗽、胸闷 1 月余，伴自汗、盗汗 10 天。

简要病史：患者 1 月余前感冒后出现咳嗽，咳痰，继之阵发性气喘、心慌，动辄加重，自服抗生素及止咳化痰等药物，效果欠佳。近 10 天来，喘咳、心慌频繁，伴有自汗、盗汗，乏力气短，今为求中医治疗来诊。刻下症见：精神欠佳，频发咳嗽，咳黄白相间黏痰，活动后气喘，喘甚时心慌，口干、口苦，晨起明显，自汗、盗汗，纳差，寐差，无发热，双下肢无水肿，大便正常，小便色黄，舌质暗，舌体胖大，苔白厚滑腻，脉弦滑数。既往有过敏性哮喘病史。

辨病诊断：喘证。

辨证诊断：肺气不利，营卫不和证。

治法：疏畅枢机，调和营卫，降气平喘。

方药：柴胡桂枝汤、桂枝加厚朴杏子汤、半夏厚朴汤合方化裁。北柴胡 12g、嫩黄芩 6g、姜半夏 12g、西洋参 10g、川桂枝 10g、生白芍 30g、苦杏仁 10g、川厚朴 10g、炒枳壳 10g、秋桔梗 10g、仙鹤草 100g、肥麦冬 15g、葶苈子 6g、生甘草 10g。7 剂，日 1 剂，水煎 400ml，早、晚温服。

11 月 30 日二诊：服药 2 剂后，咳嗽、咳痰较前明显减轻，口干、口苦缓解，白天汗出减少，夜间在半清醒状态下，有一次阵发性汗出，喜叹息，纳眠差，大便每日 1 次，小便正常，舌质淡暗，有瘀斑，脉弦滑，稍数。遵原方生白芍改为 50g，嫩黄芩改为 9g，加紫苏子 10g，鲜生姜 5 片，肥大枣 5 枚（掰开）。再进 7 剂，日 1 剂，水煎 400ml，早、晚温服。

12 月 7 日三诊：服上方后自觉诸症悉减，晨起稍有咳嗽，少痰，无明显口干、口苦，食欲增强，进食增多，自汗、盗汗大减。舌脉同上。二诊后继进 7 剂，日 1 剂，水煎 400ml，早、晚温服。

按语 哮喘一证，最难为根治，其病轻重有别，平时与常人一样，如外感诱发，先急促咳嗽，如不治或误治，则出现哮喘。本案患者为年轻女性，过敏体质，素有顽疾，复因太阳中风未罢，邪又入于少阳，证属枢机不利，营卫不和，兼夹瘀痰壅阻上焦，心阳受损，肺气上逆。治宜疏畅枢机，调和营卫，降气平喘，故以柴胡桂枝汤调达上下，和畅气机，调和营卫，合以桂枝加厚朴杏子汤温通心阳，降气平喘，再合以半夏厚朴汤祛痰化饮，顺气降逆。方中桂枝非常重要，其辛散温通，既能散寒解肌，和营下气，又能通阳温经，活血行瘀，《神农本草经》还谓其："主上气咳逆，结气。"桂枝汤在此既解肌和营卫，又降逆调阴阳。方证相应，据机合方，效果自显。在临证中，无论患者出现自汗或者盗汗，庞师常在辨证用方的基础上，大剂量应用仙鹤草，配合西洋参，常能达到补虚，敛阴止汗之功，屡获奇功。

（四）哮喘/痰热阻肺，肺气失宣证

基本情况：胡某，男，52 岁。2019 年 12 月 5 日初诊。

主诉：反复闷喘 13 年，加重 1 个月。

简要病史：哮喘病史已有 13 年之久，多发于冬春二季，此次持续发作 2 月余，近 1 个月来咳喘尤剧，应用激素类西药治疗后症状则稍缓解，停药则剧，故来诊。刻下症见：咳嗽，咯痰不爽，胸脘窒闷，气急不能平卧，痰多白沫，夹有黄稠痰，流涕，不思纳谷，舌质淡青，苔薄腻，脉滑数。

辨病诊断：哮喘。

辨证诊断：痰热阻肺，肺气失宣证。

治法：宣肺平喘，化痰清热。

方药：炙麻黄 9g、苦杏仁 10g、干地龙 20g、炙苏子 6g、白芥子 6g、炙紫菀 10g、射干 10g，苍耳子 10g，嫩黄芩 10g，鱼腥草 30g，生甘草 6g。7 剂，日 1 剂，水煎 400ml，早、晚温服。

12 月 12 日二诊：服药后感咳嗽气急明显减轻，已能平卧，胸闷渐舒，近日已停用激素，流涕减而未除，近 3 天来胃纳略振，脉滑数，苔薄腻。前方合度，原法不变，原方 7 剂，日 1 剂，水煎 400ml，早、晚温服。

12 月 19 日三诊：气急已平，流涕已止，纳食已香，尚有咳嗽，脉小滑，苔薄腻。再守原意。原方 7 剂，日 1 剂，水煎 400ml，早、晚温服。

12 月 26 日四诊：哮喘均平，略有咳痰。肺气渐宣，痰热渐清，听诊两肺未闻哮鸣音。病已十去八九，喘平则注意补肾，再从原方去炙麻黄，加生地黄 30g，炒山药 30g，山萸肉 30g，7 剂，日 1 剂，水煎 400ml，早、晚温服。或蛤蚧研粉冲服，巩固疗效。

按语　《黄帝内经》云："肺病者，喘咳逆气。"哮喘一证，有实有虚，有寒有热，表里寒热，自当各随所见症状而定，始为适当。发时治肺，平时补肾。本案系哮喘性支气管炎，外感风邪，内有痰浊，肺失肃降，邪从热化，以致肺气失于宣肃。患者病史漫长，发作程度严重。咳喘虽已持续 2 月余，但流涕未止，咯痰黄稠，说明外邪未彻，已从热化，故用炙麻黄、苦杏仁、苍耳子等以疏风宣肺通窍；干地龙、嫩黄芩、射干、鱼腥草等以清热化痰平喘；再配以炙紫菀、炙苏子、白芥子等肃肺降气之品，使风邪得以外达，肺气得以宣降，痰热得以蠲除，则诸症自平，甘草调和诸药。服药喘平后则可重补肾填精以纳气，庞师常谆谆言之，常用地黄、山萸肉、紫河车、蛤蚧之类培补本元，调治"宿根"，以绝其本。

四、泄泻医案

泄泻是以排便次数增多、粪便稀溏，甚至泻出如水样为主症的病证，多由脾胃运化功能失职、湿邪内盛所致。历代医派医家治疗泄泻，皆以脾虚湿盛为其基本病机，以健脾化湿为其基本治法。庞国明教授深耕临床 40 余载，精求古训、博采众家，于泄泻之病因病机及辨证论治均有独到体悟与效著经验，故缮以同道，以期有所助益。

（一）泄泻/脾胃气虚证

基本情况：王某，男，63 岁。2019 年 9 月 19 日就诊。

主诉：泄泻 1 年，再发加重 1 周。

简要病史：患者 1 年前无明显诱因出现泄泻，质稀，量少、色黄，每日 5～6 次，无腹痛，无鲜血便，曾于祥符区某中医诊所诊治，服用中药汤剂 10 剂（具体不详）后，患者症状改善，未痊愈，自行停用；其间曾因饮食不节，如食生冷、油腻之品后复发，自行于家中艾灸后，症状减轻，1 周前患者因饱餐后泄泻再发伴纳呆腹胀，今为求中医诊治，特至我院门诊。现症见：腹泻，质稀，量少、色黄，每日 4～5 次，伴纳呆腹胀，呃逆，神疲乏力，面色萎黄，无烧心、泛酸，舌质淡暗，边有齿痕，苔白腻，脉沉细。结肠镜检查：未见明显异常。既往高血压病史 3 年。

辨病诊断：泄泻。

辨证诊断：脾胃气虚证。

治法：健脾和胃止泻。

方药：六君子汤加减。党参 30g，苍术 15g，炒白术 15g，茯苓 30g，姜半夏 10g，山药 30g，白芍 15g，炒枳壳 10g，砂仁 10g，升麻 6g，甘草 6g。6 剂，日 1 剂，水煎400ml，早、晚餐前温服。

9 月 27 日二诊：患者腹泻较前改善，每日 2～3 次，质稀，乏力较前改善，仍有纳呆、腹胀；考虑患者腹泻改善，治疗有效，但仍有腹胀、纳呆，认为由脾胃气虚，脾运化失职，气机阻滞中焦所致，治疗守上方，加炒山楂 30g、炒鸡内金 30g、炒麦芽 30g 以理气健脾消食，10 剂，日 1 剂，400ml 水煎，早、晚餐前温服。

10 月 6 日三诊：患者大便每日 1 次，腹胀缓解，纳食一般，考虑患者症状较前明显改善，效不更法，守上方继服，10 剂以巩固疗效。后期随访患者，因上述症状缓解，已停用中药汤剂。

按语 脾胃同居中焦，互为表里关系，脾主升，胃主降，脾主运化，胃主受纳，二者一升一降，一运一纳，为中焦气机之枢纽。患者年事已高，久病体弱，《黄帝内经》云："清气在下，则生飧泄。"由于脾不健运，肠中湿浊不清，下注为泄泻；脾不能为胃行其津液，四肢失于充养，故神疲乏力；脾运不健则纳呆腹胀。结合舌脉，为脾胃气虚之证。治以健脾和胃以止泻，方用六君子汤加减。方中党参健脾益气为君药，白术苦温而燥，健脾祛湿，茯苓甘淡渗湿健脾，二者合用，健脾除湿之力更强，共为臣药；山药补中焦脾胃之气，助中焦气血之运化，苍术偏于和胃燥湿，合白术二者一胃一脾，使中焦得健，甘草益气健脾，姜半夏和胃降逆止呕，砂仁醒脾开胃，炒枳壳行气助运，亦为全方引经之药，加升麻以升脾之清阳，即叶天士所言"脾宜升则健"是也，亦是庞师用药得当之处，取"下者举之"之意，而得升清化浊之功，效如桴鼓，共为佐药；白芍酸甘敛阴，防上药燥湿太过为反佐，炙甘草补中益气，调理脾胃，调和诸药，为使药。全方顾护后天之本，斡旋气机升降，注重正复邪安，泄泻自止。在调护方面，嘱其禁食生冷、油腻、酸涩之品，勿饱餐、勿劳累。二诊患者仍有纳呆、腹胀，在健运的同时，更应注重消导化滞之力，故加用炒山楂、炒鸡内金、炒麦芽以健脾消滞，理气助运。

（二）泄泻/脾肾阳虚，湿热积滞，兼夹风邪证

基本情况：李某，女，63 岁。2020 年 3 月 7 日就诊。

主诉：间断泄泻 1 年，加重 1 周。

简要病史：1 年前患者因消渴日久渐出现间断腹泻，每日 5～6 次，呈稀水样便，无脓血，无里急后重，无发热，大便常规及菌群象均正常，给予蒙脱石散等治疗，症状未见好转。现症见：泄泻频作，每日 6～7 次左右，便质稀溏，完谷不化，畏寒腹痛，神疲乏力，倦怠懒言，面色萎黄，形体消瘦，食少纳呆，小便清长，舌淡红，苔白，脉沉细。既往 2 型糖尿病病史 10 年，平素空腹血糖在 6～8mmol/L 之间，餐后 2 小时血糖在 9～11mmol/L 之间。

辨病诊断：泄泻。

辨证诊断：脾肾阳虚，湿热积滞，兼夹风邪证。

治法：健脾温肾，利湿消滞，祛风止泻。

方药：四君子汤加味。党参 20g，炒白术 15g，山药 10g，茯苓 10g，防风 10g，木瓜 10g，生黄芪 20g，秦皮 10g，木香 10g，黄连 6g，葛根 10g，升麻 6g，补骨脂 10g，肉桂 3g。7 剂，日 1 剂，水煎 400ml，早、晚餐前温服。

3 月 11 日二诊：诉药至 4 剂腹泻逐渐停止，患者腹泻减少至每天 2～3 次，大便逐渐成形，乏力逐渐恢复，小便正常，食欲较差，原方去炒苍术、秦皮、禹余粮、肉桂，加炒谷芽 15g，炒麦芽 15g，炒薏苡仁 30g，改生黄芪为 30g，木香为 6g，以促进脾胃运化之功，6 剂，服法同上。

3 月 18 日三诊：大便成形，每日 1 次，食欲增加，精神恢复，面色红润，体重增加，用参苓白术散加减巩固，患者泄泻未见复发，治愈。

按语 庞师认为本病病机在于脾虚湿盛，患者既往消渴日久，损伤脾气，脾胃虚弱，纳化无力，或脾病及肾，脾肾阳虚，腐熟无权，清阳下陷。脾肾阳虚，则见腹泻不止、神疲乏力、食少纳呆、小便清长等症状，风善行数变，风邪袭肠，肠风内动腹泻不止，结合舌脉，总病机为脾肾阳虚为本，湿热积滞、风邪扰肠为标；故治疗上采用标本兼治之原则，以健脾温肾、燥湿祛风为主，方用四君子汤合山药、肉桂以达温运脾阳的功效，方中党参健脾益气为君药，肉桂温补肾阳，山药补气养阴，补肺脾肾之气血，二药结合，使脾肾之阴阳互根互补，炒白术健脾燥湿，茯苓补益脾气，淡渗利湿共为臣药，生黄芪、葛根、升麻补气升阳，使清阳升，浊阴降，正气得复，邪气得除；木香配黄连达到理气清热燥湿作用；湿遇风则干、得风则消，故曰"风胜则干"，木瓜能化湿运脾、防风能祛风胜湿，二药相配对风扰胃肠、湿邪留滞的泄泻效果最佳；用补骨脂温肾健脾，涩肠止泻以图药专效宏；湿易生热，湿热裹结腹泻难除，故用秦皮清热燥湿，使热去湿除泻止。当泄泻好转，要及时恢复脾胃运化之功能，用谷芽、麦芽、薏苡仁增加纳食功能，促进脾胃功能的康复。由此可见，在治疗中强调脾虚是根本、肾虚是关键、湿邪是病之祸、风邪是病之变，故而用健脾温肾、燥湿祛风为治疗之大法。

（三）泄泻/肝郁脾虚证

基本情况：周某，女，58 岁。2020 年 12 月 15 日就诊。

主诉：腹痛、泄泻反复发作 1 年余。

简要病史：1 年前患者因情志不畅，出现腹痛伴泄泻，曾服用诺氟沙星胶囊以控制症状，停药后因饮食不节上述症状反复发作，今为求进一步中医治疗，特至我科门诊。现症见：近日腹痛明显，痛则泄泻，大便稀，上腹饱胀，嗳气频作，晨起口干口苦，乏力困倦，纳差，夜寐梦多，体重下降约 5kg。舌质淡红，苔薄白，脉沉弦。

辨病诊断：泄泻。

辨证诊断：肝郁脾虚证。

治法：疏肝解郁，健脾止泻。

方药：逍遥散合痛泻要方加减。柴胡 10g，当归 10g，炒白芍 30g，焦白术 10g，陈皮 10g，防风 6g，党参 30g，茯苓 30g，薄荷 6g，神曲 10g，麦芽 10g，焦山楂 10g，炙甘草 6g。5 剂，日 1 剂，水煎 400ml，早、晚餐前温服。

12 月 22 日二诊：患者服药后腹痛、泄泻消失，间断腹部饱胀感，纳可，眠差。考虑患者脾气得复，但脾运化之力仍弱，守上方去神曲、麦芽、山楂，加厚朴 10g 以宽胸理气，首乌藤 30g，郁金 10g 以理气安神。6 剂，服法同前。

12 月 29 日三诊：服药后患者腹部饱胀感消失，睡眠较前改善，其间因感受风寒，腹部时时隐隐作痛。上方加用桂枝 10g、生姜 10g 以解表散邪，温经和胃，7 剂，服法同前，继续巩固治疗。

2021 年 1 月 8 日四诊：眠可，腹部隐痛消失。守上方 5 剂以巩固治疗（服用方法同前）。随访患者后续情况，未再发腹泻，体重增加，无特殊不适。

按语 《景岳全书》曰："凡遇怒气便作泄泻者，必先以怒时夹食，致伤脾胃，故但有所犯，即随触而发，此肝脾二脏之病也。"庞师认为患者情志失宜，则肝之疏泄失司，肝气郁滞，不得条达宣发，肝气横逆乘脾，脾不得运化水谷，则水反为湿、谷反为滞，湿滞相合而杂下，即为泄泻不止，气机阻滞不通，不通则痛。且泄泻日久，时发时止而难愈，未尝不令患者忧心忡忡，心忧惕惧思虑之下，犹如"火上浇油"，伤脾致泄更甚。初诊时患者诉腹痛泄泻、夜寐梦多、纳差、乏力，方以逍遥散合痛泻要方加味治疗以抑肝扶脾、健脾止泻。方中柴胡疏肝解郁，使肝气得以条达为君药。当归养血和血，焦白术补脾燥湿以培土；炒白芍缓急止痛，养血柔肝；共为臣药。陈皮理气燥湿，醒脾和胃；防风升散，助炒白芍疏散肝郁，配伍焦白术鼓舞脾之清阳，且可祛湿止泻，为脾经引药；党参补益中焦，茯苓健脾渗湿以止泻，薄荷遏肝郁之气，透达肝经郁热，神曲、麦芽、焦山楂健脾和胃消食，共为佐药。炙甘草补益中焦，调和诸药为使药。全方可疏肝解郁，调和脾胃，健脾止泻，使肝气得疏，脾胃得健，从根本上治疗肝郁脾虚型泄泻。二诊患者伴饱腹感，眠差，加用厚朴行气导滞，首乌藤助眠安神，郁金解郁安神。三诊患者因中焦脾胃之气尚未恢复，腹部亦感寒邪，故加用桂枝解表散寒，温阳化气，生姜温中焦脾胃之寒。使寒邪得去，脾弱得复。四诊时患者症状消失，予以巩固治疗。该患者兼有失眠、情绪抑郁等症状，全程给予疏导情志，怡情益志。

（四）泄泻/脾胃虚寒，清阳不升证

基本情况：马某，女，78 岁。2020 年 8 月 31 日就诊。

主诉：大便溏泻 10 余年。

简要病史：10 余年来患者间断大便溏泻，时有腹痛，进食果蔬、生冷及腹部受凉后即泻下如水，曾于某中医诊所服中药汤剂（具体不详）以缓解症状，疗效一般，上述症状间断发作；为求进一步治疗，特到我院门诊。现症见：神志清，精神差，大便溏泻，冬日手握铁制门把手亦可致大便每日 6～8 次，乏力困倦，时有畏风怕冷，纳可，眠可，小便调，舌质淡暗，苔薄白，脉沉力弱。

辨病诊断：泄泻。

辨证诊断：脾胃虚寒，清阳不升证。

治法：温中散寒，益气升清，健脾止泻。

方药：附子理中汤合补中益气汤加减。黑顺片 10g，炙黄芪 45g，淡干姜 12g，党参 30g，炒白术 30g，云茯苓 25g，广陈皮 10g，上肉桂 6g，川羌活 6g，关防风 6g，升麻

6g，北柴胡 10g，炙甘草 10g。10 剂，日 1 剂，水煎 400ml，分早晚两次空腹温服。

9 月 11 日二诊：患者服药第 3 天后大便每日 2～3 次，畏风怕冷、乏力困倦减轻，舌脉同前，继予上方 6 剂，服法同上。

9 月 18 日三诊：服药后腹泻未作，已可食用果蔬，舌质较前红润，苔薄白，脉稍沉，患者要求继续服药，原方 8 剂以资巩固。

按语 泄泻的主要病变在于脾胃与大小肠。其致病原因，有感受外邪，饮食所伤，七情不和及脏腑虚弱等，但主要关键在于脾胃功能障碍。《黄帝内经》云："中气不足，溲便为之变。"《景岳全书·泄泻》指出："肾为胃关，开窍于二阴，所以二便之开闭，皆肾脏之所主，今肾中阳气不足，则命门火衰……阴气盛极之时，即令人洞泄不止也。"该患者长期泄泻，致脾胃虚弱，清阳不升，加之久病及肾，终致脾肾两虚，故治当温中散寒，益气升清，健脾止泻，方用附子理中汤合补中益气汤加减。方用黑顺片辛温，归心、脾、肾补火助阳，炙黄芪味甘微温，入脾、肺经，补中益气，升阳固表，二者共为君药；淡干姜温中散寒以助附片之温，党参健脾益气、炒白术健脾益气以助黄芪之补，共为臣药；云茯苓健脾渗湿，上肉桂温阳散寒，广陈皮理气健脾，川羌活、关防风轻清胜湿，正如《医宗必读》"湿为土病，风为木药，木可胜土，风亦胜湿，所谓下者举之是也"之风能胜湿意；升麻、北柴胡升清，共为佐药；炙甘草一则补脾益气，二则调和诸药，用以为使，诸药合用，共奏温中散寒，益气升清，健脾止泻之功。庞师认为"外治之理即内治之理"，故在调护方面，运用外治法事半功倍。其一，嘱其对胃部进行保暖，胃脘部进行中药热敷；其二，可以通过穴位按摩，比如天枢、中脘、足三里等穴，进行局部按摩；其三，对背腧穴进行督脉灸以温阳通脉，提高五脏六腑功能。

五、便秘医案

便秘是指粪便在肠道内滞留过久，秘结不通，排便周期延长，但粪质干结，排出艰难，或粪质不硬，但便而不畅的病证。病因主要责之于饮食不节、情志失调、外邪犯胃、禀赋不足等。病机多是热结、气滞、寒凝、气血阴阳亏虚，进而出现大肠传导失司，功能失常致大便排出困难。治疗当分清虚实，辨证施治。

庞国明教授认为本病治疗应"从虚论治、从运脾入手"。中医学认为脾为后天之本、主运化，一是运化食物，脾气促进食物的消化和吸收并转输其精微至四肢百骸，同时将糟粕部分转输大肠形成粪便排出体外；二是运化水液，脾气能够转输水精、调节水液代谢，促进大肠水液的平衡，以起"运肠通便"之功效。便秘一病，皆因脾的运化功能失司，导致津液敷布无常、阴液匮乏、肠道干涸，终致"无水行舟"出现便秘。

（一）便秘/肝肾阴虚，燥热内结证

基本情况：王某，女，73 岁。2019 年 9 月 20 日就诊。

主诉：大便干结、排便困难 2 年。

简要病史：患者近 2 年来出现大便干结，排便困难，3～4 日一行，间断服用通便药物治疗，效果欠佳。今为求系统治疗，前来就诊。刻下症：口干渴，偶见头晕、头痛，不伴视物旋转，时有耳鸣，手足心热，心烦，盗汗，双手掌发红，入睡困难，小便频，夜尿2～3次，大便干结，3～4日一行。舌质红，苔薄黄，脉细滑数。既往11年前体检时查血糖偏高，诊断为2型糖尿病，平素服药不规律，血糖未按时检测。

辨病诊断：便秘。

辨证诊断：肝肾阴虚，燥热内结证。

治法：滋阴清热，通腑泻浊。

方药：自拟降糖通便汤加减。生地黄30g，油当归10g，桃仁10g，生白芍30g，天冬10g，麦冬10g，茯苓30g，柏子仁30g，炒枣仁30g，太子参30g，丹参30g，玄参10g，桔梗10g，地骨皮30g，生大黄（后下）6g，生甘草3g。5剂，日1剂，水煎400ml，早中晚餐前温服。

并嘱其控制饮食，调畅情志。在饮食控制，运动锻炼基础上给予口服降糖药物治疗。

9月26日二诊：上方服5剂后患者诉排便较前轻松，偶有矢气，乏力困倦，但大便仍干。中药守原方去茯苓、丹参，加生白术30g、生枳实15g，10剂，日1剂，早中晚餐前温服。

10月7日三诊：患者诉服此药后排便周期较前明显缩短，1～2日可行一次，排便时间缩短，便质转软。依据患者目前情况，给予中成药调中通便丸服用以巩固疗效。

按语 此案属阴亏燥热内结之证，皆因患者年事已高，素病消渴，肝肾亏虚，日久致内热滋生，所述耳鸣、手足心热、盗汗等皆因肝肾阴亏所致。阴亏日久致体内阴液匮乏，肠道亦缺乏津液濡润而干涩难行，无水行舟致大便排出困难，应以滋阴清热，通腑泻浊为治疗大法。方中重用滋补肝肾之阴的生地黄；同时加用天麦冬、生白芍、太子参、玄参以养阴生津；茯苓健脾和胃，淡渗祛湿；地骨皮以清退虚热；油当归、桃仁、丹参以行气活血；柏子仁、炒枣仁可养阴安神定志，同时二药质润多脂，兼能润肠通便；生大黄通腑泄浊，荡涤肠胃；桔梗有宣肺之力，且能载药上行，"肺与大肠相表里"，肺气得宣，腑气得通。生甘草性甘平，补脾气，兼具调中之效，后患者有乏力症状，大便较前好转，加用生白术以健脾益气通便；生枳实以理气导滞。全方共奏滋阴清热、通腑泻浊之效，使内热得清，燥热得除。因燥热并非一日形成，故治疗过程中应注意后期养阴清热以巩固疗效。

（二）便秘/瘀血阻滞，肠失濡润证

基本情况：李某，男，51岁。2020年5月20日就诊。

主诉：大便干结半年。

病史：患者近半年来大便干结，排便困难，2～3日一行，且每日睡眠不足4小时，兼见乏力困倦，头晕，不伴头痛，大便干结，排便困难。患糖尿病5年来，长期自服保健品治疗，自测空腹血糖在11mmol/L左右，餐后2小时血糖在18mmol/L左右。今日来诊，刻下症：乏力困倦，晨起头晕明显，面色晦暗，眼周尤甚，偶有上肢皮肤瘙痒，入睡困难，眠中易惊醒，纳食尚可，小便正常，大便干结，舌质紫暗，舌体胖，苔薄腻，脉弦缓。测FPG 13.0mmol/L，早餐后2h PG 24.3mmol/L。血压110/60mmHg。

辨病诊断：便秘。

辨证诊断：瘀血阻滞，肠失濡润证。

治法：活血化瘀，运肠通便。

方药：自拟方。熟地黄 30g，桃仁 10g，当归 20g，赤芍 10g，川芎 10g，柴胡 12g，川牛膝 30g，川连 6g，肉桂 3g，丹参 50g，生龙牡各 30g，柏枣仁各 30g，夜交藤 50g。5剂，日 1 剂，水煎 400ml，早晚温服。

在饮食控制，运动锻炼基础上给予专病专药糖尿康片 10 片，每日 3 次，口服，黄连降浊丸，10 丸，每日 3 次，口服。

5 月 26 日二诊：服上药后患者诉入睡较前好转，大便 2 日 1 次，便质转软，排便困难较前好转，同时自测 FPG 9.0mmol/L，但仍有皮肤瘙痒，嘱其守原方加地肤子 30g，继续服 10 剂。

6 月 3 日三诊：自诉近期测 FPG 8.5mmol/L，早餐后 2h PG 12mmol/L。皮肤瘙痒减轻，服药后大便每日 1 次，但仍有排便无力，查舌质暗，苔薄白，脉沉细滑。降糖药物继续服用，中药汤剂守原方加生白术 30g、生黄芪 30g 以增健脾助运之力。

治疗 50 天后随访，患者诉睡眠较前明显改善，大便每日 1 次，排便顺畅。嘱其坚持治疗，按时用药，控制饮食，监测血糖。

按语 此案属瘀血内阻型便秘，久病致正气亏虚，"气为血之帅，气行则血行"，气虚不能行血，致脉络瘀血阻滞，瘀血阻滞则气机运行不畅，终又致津液敷布受阻而发为本病，本案中患者面色晦暗，眼周尤甚，皆是瘀血内阻之征象，瘀血阻滞，脑窍失养出现失眠。治疗则以活血化瘀。运肠通便为大法。方中配伍桃仁、川芎、赤芍、丹参、牛膝等活血行气、行滞之品，重在使气血运行通畅则体内津液敷布正常，津液行则肠道干涩得以缓解，大便自可排除；熟地黄滋阴生津润燥；柴胡疏肝行气，且肝主疏泄，肝气得疏则周身气机得通，津液运行通畅；黄连与肉桂合用，取交泰丸之意，以交通心肾，安神定志；生龙牡重镇安神，柏枣仁以养阴安神，夜交藤安神定志。后患者出现乏力，排便无力的情况，加用生白术以健脾益气，重用生黄芪以补气助运。全方重用活血化瘀之品，以增行气活血之功，津血同源，血行则津行，肠道得津液滋养，则大便自通。

六、胃脘痛医案

胃痛又称胃脘痛，指以胃脘部疼痛为主要症状的病证，常伴见胃脘部痞闷胀满、嗳气、吞酸、嘈杂、恶心、呕吐、纳呆等脾胃症状。

胃痛的病位在胃，但与肝、脾的关系至为密切。胃与脾互为表里，胃主受纳，腐熟水谷，以和降为顺；脾主饮食精微的运化转输，以上升为常。二者同为后天之本，仓廪之官，在生理上相互配合，在病机上亦相互影响。如劳倦内伤，饥饱无常，每多脾胃同病。肝属木，为刚脏，喜条达，主疏泄。肝气横逆，木旺乘土，或中土壅滞，木郁不达；或肝火亢炽，迫灼胃阴；或肝血瘀阻，胃失滋荣，故胃病亦多关乎肝。胃痛是临床上常见的一种病证，西医学的急、慢性胃炎，胃、十二指肠溃疡，十二指肠炎，胃黏膜脱垂，胃癌，胃神经症等病以上腹部疼痛为主症者可参照本病治疗。

胃脘痛/肝胃不和证

基本情况：范某，女，38 岁。2018 年 1 月 11 日初诊。

主诉：胃脘部嘈杂疼痛 3 年，加重 1 个月。

简要病史：3 年前因生气后间断出现胃脘部嘈杂不适、反酸、烧心，偶有疼痛，服雷尼替丁、硫糖铝及中药木香顺气丸、香砂养胃丸等无效，每遇生气后加重。检查胃镜提示：胆汁反流性胃炎。曾服庆大霉素、熊去氧胆酸等症状减轻，但病情反复。近 1 个月再次因情绪激动病情加重，遂就诊。现症见：神志清，精神差，胃脘部嘈杂不适、闷胀疼痛，烧心，平素性情急躁，口干，口苦，头晕，嗳气频频，纳差，二便正常，舌红，苔白厚腻、微黄，脉弦。

辨病诊断：胃脘痛。

辨证诊断：肝胃不和证。

治法：疏肝和胃。

方药：小柴胡汤合左金丸加减。柴胡 20g，黄芩 15g，半夏 15g，黄连 12g，吴茱萸 3g，白芍 20g，连翘 20g，茵陈 20g，乌贼骨 20g，焦三仙各 20g。3 剂，日 1 剂，水煎 400ml，早、晚饭后温服。

忌食生冷及辛辣食物，调情志。

1 月 14 日二诊：服药后，自觉胃脘嘈杂不适减轻，纳食增加，嗳气减少，余症同前。舌红，苔白腻，脉弦。处方对症，上方加枳实 10g 以加强疏肝理气之效。6 剂，水煎服。

1 月 21 日三诊：患者目前精神好，述胃脘部嘈杂症状已基本消失，纳食增加，口干、口苦、头晕等症状相应减轻。舌红，苔薄白，脉弦。上方去乌贼骨，加党参 15g，使邪去后脾胃得复，寓补于清疏之中，使补虚而不腻滞。6 剂，水煎服。

2 月 15 日四诊：服药后，胃脘部嘈杂不适等症状消失，饮食正常，偶感口干口苦，无头晕。舌淡红，苔薄白，脉弦。上方去焦三仙。6 剂，水煎服，巩固治疗。

按语 中医学对胃痛的发病机理早有论述。《灵枢·四时气》云："善呕，呕有苦……邪在胆，逆在胃，胆液泄则口苦，胃气逆则呕苦，故曰呕胆。"《沈氏尊生方》云："胃痛，邪干胃脘病也……唯肝气相乘为尤甚，以木性暴，且正克也。"清代黄元御云："木生于水，长于土，土气冲和则肝随脾升，胆随胃降。"脾胃居于中焦，主司受纳消化功能，脾以升清为顺，胃以降浊为和，清升浊降才能维持人的消化吸收与排泄功能，而这一过程有赖于肝之正常疏泄，使胆汁顺降以利消化。忧思恼怒，肝失疏泄，肝胆郁热逆乘脾胃，胃部症状因此而生。或因饥饱失常、劳倦过度、久病本虚致脾胃虚弱，此时更易诱发肝胆郁滞，使虚者更虚，郁热更重。如果将宏观的中医辨证与微观的病理变化相结合，则本病属幽门开闭功能减退，胃的排空能力低下，此与脾胃虚弱相通；胆汁反流多合并胆道感染，炎症刺激引起十二指肠内压增高，迫使胆汁不能顺降，并逆流入胃，这与中医肝气郁结、疏泄无权、胆汁逆而入胃的理论吻合。该病的关键在于幽门功能低下致胆汁反流于胃，使胃黏膜组织充血、水肿、糜烂，这与中医气滞血瘀，肝气横逆，乘伐胃气，胃失和降，则脾不升清，胃浊上逆的病理变化相通。总之，胆汁反流性胃炎以脾胃气虚、升降失常为发病基础，肝胆郁火移入于胃为其主要病理机制。

庞师认为本病案患者因情志不舒，肝气郁结，木郁化热，横克中土，导致脾胃升降纳运失常，而出现一系列脾胃失和的症状，故本病案症状在脾胃，实因肝胆木郁横乘中土而成，治当清疏肝胆，和胃降逆。故用小柴胡为少阳经之主方，实为肝胆与脾胃同治，具有清疏肝胆，健脾和胃之效；另配《丹溪心法》治疗肝火犯胃证的代表方左金丸，以黄连、吴茱萸相配，一则清泻肝火，二则降逆止呕。诸药合用，可使肝胆疏利，脾胃调和则诸症自除。早期以嘈杂湿热征象为主，故用乌贼骨收敛制酸，待嘈杂好转，去乌贼骨，加党参使邪去后脾胃得复，寓补于清疏之中，使补虚而不腻滞。

七、痞满医案

痞满是指以心下痞塞、胸膈满闷、触之无形、不痛为主症的病证。多因起居失调、饮食不化、气郁痰凝、脾胃虚弱，导致脾失健运，升降失常而成。

痞满虽有表邪误下、饮食不节、痰气阻滞、情志失和、脾胃虚弱等各种不同成因，但其病位皆在于心下，即胃与脾；其病机则多由脾胃素虚，内外之邪乘而袭之，使脾之清阳不升，胃之浊阴不降。还应该指出：以上各种致病因素往往互相关联，如饮食不节，即损伤脾胃，脾胃不健，又易为饮食所伤。肥甘厚味，即酿湿生热，而湿热内聚，既为痰浊之源，又最能阻滞气机的流通等。痞满主要可见于西医学的慢性胃炎、胃神经症、消化不良等疾病；在其他疾病过程中，如出现痞满症状者，可辨证论治。

胃痞/寒热错杂证

基本情况：张某，男，45岁。2019年10月28日初诊。

主诉：间断胃胀1年，加重2个月。

简要病史：2018年9月饮食不节，受凉后自觉胃胀不适，于当地医院就诊行胃镜检查，诊断为幽门水肿。曾服奥美拉唑、阿莫西林及其他中药，服药不规律，用药不规范，常饮食不节即胃胀，多方求医无效，遂来诊。现症见：神志清，精神差，时有胃胀，纳呆，右胁肋部闷痛，耳胀，耳闷，饥饿时伴耳鸣，眼干，大便可，小便黄，舌质淡，苔白，脉弦。

辨病诊断：痞满。

辨证诊断：寒热错杂证。

治法：辛开苦降，和中消痞。

方药：自拟方。柴胡20g，黄芩12g，牡丹皮15g，栀子20g，桂枝20g，赤芍20g，白芍40g，炙甘草20g，茯苓20g，鳖甲15g，泽泻20g，白术10g，附子10g，丹参20g，檀香10g，砂仁10g，党参15g，干姜15g，桃仁10g，蒲黄15g，五灵脂15g，炙麻黄10g，细辛5g，生姜30g。6剂，日1剂，水煎400ml，早、晚饭后温服。

11月14日二诊：胃胀、耳胀减轻，大便稀，每日2次，小便黄，眼睛时感模糊。舌质淡，苔白，脉弦滑。上方去砂仁、檀香，加茵陈30g。6剂，水煎服。

11月20日三诊：胃胀消失，仍耳胀耳闷，眼模糊，小便黄，大便稀，每日3～4次，余无不适。舌质淡，苔黄滑，脉弦。去茵陈、蒲黄、五灵脂，加红花10g、桔梗

12g、枳壳 12g。6 剂，水煎服。

11 月 27 日四诊：时发耳胀，头晕，自汗，余无不适。舌质淡，苔薄黄，脉弦。上方去红花、桔梗、枳壳，加薄荷 6g、夏枯草 30g、升麻 10g、苍耳子 15g、辛夷花 15g。12剂，水煎服，继服巩固治疗，以观后效。

按语 胃痞一证，多因饮食不节、外邪犯胃等原因导致胃气郁滞，胃失和降而病发。本案辨治应该注意两点：一是患者胃胀及右胁部闷痛，为肝胆郁热，横逆犯胃，胃纳脾化失职，故脘胀痞满，肝木横克脾土；二是患者伴耳胀，耳鸣，眼干，为肝火上炎所致，暗耗肝血继而出现肝经阴虚而耳鸣、眼干。方中柴胡、桂枝、鳖甲、白芍、黄芩入肝胆疏木达郁，养阴柔肝；茯苓、甘草健脾培土，渗湿化痰；其中半夏、鳖甲合用，养阴柔肝，散结行滞、和中降逆。肝失疏泄，肝郁气滞，肝血瘀阻，故伍桂枝茯苓丸、失笑散、丹参饮及血府逐瘀汤疏肝化瘀，理气止痛；患者耳闷，为肝火上扰，肾虚痰阻所致，加入栀子、茵陈、薄荷、夏枯草、升麻助柴胡、黄芩以清肝火，配麻黄附子细辛汤合苍耳子、辛夷花以温肾暖水、辛散透窍。诸药配合，使木气条达，脾土运转，肾水温暖，滞消郁散，诸症自除。

八、心悸医案

心悸是指患者自觉心中悸动，惊惕不安，甚则不能自主的一种病证，临床一般多呈发作性，每因情志波动或劳累过度而发作，且常伴胸闷、气短、失眠、健忘、眩晕、耳鸣等症，病情较轻者多为惊悸，病情较重者怔忡，可呈持续性。其发生多因体质虚弱、饮食劳倦、七情所伤、感受外邪及药食不当等，以致气血阴阳亏损，心神失养，心主不安，或痰、饮、火、瘀阻滞心脉，扰乱心神而成。其病理性质主要有虚实两方面。虚者为气、血、阴、阳亏损，使心失滋养，而致心悸；实者多由痰扰心，水饮上凌或心血瘀阻，气血运行不畅所致。治则虚证分别以补气、养血、滋阴、温阳；实证则应祛痰、化饮、清火、行瘀。

心悸/痰热扰心兼瘀证

基本情况：邵某，女，62 岁。2017 年 10 月 13 日就诊。

主诉：间歇性心慌 2 年余。

简要病史：患者 2 年余前无明显诱因突然出现心慌不适，时有胸闷，于郑大一附院诊断为频发房性早搏，予以参松养心胶囊、丹参滴丸等药物治疗，症状虽有缓解但仍反复间歇发作，今来门诊寻求中医治疗。刻下症见：心慌不适，时有胸闷，耳鸣如打鼓状，夜间尤甚，口苦，喉间痰鸣，纳可，二便正常，舌质淡暗，舌苔黄厚，脉结代偏滑。

辨病诊断：心悸。

辨证诊断：痰热扰心兼瘀证。

治法：清热化痰，活血通脉。

方药：黄连温胆汤加减。黄连 10g，广陈皮 10g，姜半夏 10g，茯苓 30g，枳实 10g，姜竹茹 10g，丹参 30g，苦参 30g，甘松 10g，炙甘草 6g。5 剂，日 1 剂，水煎 400ml，早、晚餐后温服。

10月18日二诊：患者诉服药后早搏明显好转，白天几乎消失，夜间仍时发，耳鸣较前明显减轻，喉间痰鸣较前明显减少，口苦减轻，舌淡暗，舌苔薄黄稍腻，脉结代偏滑。效不更方，前方继进7剂。

10月26日三诊：患者服药后早搏已消失，耳鸣较前再减，口苦消失，喉间已无明显不适，胃脘部稍有痞闷，纳稍减，二便调，舌淡红，苔薄白，脉稍弱略滑。患者不愿再服汤剂，故以香砂六君丸口服以益气健脾，和胃化痰巩固治疗。

按语 《医学衷中参西录·论心病治法》："有其惊悸恒发于夜间，第当交睫于甫睡之时，其心中即惊悸而醒，此多因心下停有痰饮。心脏属火，痰饮属水，火畏水迫，故作惊悸也。"痰热扰心，故而心悸时作；痰浊内阻，胸中气机不展，故而胸闷不适；痰热上扰清窍，故而耳鸣如鼓；口苦、喉间痰鸣、舌苔黄厚、脉滑均系痰热内盛之征，故而用方药黄连温胆汤清热化痰，其舌淡暗示内有瘀血，故加用丹参活血化瘀，养心安神。苦参清热燥湿，《神农本草经》谓其"主心腹结气"，《名医别录》云其"养肝胆气，安五脏，定志益精，利九窍"，药理研究也证实苦参及甘松均具有抗心律失常作用，合用以加强疗效。患者心悸消失，又现胃脘部稍有痞闷，纳减，故处以香砂六君丸。

九、胸痹医案

胸痹是指以胸部闷痛，甚则胸痛彻背，喘息不得卧为主症的一种疾病，轻者仅感胸闷如窒，呼吸欠畅，重者则有胸痛，严重者心痛彻背，背痛彻心。其发生多与寒邪内侵、饮食失调、情志失节、劳倦内伤、年迈体虚等因素有关。其病机为心脉痹阻，病位在心，涉及肝、肺、肾等脏。具体病机有虚实两方面，实为寒凝、血瘀、气滞、痰浊，痹阻胸阳，阻滞心脉；虚为气虚、阴伤、阳衰，肺、脾、肝、肾亏虚，心脉失养。本病病性属本虚标实，虚实夹杂，发作期以标实为主，缓解期以本虚为其特点，治疗时当先治其标，后治其本。具体而言，标实当泻，针对气滞、血瘀、寒凝、痰浊而疏理气机、活血化瘀、辛温通阳、泻浊豁痰，尤重活血通脉治法；本虚宜补，权衡心脏气之不足，有无兼见肺、肝、脾、肾等脏之亏虚，补气温阳、滋阴益肾，纠正脏腑之偏衰，尤其重视补益心气之不足。

（一）胸痹/痰浊壅塞证

基本情况：赵某，男，49岁。2020年6月1日就诊。

主诉：间断心前区不适2年余。

简要病史：患者2年余前无明显诱因出现间断心前区憋闷不适，每次持续2~3分钟，经休息及服用参松养心胶囊、美托洛尔后可缓解，饮酒后及劳累后发作，时有气短、呃逆，无胸痛，查动态心电图示：窦性早搏伴差异性传导不等比心房扑动，心房颤动。平素纳眠可，二便调，舌质淡暗，舌体胖大边有齿痕，舌苔白腻，脉细滑。

辨病诊断：胸痹。

辨证诊断：痰浊壅塞证。

治法：通阳散结，祛痰下气。

方药：枳实薤白桂枝汤加减。炒枳实10g，薤白9g，桂枝10g，瓜蒌30g，紫丹参

50g，炒苍白术各 30g，茯苓 50g，薏苡仁 30g，川牛膝 30g，姜半夏 10g，升麻片 3g，生甘草 3g。7 剂，日 1 剂，水煎 400ml，早、晚餐后温服。

6 月 8 日二诊：患者服药后胸闷、气短好转，呃逆减轻，自觉周身乏力，纳眠可，二便调，舌淡暗，舌体仍偏胖，边有齿痕，苔白腻略黄，脉沉细。前方调整薏苡仁至 50g，加佩兰 10g 以醒脾化湿，15 剂，水煎服同前。

7 月 20 日三诊：服药后胸闷、气短消失，但仍有周身乏力困倦，饱食后有心动悸，可自行缓解，自觉头部昏沉，纳眠可，二便调，质淡暗，苔白稍厚，脉沉细。二诊方去薏苡仁，佩兰加至 12g，姜半夏改为 20g，加生晒参 12g 益气扶正，7 剂，日 1 剂，水煎 400ml，早、晚餐后温服。

后电话回访，患者服药后除仍自觉周身稍乏力外余无明显异常，嘱其服用补中益气丸益气健脾以收功。

按语 该患者胸闷、气短，时有呃逆，结合舌脉，其病系胸阳不振，痰浊中阻，气结胸中。故治疗以通阳散结，祛痰下气为主，方用枳实薤白桂枝汤为主加减治疗，正如《金匮要略·胸痹心痛短气病脉证治》云："胸痹，心中痞气。气结在胸，胸满，胁下逆抢心，枳实薤白桂枝汤主之。"方中枳实下气破结，消痞除满；薤白辛温通阳，宽胸散结；共用为君药。桂枝通阳散寒，降逆平冲，瓜蒌涤痰散结，用以为臣。炒苍白术、茯苓、薏苡仁、姜半夏健脾燥湿以祛生痰之源；"津血同源，痰瘀相关"，故配以紫丹参、川牛膝活血化瘀；少用升麻以升清，清升则浊降，共用为佐药。生甘草一则益气补中，二则调和诸药，用以为使，诸药合用，则胸阳振，痰浊除，阴寒消，气机宣畅，则诸症除。二诊时患者舌苔偏黄，考虑有化热之势，故加大薏苡仁用量清热化痰除痹，并加佩兰以醒脾化湿。至三诊时患者胸闷、气短症状消失，苔已不黄，但饱食后仍有心悸不适，舌脉仍系痰浊内阻之征，加之身疲乏力未尽除，故去薏苡仁，更重用半夏以加强化痰散结消痞之功，加用人参以益气扶正，最终以补中益气丸益气健脾而收功。

（二）胸痹/阳虚水停，气机郁滞证

基本情况： 李某，男，91 岁。2020 年 10 月 7 日就诊。

主诉： 胸前区憋闷疼痛 1 周。

简要病史： 冠心病病史 10 余年，平素服用通心络胶囊等治疗，病情相对稳定。1 周前因家庭琐事情志不畅，而出现心前区憋闷疼痛，时有心悸，刻下症：心前区憋闷疼痛，时有心悸，气短，时自汗出，手足不温，双下肢浮肿，小便夜尿频数，便秘，舌淡胖，苔水滑，脉沉无力。

辨病诊断： 胸痹。

辨证诊断： 阳虚水停，气机郁滞证。

治法： 温阳利水，行气解郁。

方药： 真武汤合薏苡附子散加减。薏苡仁 20g，云茯苓 20g，生白术 20g，生白芍 10g，生晒参 15g，生姜片 10g，全瓜蒌 20g，薤白 20g，炒枳壳 15g，炙甘草 15g，淡附片 20g（先煎）。7 剂，日 1 剂，水煎 400ml，早、晚餐后温服。

10 月 18 日二诊：服药后胸前区憋闷疼痛大有缓解，双下肢浮肿减轻，仍气短乏力，动甚则气喘,上方去白芍,加黄芪 30g,继服 5 剂。

10 月 24 日三诊:服药后诸症皆平,嘱服桂附地黄丸以巩固疗效。

按语 患者发病虽与情志不畅有关,但终是阳虚水停,水气凌心,心阳受困,痹阻心脉,筋脉拘挛而成,气郁不舒系其诱因。其手足不温,双下肢浮肿,气短乏力,时自汗出,脉沉无力,舌淡胖,苔水滑皆是阳虚之征;其大便困难系阳虚传导无力,气郁腑气不畅所致。故病机以阳虚水停为主,气机郁滞为次,治宜温阳利水,兼以行气解郁。"胸痹缓急者,薏苡附子散主之",方用附子温里散寒,通阳止痛;薏苡仁淡渗利湿,以导浊阴下行。少阴阳虚水停,真武汤为的对之方,方中以附子温肾暖脾,振奋阳气,温运水湿;生姜宣散水气,白术健脾燥湿,茯苓淡渗利湿,白芍通血脉、柔肝急,诸药合用,使阳气得复,水湿得除。薤白、枳壳、全瓜蒌宽胸理气,祛痰散结,专为心胸憋闷疼痛而设。二诊时气短乏力明显,更加黄芪合生晒参以增强益气扶正之力,药症相符故而病愈。患者平素畏寒怕冷,小便夜尿频数,阳气虚馁已显露端倪,故以桂附地黄丸温补肾阳而进一步巩固治疗。

十、头痛医案

头痛是临床常见病,根据致病原因不同,可以分为外感头痛与内伤头痛两大类。外感头痛多因风、寒、湿、热等邪气,循经上扰,壅滞头窍,而发为头痛。一般起病急,病程短,多伴表证,病性属实,治疗多以祛风散邪为法。内伤头痛,多因情志、饮食、劳倦、房劳、体虚原因,导致肝阳偏亢,痰浊中阻,瘀血阻窍,气血亏虚,肾精不足等病理改变,以致头窍失养,或清窍被扰,而发为头痛。一般病程长,起病缓,多伴肝、脾、肾诸脏功能失调证候,病情复杂,有虚有实,尤易虚实夹杂,治疗多采取补虚泻实,标本兼顾的法则,并应针对头痛部位酌配引经药物。

(一)头痛/肝胃不和,寒热错杂证

基本情况:何某,女,64 岁。2019 年 7 月 1 日就诊。

主诉:头痛 3 天。

简要病史:患者 3 天来无明显诱因头痛不适,以胀痛为主,部位不定,口干苦,心下及两胁不适,纳减,眠一般,大便每日 2～3 次且不成形,小便可,舌暗红,边齿痕,苔白稍厚,脉弦细力弱。

辨病诊断:头痛。

辨证诊断:肝胃不和,寒热错杂证。

治法:清上温下,调肝和胃。

方药:乌梅丸加减。乌梅 30g,桂枝 10g,细辛 3g,党参 12g,淡附片 3g,黄柏 10g,干姜 6g,黄连 10g,当归 10g,青皮 10g,陈皮 10g。颗粒剂,3 剂,日 1 剂,分早、晚沸水 200ml 冲服。

患者药后头痛十去其八,口干苦、心下及两胁不适消失,大便成形,病基本告愈。

按语 "厥阴之为病,消渴,气上撞心,心中痛热,饥而不欲食,食则吐蛔,下之利之止。"经方大家胡希恕先生认为厥阴病与少阳病相对，是半表半里之阴证，它与少阳病是在同一病位上，所反映的是阴阳两种相对立的证，其病证属上热下寒。该患者口干可与"消渴"对应，其头痛可与"心中痛热"相对等，盖厥阴病气上冲心则心中痛热，若气上冲头则头痛不适，加之口苦，上热之征已明；其纳减可对应"不欲食"，加之大便不成形，下寒亦显，据此选用乌梅丸寒热同治，因其心下及两胁不适，故遵叶天士经验加青皮、陈皮以疏肝理气，药证相符，故疗较著。古人云"六经钤百病"，仲圣自序"虽未能尽愈诸病，庶可以见病知源。若能寻余所集，思过半矣"，临证之际，仲景书不可不读也！

再者，胡希恕老先生主张方证相应，认为方证辨证是一种快捷的、高效的、尖端的辨证模式，该患者首先表现为寒热错杂之证，符合厥阴病病机，再从其大便不成形入手，作为认证的着眼点，《伤寒论》原方中乌梅丸条文后明确指示"又主久利方"，故而选用乌梅丸，完全符合中医"异病同治"的原则。

（二）头痛/阴血亏虚，少阳不利证

基本情况：马某，女，22岁。2018年3月5日就诊。

主诉：头痛1周。

简要病史：患者1周来无明显诱因出现头痛不适，以左侧太阳穴部阵发性疼痛为主，伴同侧牙齿发痒，症状日间明显，夜间可减轻，易汗出，纳眠可，二便调，舌淡红，苔白偏厚，脉弦细。1月余前曾行人流手术，术后无任何不适。

辨病诊断：头痛。

辨证诊断：阴血亏虚，少阳不利证。

治法：养血和营，疏利少阳。

方药：柴芩四物汤加减。柴胡10g，黄芩6g，半夏6g，白芍15g，当归10g，白芷10g，蔓荆子10g，甘草6g。3剂，日1剂，水煎400ml，早、晚空腹温服。

后电话随访，服药后头痛消失。

按语 头痛分外感及内伤两端，患者无明显外感症状，其头痛当属内伤。患者1月余前有人流手术史，致气阴血受损，此其虚也；其头痛发于偏侧，则系少阳经头痛，齿痒者有风，日重夜轻者，亦示阴不足而阳偏盛，结合舌脉，故选柴芩四物汤加减为治，小柴胡汤疏利少阳，当归、白芍滋阴养血，蔓荆子清利头目，白芷祛风止痛，诸药合用，共奏养血和营、疏利少阳之功。

（三）头痛/风热上扰兼肝郁证

基本情况：许某，女，39岁。2020年3月25日就诊。

主诉：头痛10余年，加重1周。

简要病史：患者间断头痛已逾10年，以前额为主，性质不定，痛时伴恶心呕吐，劳累、生气、日晒、经期均可诱发，每次持续可长达1日，口干不苦，急躁易生闷气，服用复方对乙酰氨基酚片可立即缓解。舌淡红，苔薄白，脉细滑。

辨病诊断：头痛。

辨证诊断：风热上扰兼肝郁证。

治法：疏风清热，养血疏肝。

方药：清上蠲痛汤加减。川芎 20g，当归 15g，防风 10g，白芷 10g，羌活 10g，菊花 15g，黄芩 10g，麦冬 15g，蔓荆子 10g，吴茱萸 6g。6 剂，日 1 剂，水煎 400ml，早、晚空腹温服。

4 月 15 日二诊：服药后头痛基本消失，以头昏蒙为主，余无明显不适，劳累、日晒未再诱发，首方减川芎用量为 12g，继服 6 剂。

后电话随访，诸症消失而病愈。

按语 清上蠲痛汤出自明代龚廷贤《寿世保元》，书中指出本方"治一切头痛之主方，凡头痛不问左右偏正新久皆效"，该方具体有清热、疏风、养血、祛瘀、养阴、祛寒之功。临证之时，但凡无明显寒热虚实之见者，均常取本方化裁加减而取效。该患者头痛日久，病久则多兼有瘀，急躁易生闷气乃肝郁有热之征，脉细多示阴血不足，痛时伴恶心呕吐提示中焦有寒，与本方之功效大致相符，故加减予以，服药后症减，二诊以该方稍作加减，最终病愈。

十一、眩 晕 医 案

眩是眼花或眼前发黑，晕指头晕甚或感觉自身或外界景物旋转，二者常同时并见，故统称为"眩晕"。轻者闭目即止；重者如坐舟船，旋转不定，不能站立，或伴恶心、呕吐、汗出，甚则昏倒等症状。其病因主要有情志、饮食、体虚年高、跌仆外伤等方面。其病性有虚实两端，属虚者居多，如阴虚易肝风内动，血虚则脑失所养，精亏则髓海不足，均可导致眩晕。属实者多由于痰浊壅遏，或化火上蒙而发为眩晕。治疗则当补虚泻实，调整阴阳。虚者当滋养肝肾，补益气血，填精生髓；实证当平肝潜阳，清肝泻火，化痰行瘀。

（一）眩晕/肝郁气滞，痰浊上扰证

基本情况：董某，女，39 岁。2019 年 7 月 23 日就诊。

主诉：头晕 1 月余。

简要病史：1 月余前因生气后出现头晕不适，伴有心慌，未行诊治，刻下症见：体形偏胖，头晕不适，时有心慌，情绪波动时症状加重，自觉周身乏力，口中和，纳眠可，二便调，经来色暗、有块，量稍多，经前乳胀及腰酸困不适，舌暗红，苔薄白，脉弦细。

辨病诊断：眩晕。

辨证诊断：肝郁气滞，痰浊上扰证。

治法：疏肝降气，化痰息风。

方药：四逆散合半夏白术天麻汤加减。北柴胡 12g，炒白芍 30g，炒枳壳 10g，姜半夏 10g，明天麻 10g，化橘红 10g，川桂枝 6g，川牛膝 30g，川厚朴 10g，甘松 10g，生甘草 6g，生姜 10g，大枣 6g。颗粒剂，3 剂，日 1 剂，分早、晚沸水 200ml 冲服。

7 月 30 日二诊：服药后头晕较前缓解，气短、心慌较前改善，仍觉周身乏力，遇情绪波动易惊，纳眠可，二便可，舌淡嫩，苔薄白，脉弦滑。前继服 12 剂，另予以琥珀胶囊每次 6 粒，每日 2 次随汤剂口服。

按语 眩指眼花，晕指头晕，二者常同时并见，故统称为"眩晕"。轻者闭目即止，重者如坐车船，旋转不定，不能站立，或伴恶心、呕吐、汗出，甚则昏倒等症状。关于其病因，历代论述颇多。《素问·至真要大论》有"诸风掉眩，皆属于肝"，《灵枢·口问》言"上气不足"，《灵枢·海论》言"髓海不足"。朱丹溪则认为"无痰不作眩"，张景岳指出"眩晕一证，虚者居其八九，而兼火、兼痰者不过十中一二耳"，认为"无虚不作眩"。

患者病始于生气后，肝失疏泄，肝气上逆，加之体形偏胖，素体痰湿内盛，痰随气升，上阻清窍，清阳不升，故而发为眩晕。故用四逆散以疏肝理气，半夏白术天麻汤息风化痰，二者合用，肝气条达，痰湿消除，则眩晕可愈。二诊后患者症状缓解，但遇情绪波动易惊，显系肝气仍未平复，故加琥珀胶囊镇心安神。另患者气短亦系气机不畅之症，切莫认证为虚，只需使气机调畅，则可自除！

（二）眩晕/气血亏虚证

基本情况：郭某，女，28 岁。2020 年 5 月 6 日就诊。

主诉：反复发作头晕 1 月余。

简要病史：1 月余前无明显诱因反复发作头晕不适，自觉眼前发黑，体位由下蹲到起立时明显，晨轻而暮重，自发病以来，形体偏瘦，头昏沉不适，口干，纳可，二便调，眠浅易醒，舌质淡白，舌苔中根厚稍黄，脉沉细缓。

辨病诊断：眩晕。

辨证诊断：气血亏虚证。

治法：补益气血。

方药：八珍汤加减。生晒参 12g，云茯苓 25g，炒白术 15g，炙甘草 5g，缩砂仁 6g，广陈皮 10g，姜半夏 10g，广木香 6g，熟地黄 12g，油当归 12g，炒白芍 15g，川芎片 6g，明天麻 12g。3 剂，日 1 剂，水煎 400ml，早、晚空腹温服。

5 月 9 日二诊：服药后头晕较前改善，调整治则以益气升清为主，方用补中益气汤加减，具体如下：炙黄芪 45g，生晒参 12g，北柴胡 6g，绿升麻 6g，油当归 15g，熟地黄 25g，缩砂仁 6g，蜜麻黄 10g，菟丝子 10g，巴戟天 10g，枸杞子 6g，桂枝 15g，炙甘草 6g。6 剂，日 1 剂，水煎 400ml，早、晚空腹温服。

5 月 15 三诊：服药后诸症痊愈，血压正常，二诊方再进 6 剂以资巩固。

按语 眩晕一症，总不离虚实两端，结合舌脉，该患者证当属气血亏虚，故首诊以八珍汤气血双补，因其舌苔中根厚稍黄，更入二陈化痰和胃，血虚则肝用易亢，加入天麻以平肝定眩，药后眩晕好转，但仍未根除。《灵枢·口论》云："故上气不足，脑为之不满，耳为之苦鸣，头为之苦倾，目为之眩。"患者病势晨轻暮重，且由下蹲到起立时明显，当系清阳升不能上升，脑窍失养所致，故二诊调整方药以补中益气汤益气升清，更加菟丝子、巴戟天、枸杞子补肾以助元气之根，麻、桂以鼓动气机，药证合拍而病愈。

（三）眩晕/痰浊蒙窍证

基本情况：赵某，女，61 岁。2020 年 8 月 11 日就诊。

主诉：头晕半月余。

简要病史：患者半月余前外感后出现头晕目眩，头重脚轻，神疲乏力，动则汗出，面色苍白，时有耳鸣，入睡困难，大便溏，每日 2~3 次，小便正常，舌淡偏胖，苔白滑，脉细滑。

辨病诊断：眩晕。

辨证诊断：痰浊蒙窍证。

治法：温阳健脾，祛风化痰。

方药：理中汤合五苓散加减。生晒参 10g，炒白术 10g，淡干姜 10g，嫩桂枝 10g，云茯苓 10g，粉葛根 10g，车前子 10g，蔓荆子 10g，肥猪苓 10g，建泽泻 10g，关防风 10g，荆芥 10g，炙甘草 10g。4 剂，日 1 剂，水煎 400ml，早、晚空腹温服。

8 月 15 日二诊：患者服药后眩晕减轻，精神好转，大便基本成形，每日 1~2 次，汗出较多，动则更甚，眠差，时有耳鸣，舌脉同前。前方去车前子、猪苓，加细辛 9g、石菖蒲 15g、川芎 25g、五味子 15g，水煎服，继服 5 剂。

8 月 20 日三诊：服药后除仍汗出较多外余症均愈，二诊方去荆芥、防风，加生黄芪 30g、煅龙骨 30g、煅牡蛎 30g，继服 5 剂。

后电话随访，汗止病愈。

按语 《素问·生气通天论》云："阳气者，精则养神，柔则养筋。"头为诸阳之会，痰浊邪气闭阻清窍，必影响阳气功能正常发挥而表现为头眩目晕、精神不振、耳鸣、头重脚轻等症状，患者舌淡胖，苔白滑，脉细滑，显系痰浊上泛、蒙蔽清阳之征。故治疗以温阳健脾，祛风化痰为主，用药遵仲景"病痰饮者，当以温药和之"之旨，方用理中汤合五苓散加减。方用蔓荆子清利头目；炙甘草一则益气补中，二者可调和诸药。干姜、生晒参温中健脾，振奋清阳；白术健脾燥湿以输布津液；茯苓、车前子、猪苓、泽泻淡渗利水以导湿下行；桂枝合干姜温助阳气，合苓、泽以化气行水，专为浊阴而设。葛根、防风、荆芥兼散外感残留之邪。二诊时耳鸣、眠差，故加石菖蒲、细辛以化湿开窍，五味子、川芎以调肝安神。三诊汗多，其外邪已除，故加用黄芪、龙骨、牡蛎以益气固表，收涩止汗，最终获全效。

十二、失眠医案

失眠，中医又名"不寐"，是以经常不能获得正常睡眠为特征的一类病证，主要表现为睡眠时间、深度的不足，轻者入睡困难，或寐而不酣，或醒后不能再寐。其常见病因包括饮食不节、情志失常、劳逸失调、病后体虚，其基本病机为阳盛阴衰，阴阳失交，或阴虚不能纳阳，或阳盛不得入于阴。庞国明教授认为失眠的病因病机大致有四：①饮食不节，胃气失和；②情志失调，躁扰心神；③劳逸失度，心肾不交；④慢病缠绕，心神不安。目前西医对该病的治疗缺乏特异疗法，往往存在残留效应、遗忘效应、停药反应、依赖成瘾等特点，疗效欠佳，停药后症状易反复，长期服用具有一定不良反应等缺点。中医中药治疗失眠具有简、便、廉、验、副作用小的优势。庞国明教授从中医角度治疗该病，辨证准确、内外合治，治疗失眠具有见效快、疗效好、不易复发等特点。

（一）不寐/肝郁化火，痰湿内扰证

基本情况：林某，男，37岁。2018年6月18日就诊。

主诉：失眠1年，加重半个月。

简要病史：患者自诉因工作压力大、应酬多，经常熬夜到下半夜，造成1年多夜卧不宁、睡眠不实，主要表现为入睡难，睡中易惊醒，多梦，严重时彻夜不眠，次日则头昏不清，心烦健忘，体倦肢酸，有时自汗盗汗，脘腹痞闷，食欲好，大便干。西医诊断为失眠（神经官能症），经常服用镇静安眠药（艾司唑仑片等），有脂肪肝病史，因服用西药出现口干、便结而求助于中医。既往高血压病史3年，测血压160/100mmHg，高脂血症病史1年。舌质红，苔白，脉弦滑。

辨病诊断：不寐。

辨证诊断：肝郁化火，痰湿内扰证。

治法：疏肝泻火，清热安神。

方药：疏肝助眠汤加减。茯苓30g，菖蒲30g，郁金15g，牡丹皮15g，炒栀子10g，合欢皮30g，酸枣仁30g，珍珠母30g，黄连10g，肉桂3g，莲子心10g，大黄5g，甘草6g。颗粒剂，6剂，日1剂，早、晚沸水冲服。

琥珀胶囊12粒（6g），睡前温开水送服。

注意事项：①饮食清淡，按时作息，睡前温水浴足，配合按摩手心（劳宫穴）、足心（涌泉穴）。②适当增加运动，以促进血液循环，改善脏腑功能。

6月26日二诊：治疗后睡眠略改善，睡眠时间亦略有延长，体倦乏力明显减轻，仍睡中易惊醒，夜间口干，偶见盗汗，大便干结。予上方大黄倍量，以增通腑泄浊、引热下行之功。取药10剂，注意事项同前。

7月6日三诊：睡眠时间延长，睡中有时因口干而自醒，喝少量温水再睡，心烦健忘改善，但大便仍干结。口干考虑与仰卧张口呼吸有关，故嘱其睡眠时取侧卧位，另外煎药时大黄后入，以增加通便泄热之功。取药10剂。

7月16日四诊：自述睡眠质量明显改善，一夜能睡6小时左右，夜间醒1~2次但很快又能入眠，盗汗消失，大便通畅。效不更方，再予10剂。另外嘱其适当食用莲子、百合、麦仁、山药等安神助眠食品，并养成按时作息的习惯。后患者间断服药20剂，精神面貌明显改善，自述偶尔因应酬、劳累失眠几天，不用服药仅通过生活起居调理即可恢复。

按语　失眠中医称为"不寐""不得眠""不得卧"。中医学认为，引起失眠的病因无外乎思虑劳倦、内伤心脾，阳不交阴、心肾不交，阴虚火旺、肝阳扰动，心胆气虚、心神失守等因素，饮食丰盛、运动缺乏、忧愁思虑是导致本病发生的直接原因。因此，治疗宜解郁清心，安神定志。药用茯苓配菖蒲、郁金以宁心安神，开窍化痰，行气解郁；合欢皮、酸枣仁、珍珠母合用，养心开郁，宁心定志，镇心安神；黄连与肉桂，取交泰丸之意，寒热并用，水火既济，以清心火，交通心肾；用莲子心清心除烦，平肝安神；甘草调和药性。诸药合用，共奏解郁清心、安神定志之功效。伴见心烦意乱者，加牡丹皮入肝胆血分，以清泄其郁火；炒栀子入营分，能清上焦心肺之热；琥珀以清心泻火，凉血除烦；兼见心悸健忘者，加制首乌、莲子以补益精血，养心安神；大便干结者，加大黄以通泻腑实，引热下行；口苦、舌苔黄腻者，加半夏、陈皮、生姜以燥湿化浊；瘀血征象明显者，加桃仁、红花以活血化瘀、通窍安神。

（二）不寐/心肾不交证

基本情况：李某，女，62岁。2013年8月26日就诊。

主诉：间断口干、多饮、多尿6年，失眠2年。

简要病史：患者于6年前因饮食不节出现口干、多饮、多尿，体重下降，在当地医院诊断为2型糖尿病，予口服降糖药物治疗，现口服格列美脲片2mg，每日1次，二甲双胍片0.25g，每日3次。FPG在7mmol/L左右，2h PG在10mmol/L左右。2年前开始出现失眠，难以入睡，病情渐重，间断口服地西泮片治疗，同时伴有心烦，口苦，大便不调，舌红少津，苔薄黄，脉细数。

辨病诊断：不寐。

辨证诊断：心肾不交证。

治法：交通心肾，清心安神。

方药：交济安神汤。川黄连10g，肉桂3g，酸枣仁60g，夜交藤30g，钩藤10g，天麻10g，珍珠母30g，五味子10g，琥珀10g（冲服），炙甘草6g。5剂，水煎服，日1剂。

配合自拟安神贴神阙穴贴敷，每日睡前1次。

9月1日二诊：服药后睡眠好转，心烦、口苦减轻，上方加龙骨30g，牡蛎30g，继服5剂，仍配合自拟安神贴神阙穴贴敷，每日睡前1次。

9月7日三诊：口干、多饮、心烦、口苦症状均消失，每夜可入睡6小时以上。继服上方5剂，巩固疗效。随访半年睡眠良好。

按语 早在《黄帝内经》中便有对昼精夜寐的论述。如《素问·生气通天论》中明言："故阳气者，一日而主外，平旦人气生，日中而阳气隆，日西而阳气已虚，气门乃闭。是故暮而收拒，无扰筋骨，无见雾露。"《黄帝内经》认为自然界昼夜交替的变化规律，导致了人体阴阳消长的周期性变化，白昼阳盛于外阴敛于内，人体则劳作活动；夜间阳虚入阴阴盛主夜，人体则静息入眠，即为昼精夜寐形成之过程。若阴阳消长失调，阴阳失交，则生不寐。在《黄帝内经》中，不寐被称为"不得卧""目不瞑"。劳逸失度可致消渴及不寐，如《外台秘要·消渴消中》云："房事过度，致令肾气虚耗故也，下焦生热，热则肾燥，肾燥则渴。"肾燥阴衰于下，不能上承于心，心肾失交，水火不济，心火妄动，心神不宁，夜寐不安。症见不眠，心烦，口苦，大便不调。舌红少津，苔薄黄，脉细数。治以交通心肾，清心安神。方选庞国明教授经验方交济安神汤加味。药用川黄连、肉桂、酸枣仁、夜交藤、钩藤、天麻、珍珠母、五味子等。本方用黄连清心泻火以制偏亢之心阳，用肉桂温补下元以扶不足之肾阳；心火不炽则心阳自能下降，肾阳得扶则肾水上承自有动力。水火既济，交泰之象遂成，夜寐不宁等症便可自除。酸枣仁养心血益肝阴，为治失眠多梦之要药，钩藤、天麻、珍珠母为平抑肝阳、息风定惊之佳品，珍珠母为镇惊安神之要药。五味子可补益心肾，宁心安神，善治心神失养或心肾不交之失眠多梦。

（三）不寐/痰热扰心证

基本情况：林某，男，35 岁。2020 年 11 月 16 日就诊。

主诉：眠差 1 个月。

简要病史：1 个月前戒烟酒后出现入睡困难，睡后多梦易醒，偶有胸闷，胁肋部不适，纳可，二便调，舌淡胖，苔白腻，脉沉弦。

辨病诊断：不寐。

辨证诊断：痰热扰心证。

治法：清热化痰，和中安神。

方药：黄连温胆汤加减。川黄连 10g，姜半夏 10g，炒枳实 10g，广陈皮 10g，云茯苓 50g，石菖蒲 10g，广郁金 10g，淡竹茹 10g，北柴胡 10g，炒栀子 10g，淡豆豉 10g。颗粒，10 剂，日 1 剂，早、晚沸水 200ml 冲服。另配合：琥珀胶囊，每次 6 粒，每日 3 次，随药冲服。

11 月 26 日二诊：服药后睡眠明显改善，每夜不服安眠药可睡 6 小时，近来大便次数较多，每日 3 次但成形，怕冷，腰酸痛，偶耳鸣，小便正常，前方去淡豆豉，调整半夏为 30g、茯苓为 60g，加上肉桂 6g，颗粒剂，继服 12 剂，用法同前。

按语 患者病始于戒烟酒后饮食不节。饮食不节，肠胃受伤，宿食停滞，酿为痰热，壅遏于中，痰热上扰，胃气不和，以致不得安寐，正如《素问·逆调论》所云："胃不和则卧不安。"故首诊以黄连温胆汤清热化痰，和中安神，痰积于内，必影响血液运行而致瘀阻于内，更加重失眠，故合石菖蒲、广郁金取菖蒲郁金汤之义化痰活血开窍，炒栀子、淡豆豉清心除烦，北柴胡疏肝以调节气机，药后睡眠明显改善，二诊时大便次数增多，故增加半夏、茯苓以加强化痰健脾之力，因其怕冷、腰酸痛，更加上肉桂温补下焦元阳。

（四）不寐/少阳不利，气血不和证

基本情况：付某，女，37 岁。2020 年 11 月 7 日就诊。

主诉：失眠半年余。

简要病史：患者于半年前行胆囊切除术，手术之后睡眠较差，一直持续至今，每日入睡困难，直到凌晨 2 点左右方可入睡，但睡后易惊醒，至凌晨 5 点左右则不能再睡，近因工作忙碌睡眠更差，每晚只能睡 4 小时左右，日间疲倦烦躁，痛苦不堪。刻下症见：精神较差，心烦不寐，头昏，肢体困重，口干口苦，纳可，二便调，舌淡红，苔薄白水滑，脉弦细。

辨病诊断：不寐。

辨证诊断：少阳不利，气血不和证。

治法：和解少阳，调和气血，镇静安神。

方药：柴胡桂枝汤加减。北柴胡 15g，黄芩 10g，泽泻 20g，生晒参 10g，生姜 15g，

大枣 15g，生甘草 10g，嫩桂枝 15g，炒白芍 15g，法半夏 20g，生龙骨 30g，生牡蛎 30g，炒白术 20g。4 剂，日 1 剂，水煎 400ml，早、晚空腹温服。

11 月 12 日复诊：患者服上药后，睡眠较前改善，不服安眠药亦能睡 4 小时，但仍入睡困难，头昏及肢体困重明显好转，白天汗出较多，乏力。苔薄白而润，脉弦细。上方加五味子 10g、川芎 20g，继服 3 剂。

11 月 15 日三诊：服药后睡眠改善明显，已能睡 5 个多小时，纳显增，自觉晨起轻微头痛，舌脉同前，二诊方药进 5 剂。

后电话回访，患者服药后每晚可睡 5～6 小时，入睡较快，睡眠较好，病情稳定。

按语 不寐是临床常见病，其病因病机较为复杂，一般认为痰、火、瘀、湿、虚是其病理根源，概其病机，系阴阳失调，气血失和。本案失眠发于胆囊切除术后，其病机为少阳经气不利，气郁津滞，气血不和。肝胆气郁，郁而化热，胆热循经上扰心神则不寐；三焦不畅，津凝成为湿浊壅滞其间，阳气不能入于阴，阴阳失和，亦可致不寐。故治疗以和解少阳，调和气血，镇静安神为主，予以柴胡桂枝汤加减。方用小柴胡汤疏少阳枢机，畅三焦水道，清少阳胆热。生晒参合桂枝、炒白芍、大枣、生龙骨、生牡蛎益心气、补心血、安心神；合炒白术、大枣、生姜、法半夏、泽泻益脾胃以助气血生化之源，健脾胃以助水湿之运化。二诊时睡眠好转，表明气血阴阳有调和之象，因白天汗出较多且乏力，故加五味子合人参以益气生津、敛阴止汗，合川芎调肝安神。三诊之时睡眠已大有改善，且胃口大开，反映三焦气血津液水道通利矣，故守方以资巩固。

十三、水 肿 医 案

水肿是由证候特点命名的病证。它多由感受外邪、饮食不节、情志失调、肾亏体虚等引起肺失通调、脾失转输、肾失开合、膀胱气化不利，导致津液输布失常，水液潴留，泛滥肌肤，表现为以眼睑、头面、四肢、腰背、阴囊或全身浮肿为主要特征的一种病证。庞国明教授擅长运用经方治疗水肿，以五苓散、真武汤、猪苓汤、苓桂术甘汤、防己茯苓汤、肾气丸等方剂为多，疗效确切，现将其临证验案试述如下。

水肿/脾肾阳虚证

案 1
基本情况：王某，女，43 岁。2018 年 10 月 15 日就诊。
主诉：颜面及双下肢反复浮肿 1 年，加重半月余。
简要病史：患者 1 年来反复出现颜面及双下肢浮肿，以午后为甚，每于劳累过度后或月经期加重，近半月余加重。平素畏寒，四末发凉，腰膝酸软，口淡无味，纳可，眠可，大便偏干，2～3 日 1 次，小便频，夜尿 2 次，无泡沫尿。舌质淡红，苔薄白，脉沉细。
查体：血压 120/80mmHg，心率 84 次/分，眼睑浮肿，心肺正常，腹平软，肝脾未及，腹水征阴性，双下肢中度指凹性水肿，血、尿、粪常规和胸片、心电图、肝功能、肾功能、血糖、甲状腺功能均正常，双下肢血管无硬化闭塞。

辨病诊断：水肿。

辨证诊断：脾肾阳虚证。

治法：温补脾肾，化气利水。

方药：真武汤加味。炮附子 12g（颗粒冲服），白芍 30g，猪茯苓各 30g，白术 30g，生姜 10g，泽泻 30g，淫羊藿 10g，杜仲 15g，车前子 30g，甘草 10g。6 剂，日 1 剂，水煎 3 次，早、中、晚温服。药渣加水煮后熏洗下肢。

10 月 21 日二诊：患者颜面水肿消失，双下肢浮肿逐渐改善，畏寒及四末发凉改善，腰膝酸软减轻，口淡无味消失，纳眠可，大便每日 1 次，便质不干，小便频，夜尿 2 次，守上方，加黄芪 30g，防己 30g。6 剂，水煎服，每日 1 剂，水煎 3 次，早、中、晚温服。药渣加水煮后熏洗下肢。

10 月 27 日三诊：患者颜面及双下肢浮肿已消失，四末发凉明显改善，腰膝酸软消失，纳眠可，大便每日 1 次，小便尚正常，夜尿 0 次，守上方巩固治疗。

按语 本病以颜面及双下肢浮肿为主要表现，属中医"水肿"范畴，《类经·脏腑诸胀》指出："水虽制于脾，而实主于肾，盖肾本水脏，而元阳生气所由出。若肾中阳虚，则命门火衰，既不能自制阴寒，又不能温养脾土，阴阳不得其正，则化而为邪。夫气即火也，精即水也，气之与水，本为同类，但在化与不化耳。故阳旺则化，而精能为气；阳衰则不化，而水即为邪。故火不能化，则阴不从阳，而精气皆化为水，所以水肿之证多属阳虚。"说明了本病属脾肾阳虚，水湿运化失常所致。因此，治疗当予以温补肾阳、化气利水，方选真武汤加味。真武汤出自《伤寒论》，太阳病篇 82 条"太阳病发汗，汗出不解，其人仍发热，心下悸，头眩，身𥆧动，振振欲擗地者，真武汤主之"，316 条"少阴病，二三日不已，至四五日，腹痛，小便不利，四肢沉重疼痛，自下利者，此为有水气。其人或数，或小便利，或下利，或呕者，真武汤主之"。主治脾肾阳虚、水湿内停证，主要功效为温阳利水。方中炮附子为君药，陈修园曾讲："仲景用附子之温，有二法，杂于苓芍甘草中，杂于地黄泽泻中，如冬日可爱，补虚法也。"附子大辛大热，回阳救逆，补火散寒，上助心阳，中温脾阳，下补命门肾阳，是治疗心脾肾阳虚证的要药。茯苓、白术共为臣药。白术功在健脾除湿，配以利水渗湿之茯苓，在附子温阳基础上，培土治水，阳气得以温补，奏利水之功。《本草衍义》盛赞茯苓"此物行水之功，益心脾不可阙也"，生姜辛温，"以辛能利肺气，气行则水利汗之"。猪苓淡渗利水，芍药酸苦微寒，共为佐药，助附子温里，佐苓术利水。白芍使水气从小便而走，还可兼制热药刚燥之性，生姜、泽泻、车前子健脾利水，宣散水湿，淫羊藿、杜仲温补脾肾，甘草调和诸药。诸药合用，共奏温补脾肾、化气利水之功。二诊联合防己黄芪汤益气祛风，健脾利水扶正与祛邪兼顾，巩固治疗。

案 2

基本情况：张某，女，67 岁。2019 年 6 月 15 日就诊。

主诉：血糖升高 9 年，双下肢浮肿 1 年，加重 1 周。

简要病史：9 年前体检发现血糖升高，于当地医院诊断为 2 型糖尿病，平素用药不规范，血糖控制差，1 年前开始逐渐出现下肢浮肿，未规范治疗，水肿反复。1 周前患者感冒后出现浮肿加重，遂来诊。症见：双下肢浮肿，神疲乏力，渴欲饮水，视力下降，食少纳呆，脘腹胀满，眠差，大便正常，小便频时有不利，泡沫尿，夜尿 2 次。查体：身高

160cm，体重 82kg，BMI 32.3kg/m²。双肺呼吸音清，未闻及干湿啰音，心率 82 次/分，律齐，双下肢凹陷性水肿，舌淡，苔白滑，脉沉细无力。尿常规：蛋白质（＋），24h 尿蛋白定量 1.32g，血肌酐 103μmol/L、尿素氮 8.8mmol/L，眼底检查示：双眼糖尿病视网膜病变Ⅲ期。

　　辨病诊断：水肿。

　　辨证诊断：脾肾阳虚证。

　　治法：温阳健脾，化气利水。

　　方药：五苓散加减。泽泻 30g，猪茯苓各 30g，炒白术 30g，桂枝 10g，黄芪 30g，丹参 30g，川牛膝 30g，桔梗 6g，炒麦芽 30g，炒谷芽 30g。6 剂，日 1 剂，水煎 600ml，早、中、晚餐前温服。药渣加水煮后熏洗下肢。

　　6 月 21 日二诊：双下肢浮肿减轻，神疲乏力改善、纳食较前好转，脘腹胀满消失，眠尚可，大便正常，小便频，夜尿 1 次。守上方，黄芪加至 50g。6 剂，日 1 剂，水煎 600ml，早、中、晚餐前温服。药渣加水煮后熏洗下肢。

　　6 月 27 日三诊：双下肢浮肿近消失，神疲乏力明显减轻、纳可，眠可，大便正常，尿频较前有好转，泡沫尿减轻，效不更方。

　　按语　该患者病机为水湿内盛，膀胱气化不利。五苓散出自《伤寒论》，用于水气内停所致太阳蓄水证，主要有通阳化气利水的功能。由太阳表邪不解，循经传腑，导致膀胱气化不利，膀胱气化失司，故小便不利；水蓄不化，郁遏阳气，气不化津，津液不得上承于口，故渴欲饮水；水湿内盛，泛溢肌肤，则为水肿。治宜利水渗湿为主，兼以温阳化气之法。五苓散出自张仲景《伤寒论·辨太阳病脉证并治》原文 71 条、72 条、74 条等达八处之多，同时《金匮要略·痰饮咳嗽病脉并治》《金匮要略·消渴小便不利淋病脉证并治》中亦有应用。仲景用以治疗由于气化失常所致的蓄水诸证，以猪苓、泽泻、白术、茯苓、桂枝五味药组成。方中重用泽泻为君，以其甘淡，直达肾与膀胱，利水渗湿。臣以茯苓、猪苓之淡渗，增强其利水渗湿之力。佐以白术健脾以运化水湿。《素问·灵兰秘典论》谓："膀胱者，州都之官，津液藏焉，气化则能出矣"，膀胱的气化有赖于阳气的蒸腾，故方中又佐以桂枝温阳化气以助利水，解表散邪以祛表邪，《伤寒论》示人服后当饮暖水，以助发汗，使表邪从汗而解。配伍黄芪补气化气行水，利尿退肿。丹参、川牛膝活血化瘀，引水下行，桔梗宣肺利水起到提壶揭盖的作用，谷芽、麦芽消积健脾，改善食欲。诸药相伍，甘淡渗利为主，佐以温阳化气、利湿行水、祛瘀通络之功。

十四、癃闭医案

　　癃闭一病，是指以小便量少，排尿困难，甚则小便闭塞不通为主症的一种病证。其中小便不畅，点滴而短少，病势较缓者称为癃；小便闭塞，点滴不通，病势较急者称为闭。癃闭一名，最早见于《黄帝内经》，主要因外邪侵袭、饮食不节、情志内伤、痰浊内停、体虚久病等导致膀胱气化功能失调。庞国明教授认为，人体小便的通畅有赖于三焦气化的正常，而三焦气化主要依靠肺的通调、脾的转输、肝的疏泄、膀胱的气化来协调完成。其中任一环节的问题均会引起三焦气化功能失常，从而引起小便不畅，导致癃闭的发生。因而治疗本病应着重调理肝脾、通利三焦，以使气化正常、水道通畅。

癃闭/湿瘀互结，三焦壅滞证

基本情况：袁某，女，75岁。2019年8月2日初诊。

主诉：反复排尿困难10年，加重2个月。

简要病史：患者2型糖尿病20余年，用药不详，近10年出现排尿困难，曾行膀胱镜及尿道动力学等检查，明确诊断为2型糖尿病合并神经源性膀胱，约2个月前晕车呕吐后，排尿困难加重，逐渐点滴不出，予营养神经、改善循环以及针灸、热敷等治疗效果差，后留置尿管至今。刻下症：留置尿管，自觉有尿意但不能排出。口干，每日饮水量约2000ml，乏力，手足麻木伴阵发性刺痛，双下肢水肿，多汗，头部汗出为甚，耳鸣，晨起头晕，记忆力下降，急躁易怒，纳眠可，大便偏干。舌质淡暗，苔薄白腻而乏津，脉沉弦细无力。

辨病诊断：癃闭。

辨证诊断：湿瘀互结，三焦壅滞证。

治法：疏肝健脾，化湿活瘀，通利三焦。

方药：五苓散合四逆散加减。猪苓30g，茯苓30g，桂枝10g，泽泻30g，柴胡10g，炒白芍30g，炒枳壳10g，仙鹤草80g，泽兰30g，桔梗10g。中药饮片，6剂，日1剂，水煎400ml，早、晚温服。

另嘱煎煮时加冬瓜皮、生姜适量，药渣水煎外洗双下肢，最后剩余的药渣热敷腹部。

8月8日二诊：拔掉尿管后患者自主排尿3次。口干消失，水肿改善，精神状态好转。调整方剂如下：去炒白芍、仙鹤草，加川牛膝30g、水蛭6g、砂仁10g，增加桔梗至12g。继服3剂。

8月11日三诊：因拔掉尿管后排尿不畅，残余尿量达280ml，继续保留尿管。水肿消失，精神状态佳，睡眠差，守二诊方，加炒枣仁30g，继服6剂。另琥珀粉6g装胶囊，每日2次服用以助安神。

8月18日四诊：精神状态佳，无特殊不适，睡眠改善，嘱继服原方，6剂，巩固疗效。

8月25日五诊：膀胱残余尿由280ml下降至117ml，上方加川牛膝45g，升麻3g，继服6剂。

9月2日六诊：膀胱残余尿下降至30ml，守上方，继服6剂巩固疗效。

按语 《黄帝内经》曰："膀胱者，州都之官，津液藏焉，气化则能出矣，三焦者，决渎之官，水道出焉。"肝主疏泄，亦有通调水道作用。庞国明教授分析认为，该患者消渴日久，膀胱气化不利，水液内停，津不上承，加之平素肝郁气滞，津液输布失常，三焦不通，终致本病。方选五苓散合四逆散加减治疗，方中猪苓、茯苓甘淡，入肺而通膀胱，可利水渗湿，使水邪从小便去，为君药；泽泻干咸，入肾与膀胱，利水渗湿为臣；柴胡入肝胆经，升发阳气，疏肝解郁，透邪外出；白芍利小便以行水气，《神农本草经》言其能"利小便"，《名医别录》亦谓之"去水气，利膀胱"；柴胡与白芍合用，可补养肝血，条达肝气，可使柴胡升散而无耗伤阴血之弊；枳壳理气解郁，泄热破结，与柴胡为伍，一升一降，加强舒畅气机、升清降浊之效，与白芍相配，又能理气和血，使气血调和，三药相合，共奏疏肝理气以治水之良效；桂枝通阳化气，助膀胱气化；桔梗乃提壶揭盖之妙用，仙鹤草止汗敛津，泽兰苦、辛、微温，入肝脾经，可活血化瘀、行水消肿，均为佐药。全方配伍，共奏健脾祛湿、疏肝理气、化气利水、通利三焦之效。

十五、痹证医案

痹证是由风、寒、湿、热等邪气闭阻经络，影响气血运行，导致肢体筋骨、关节、肌肉等处发生疼痛、重着、酸楚、麻木，或关节屈伸不利、僵硬、肿大、变形等症状的一种疾病，轻者病在四肢关节肌肉，重者可内舍于脏。风、寒、湿、热、痰、瘀等邪气滞留肢体筋脉、关节、肌肉，经络闭阻，不通则痛，是本病的基本病机，其治疗应以祛邪通络为基本原则，根据邪气的偏盛，分别予以祛风、散寒、除湿、清热、化痰、行瘀，兼顾"宣痹通络"，具体而论，治风宜重视养血活血，即所谓"治风先治血，血行风自灭"；治寒宜结合温阳补火，即所谓"阳所并滞则阴凝散"；治湿宜结合健脾益气，即所谓"脾旺能胜湿，气足则无麻"。久痹正虚者，应重视扶正，补肝肾、益气血是常用之法。

（一）痹证/肝气郁滞，胃气上逆证

基本情况：卞某，女，62 岁。2019 年 6 月 7 日就诊。

主诉：左下肢疼痛伴呃逆半个月。

简要病史：患者半个月前生气后出现左下肢疼痛不适，以腘窝部为重，不能着地，呃逆时作，呃则痛稍缓，至淮河医院行磁共振、X 线检查等相关检查未见明显异常，经治疗无效而出院。刻下症见：左下肢疼痛不适，不能着地，呃逆时作，纳眠可，大便干结，小便正常，舌淡红，苔薄白，脉沉弦稍弱。

辨病诊断：痹证。

辨证诊断：肝气郁滞，胃气上逆证。

治法：疏肝理气，缓急止痛。

方药：四逆散加味。柴胡 15g，白芍 90g，甘草 10g，枳实 15g，桂枝 10g，代赭石 18g，生大黄 6g。颗粒剂，3 剂，日 1 剂，分早、晚沸水 200ml 冲服。

6 月 10 日二诊：服药后左下肢疼痛稍有缓解，呃逆减轻，大便可，胃脘部稍有饱胀感，舌同前，脉稍弦稍浮。前方去代赭石、生大黄，加香附、陈皮、当归、炒白术、羌活、独活、防风以行气祛风止痛，具体方药如下：柴胡 15g，白芍 90g，甘草 10g，枳实 15g，桂枝 10g，香附 10g，陈皮 10g，当归 10g，炒白术 10g，羌活 15g，独活 15g，防风 12g。颗粒剂，3 剂，日 1 剂，分早、晚沸水 200ml 冲服。

6 月 15 日电话随访，服药后左下肢疼痛明显缓解，呃逆止，已能下地行走。

按语 "肝主筋"，患者病起情志不遂，肝失条达，气机郁滞，经筋不舒，不通则痛，故而发病；木郁克土，致胃气上逆动膈故而呃逆，然呃逆痛缓者，系气机自欲疏通之故。方用四逆散疏肝理气，重用白芍则取芍药甘草汤之义以舒筋止痛，柴胡疏肝理气，《神农本草经》谓其能"去肠胃中结气……推陈致新"，《名医别录》更谓其可治"湿痹拘挛"。桂枝、代赭石降逆，大黄和胃气、利大便。二诊症状虽减但不足言，大便通利，胃脘部饱胀感，考虑有伤胃气之嫌，故去大黄、代赭石，加炒白术健脾胃，香附、陈皮疏肝理气和胃，合四逆散又呈柴胡疏肝散之义，当归合白芍养血柔肝，《日华子本草》谓羌活"治筋骨拳挛……骨节酸疼"，《药类法象》谓其"通利诸节如神"，《神农本草经》谓防风"主治骨节疼痹"，《神农本草经》言独活"止痛"，三药专为止痛而设，药证相符，故而经治后病情明显缓解。

本例，之所以在众多疏肝理气剂中独选四逆散者，有如下用意：一者，四逆散主治少阴病阳郁所致四逆症状，此处之阳郁可以变通为气郁，该患者病变亦在四末，部位相通；二者，方中有芍药甘草汤之义，该方可能缓解筋脉拘急，善治血脉拘急疼痛，且现代研究其能缓解平滑肌痉挛，与本例患者膈肌痉挛所致之呃逆方证相符。

（二）痹证/痛痹证

基本情况： 冯某，男，66岁。2018年10月23日就诊。

主诉： 反复周身关节疼痛10余年，再发加重1天。

简要病史： 周身关节反复疼痛，每于天气变化时疼痛加剧，需服吗啡片方能缓解，1天前因天气变冷再次剧痛不适，身觉稍怕冷，时有下腹部疼痛不适，纳可，眠可，二便调，舌偏暗，苔薄白，脉弦稍弱。

辨病诊断： 痹证。

辨证诊断： 痛痹证。

治法： 温经散寒，祛风除湿，化痰通络。

方药： 五积散加减。苍术12g，桂枝10g，枳壳10g，陈皮10g，桔梗10g，白芍25g，白芷10g，川芎15g，当归15g，甘草5g，茯苓12g，干姜5g，麻黄10g，黄芪30g，知母15g，独活10g。3剂，日1剂，水煎400ml，早、晚空腹温服。

10月27日二诊：药后关节疼痛略减，但不甚明显，腹痛未再出现，前方照服3剂。

10月30日三诊：关节疼痛稍减，前方去枳壳，加制川乌10g，继服8剂。

11月8日四诊：服药后病情稳定，近日来变天时亦无明显反复，原方继服7剂。

按语 痹分痛痹、行痹、着痹，《黄帝内经》云："风寒湿三气杂至，合而为痹。"痛痹系风寒湿闭阻经络，而以寒邪偏盛，故治之当以温经散寒、祛风除湿为主。患者以关节疼痛为主要表现，其成因系受风寒引起，属中医"痹证"之痛痹范畴。初诊时选《太平惠民和剂局方》五积散，清代医家吴仪洛谓本方"为解表、温中、除湿之剂，去痰、消痞、调经之方"。药后患者腹痛消失，关节疼痛虽减但不足言，故三诊去枳壳，加制川乌以加强散寒止痛之功，与方中麻、芍、芪、草合成《金匮要略》治"病历节，不可屈伸，疼痛"之乌头汤方，药后虽再天气变化关节亦未发生疼痛。纵观该患者，最终效果虽可，但尚有未尽如意之处，若初诊即用乌头汤方加减治疗，可能症状改善会更快，然终因虑其"毒性"拖至三诊后使用！

（三）项痹/气虚血瘀，痰浊内阻证

基本情况： 王某，男，52岁。2020年2月9日就诊。

主诉：颈部疼痛不适伴双上肢酸麻力弱1月余。

简要病史：1月余来反复颈部疼痛不适，伴双上肢酸麻力弱，双上肢受压后症状尤甚，时有头晕，自觉咽部不适，喉中痰多，纳可，眠差，二便调，舌淡红，舌苔白稍厚，脉稍滑。查颈椎磁共振示：颈 3/4、颈 4/5、颈 5/6、颈 6/7 椎间盘突出；颈椎体骨质增生。双上肢肌电图示：左上肢呈神经源性损害（近端神经，考虑左侧 C_8、T_1 神经根损害）；右正中神经传导速度减慢（腕部）。

辨病诊断：项痹。

辨证诊断：气虚血瘀，痰浊内阻证。

治法：益气活血，化痰通络。

方药：黄芪桂枝五物汤合二陈汤加减。生黄芪 60g，嫩桂枝 25g，炒白芍 25g，淡干姜 10g，炙甘草 12g，肥大枣 10g，鸡血藤 45g，淡全蝎 6g，乌梢蛇 15g，全当归 15g，广陈皮 30g，法半夏 30g，云茯苓 25g。6 剂，日 1 剂，水煎 400ml，早、晚餐后温服。

2 月 16 日二诊：服药后颈部疼痛明显缓解，双上肢酸麻力弱减轻，仍咽部不适，痰减，余同前，前方加石斛 25g，6 剂，服法同前。

2 月 22 日三诊：服药后颈部疼痛消失，双上肢酸麻木力弱已不明显，咽部无明显不适症状，舌淡红，苔薄白，脉稍滑，二诊方继服 6 剂。

后电话随访无明显不适而病愈。

按语 患者颈部疼痛不适，结合影像检查结果，诊断为项痹，参合舌脉，证属气虚血瘀，痰浊内阻，治疗以益气活血，化痰通络为主，方用黄芪桂枝五物汤合二陈汤加减。黄芪桂枝五物汤主治血痹"阴阳俱微，寸口关上微，尺中小紧，外证身体不仁，如风痹状"，与患者双上肢酸麻力弱相符，故而选用；二陈汤系化痰基础方，半夏本就具有良好的利咽化痰之功，更用鸡血藤养血活血通络，全蝎、乌梢蛇虫类搜风剔络，以增强药力。二诊时仍咽部不适，故原方加石斛以益肾通痹、养阴利咽，终获全功。

十六、肥胖医案

肥胖是指机体总脂肪含量过多和（或）局部脂肪含量增多及分布异常，是由遗传和环境等因素共同作用而导致的慢性代谢性疾病。肥胖已被世界卫生组织认定为疾病。肥胖也会引发一系列健康问题，例如，增加高血压、糖尿病、血脂异常、冠心病、心肌梗死、卒中及部分肿瘤等多种慢性病的风险。肥胖也可导致社会和心理问题，增加居民卫生保健服务成本，造成医疗卫生体系的负担加重。随着社会经济的快速发展，居民生活方式和膳食结构发生了显著变化，中国居民超重/肥胖的患病率呈现明显上升趋势，超重/肥胖人数不断增加。目前，我国居民超重及肥胖问题不断凸显。《中国居民营养与慢性病状况报告（2020 年）》显示，城乡各年龄组居民超重及肥胖率持续上升，成年居民超重或肥胖已超过总人口 50%。肥胖已经成为危害中国居民健康的严重公共卫生问题，肥胖防控问题亟须全社会关注。采用生活方式干预、膳食管理联合减重治疗的方式，实现减轻体质量或改善肥胖相关并发症、预防疾病进一步发展的目标，必要时可采用代谢性手术治疗。药物治疗被认为是生活方式干预效果不佳时的另外一种治疗选择，其在美国和欧洲使用颇为普遍。

然而在中国，肥胖药物治疗较为保守，可选择的药物很少。中医药治疗肥胖有着独特优势，不仅可以减轻体质量，对改善代谢（降血糖、降血脂、降尿酸），改善胰岛素抵抗，治疗肥胖相关并发症如代谢性脂肪性肝病等也有着良好疗效。

肥胖症属于中医"肥满""痰饮""膏人""脂人""肥人"等范畴。年老体衰，过食肥甘，缺乏运动，久病正虚，情志所伤，都可导致脏腑功能失调，水湿、痰浊、膏脂等壅盛于体内而发生肥胖。庞师认为肥胖多辨证为脾虚湿阻、脾肾阳虚、痰瘀互结、胃肠湿热等，主要治法有健脾祛湿、温补脾肾、化痰祛瘀、清热利湿等，在强化生活方式干预的基础上，以中医整体观念、辨证论治为指导原则配合中药治疗，将在肥胖的治疗中发挥重要作用。

肥胖/脾肾两虚，痰湿中阻证

基本情况：赵某，男，44 岁。2020 年 4 月 20 日就诊。

主诉：肥胖数年伴头昏乏力 3 个月，加重 1 周。

简要病史：患者肥胖数年，近 3 个月来晨起头昏沉、身感乏力，近 1 周因工作劳累，症状加重，故慕名前来就诊。刻下症：形体肥胖，腹部肥满松软，头昏沉，身困乏力，皮肤潮湿，汗出而黏，时有口干渴，口有异味，大便溏薄，每日 3～4 次，夜尿频，下肢轻度肿胀，睡觉打鼾，睡眠不足，舌质淡红，舌体胖大，边有齿痕，苔白腻面大，脉弦滑有力。身高 172cm，体重 102kg，BMI 34.5kg/m^2，高血压病史 5 年，2 型糖尿病病史 1 年。

辨病诊断：肥胖。

辨证诊断：脾肾两虚，痰湿中阻证。

治法：健脾补肾，温阳利湿。

方药：参芪地黄汤合五苓散加减。太子参 30g，黄芪 60g，熟地黄 30g，炒山药 30g，茯苓 60g，泽泻 30g，炒白术 30g，炒苍术 30g，桂枝 10g，防己 30g，炒谷芽 30g，炒麦芽 30g，鸡内金 30g，仙鹤草 120g。颗粒剂，10 剂，日 1 剂，分早、晚沸水冲服。

4 月 29 日二诊：患者头昏沉减轻，身体较前有力，口有异味减轻，体形肥胖，腹部肥满松软，舌脉同前。上方调桂枝为 12g，加白芍 9g、炒枳实 10g、荷叶 10g，颗粒剂，10 剂，日 1 剂，分早、晚沸水冲服。

5 月 8 日三诊：头昏沉进一步减轻，身体较前有力，口有异味缓解，体形肥胖，腹部肥满松软，舌脉同前。上方调太子参为 50g、黄芪为 80g、茯苓为 90g，以加强补气健脾，利水祛湿之力。颗粒剂，10 剂，日 1 剂，分早、晚沸水冲服。预约检查胰岛功能等。

5 月 11 日查胰岛功能示：空腹及餐后 1h、2h、3h 血糖分别为 8.95mmol/L、17.4mmol/L、12.6mmol/L、8.32mmol/L；空腹及餐后 1h、2h、3h 胰岛素分别为 19.2μIU/ml、91.6μIU/ml、41.2μIU/ml、22.5μIU/ml；空腹及餐后 1h、2h、3h 胰高血糖素分别为 75pg/ml、111.5pg/ml、106.8pg/ml、98.8pg/ml；空腹及餐后 1h、2h、3h C 肽分别为 3.83ng/ml、9.33ng/ml、7.09ng/ml、5.09ng/ml。FMN 3.06mmol/L，HbA1c 7.4%。尿酸 538μmol/L。

6 月 22 日四诊：头昏沉消失，体形肥胖，腹部肥满松软，时逢夏季，汗多粘衣，恶空调凉风，口干口渴，易饥饿，乏力，大便溏薄，每日 3～4 次，下肢轻度肿胀，睡觉打鼾，舌质淡红，舌体胖大，边有齿痕，苔白腻，脉弦滑。测指尖 FPG 8.1mmol/L。防己黄芪汤合真武汤、五苓散加减，药用黄芪 100g，防己 30g，麸炒白术 50g，茯苓 100g，猪苓 50g，麸炒苍术 50g，生薏苡仁 60g，川牛膝 50g，桂枝 12g，炒白芍 12g，黑顺片 10g，生姜 10g，仙鹤草 100g。颗粒剂，7 剂，日 1 剂，分早、晚沸水冲服。黄连降浊丸，每次 20 丸，早、晚口服。嘱患者遵照《中国 2 型糖尿病膳食指南》调整生活方式，做到均衡饮食，加强运动。

6 月 29 日五诊：患者控制饮食量，坚持快步走，体重下降 3.5kg，口干口渴基本消失，乏力好转，下肢轻度肿胀减轻，睡觉打鼾略有改善，晨起精神佳，大便溏薄，每日 3～4 次，舌脉同前。守方治疗，颗粒剂，10 剂，日 1 剂，分早、晚沸水冲服。黄连降浊丸，每次 30 丸，早、晚口服。

7 月 8 日六诊：患者体重下降 6kg，多次测血糖均在正常范围内，乏力消失，少量汗出，睡觉打鼾较前改善，皮肤潮湿，大便溏薄，每日 2～3 次，排气多，舌脉同前。上方去仙鹤草，调为黄芪 60g、猪苓 30g。颗粒剂，14 剂，日 1 剂，分早、晚沸水冲服。黄连降浊丸，每次 30 丸，早、晚口服。

8 月 5 日七诊：患者体重下降 10kg，腹部肥满松软减轻，精神佳，身感轻松有力，睡觉打鼾较前改善，大便溏薄，每日 2 次，舌脉同前。守方治疗，颗粒剂，15 剂，日 1 剂，分早、晚沸水冲服。

10 月 7 日八诊：患者体重下降 18kg，BMI 28.4kg/m^2，血糖正常，腹部肥满松软明显改善，大便溏薄，每日 2 次，上方去白芍，黑顺片调为 30g，加肉桂 10g、干姜 10g、熟地黄 30g，以温补脾肾，颗粒剂，10 剂，日 1 剂，分早、晚沸水冲服。

2021 年 2 月后电话随访，患者体重下降 20kg，体重由 102kg 下降至 82kg，BMI 27.7kg/m^2，患者感精神佳，身体轻松，坚持控制饮食、适当进行锻炼，血糖多次监测均正常。

按语 患者平素缺乏运动、工作劳累、熬夜、应酬较多过食肥甘厚味致肥胖。胖人多湿，《素问·至真要大论》曰："诸湿肿满，皆属于脾。"《素问·逆调论》曰："肾者水脏，主津液。"盖水之制在脾，水之主在肾，脾阳虚则湿难运化，肾阳虚则水不化气而致水湿内停。脾肾两虚为本，痰湿内蕴为标。脾失健运，清阳不升，则见头昏沉；湿浊随气机达表，则汗出而黏；脾虚生湿，湿与水谷混杂而下，故大便溏薄；阳气不振，气不化水，水趋于下，则下肢肿胀。治以健脾补肾，温阳利湿为原则，首诊方选参芪地黄汤合五苓散加减，刘渡舟称五苓散为调节体内水液代谢基础方，通过利水而达到调节全身气机之功；二诊加白芍利小便以行水气，炒枳实行气化痰消积，荷叶芳香化湿、升清降浊。三诊方中重用太子参、黄芪、茯苓以加强补气健脾之力。四诊患者头昏沉消失，时逢夏季，汗多粘衣，恶空调凉风，乏力，大便溏薄，每日 3～4 次，下肢轻度肿胀，方选黄芪防己汤合真武汤、五苓散加减，以加大温肾阳暖脾土、温阳化气、化湿行水之力，方中大剂量应用仙鹤草以补虚止汗。患者查胰岛功能示胰岛素抵抗，因肥胖所致，向其强调必须遵照《中国 2 型糖尿病膳食指南》调整生活方式，做到均衡饮食，加强运动，循序渐进减脂。因血糖高加用黄连降浊丸调控血糖。五诊患者体重下降 3.5kg，诸症减轻，效不更方。六诊患者体重下降 6kg，多次测血糖均在正常范围内，睡觉打鼾较前改善，汗出明显减少，乏力消失，去仙鹤草，减量黄芪为 60g、猪苓为 30g。七诊患者体重下降 10kg，精神佳，身感轻松有力，睡觉打鼾较前改善，效不更方。

八诊患者体重下降 18kg，血糖正常，时值十月，天气转凉，去白芍，重用黑顺片，加用肉桂、干姜、熟地黄，以温补脾肾。患者坚定减脂信心，调整饮食结构，均衡饮食，坚持快步走，加以药物健脾祛湿、温肾阳以助气化，利小便以祛水之用，体重逐渐下降，由初诊时 102kg 下降至 82kg，体重下降 20kg，BMI 由 34.5kg/m^2 降至 27.7kg/m^2，患者精力体力均感觉良好。

十七、汗 证 医 案

汗证是指由于阴津亏虚或气虚不固，导致腠理开阖失司，进而发生汗液排泄异常增多的病证。包括自汗、盗汗两大类，其中白昼时时汗出，动则益甚者为自汗；寐中汗出，醒来自止者为盗汗。中医药治疗盗汗具有见效快、副作用小、愈后不易复发等优势，庞国明教授根据中医证因脉治立法遣方，独具匠心，应用民间验方复方仙鹤草汤为基本方加减治疗汗证 40 余载，屡获良效，现将庞国明教授治疗汗证的典型验案汇报如下，以供同道参考。

（一）汗证/气阴两虚证

基本情况：王某，女，35 岁。2019 年 9 月 12 日就诊。

主诉：汗出增多，遇劳加重 3 月余。

简要病史：患者长期在外打工，因过度劳累引起白天自汗、夜间盗汗，遇劳加重，疲劳无力，口渴多饮，纳眠欠佳，二便正常，舌质红，苔少，脉沉细。

辨病诊断：汗证。

辨证诊断：气阴两虚证。

治法：益气养阴，收敛止汗。

方药：生脉散合复方仙鹤汤化裁。太子参 30g，麦冬 20g，五味子 10g，仙鹤草 60g，煅龙骨 30g，煅牡蛎 30g，浮小麦 30g。6 剂，日 1 剂，水煎 400ml，分早、晚温服。

9 月 19 日二诊：疲劳无力症状好转，白天自汗症状明显减轻，夜间盗汗症状消失，口渴多饮减轻，纳眠恢复正常，上方仙鹤草增至 90g，加炙黄芪 30g，炒白术 20g，6 剂，日 1 剂，水煎 400ml，分早、晚温服。

9 月 29 日三诊：患者神清气爽，无明显不适，白天自汗、夜间盗汗症状均已消失，舌质淡红，苔薄白，脉弦。患者甚为感激，特送锦旗一面以示感谢。

按语 《景岳全书》曰："汗之根本由于营卫，汗之启闭由于卫气。"该患者操劳过度，伤津耗气，导致气阴两虚，气虚则腠理不固而汗液外泄，故常自汗，且遇劳加重，阴虚阳亢，迫津外泄，故常盗汗，口渴多饮，纳眠欠佳，舌质红，苔少，脉沉细，皆为气阴两虚之象。治以益气养阴、收敛止汗，以生脉散合复方仙鹤汤化裁治之，方中太子参补益脾肺、益气生津；仙鹤草既能收敛止血，又可敛汗止汗，大剂量使用止汗效力尤佳；麦冬滋阴生津、敛阴止汗；五味子生津敛汗、益肺固表、滋阴清热、宁心安神；浮小麦益气退热、生津止汗；煅龙骨、煅牡蛎平肝潜阳、收敛固涩，可用于各种原因引起的自汗、盗汗。诸药合用，共奏益气养阴、固表止汗之效，补肺卫之气以扶既虚之本，益脾胃之气以开生津之源，滋一身之阴以救将失之津，固守肌表以敛外泄之汗，气充津足卫表固，自汗必止。二诊盗汗即止，专事补气，故加炙黄芪 30g、炒白术 20g 以补气固表，仙鹤草增至 90g 增强止汗之力，其病即愈，疗效甚佳。庞教授通过 40 余年的临床实践，探索出治疗汗证的经验方和治疗特色，认为汗证虚多实少，以虚为主，虚者十居七八，或以气虚为主，或以阴虚为主。治当以益气养阴为治疗大法，据气阴互根、互生互用之理，临证时当据情权变，或以益气为主兼顾养阴，或以养阴为主兼顾益气，辅以调和营卫。因自汗、盗汗均以腠理不固、津液外泄为共同特征，常常在辨证论治基础上酌加浮小麦、麻黄根、五味子、煅龙骨、煅牡蛎等固涩敛汗之品以增强止汗的功能，庞教授认为仙鹤草治疗汗证有奇效，为治疗汗证必用、常用、重用之品，用量可达 60～240g，往往能收到显著疗效。

（二）汗证/营卫失和证

基本情况：李某，男，46 岁。2021 年 7 月 12 日就诊。

主诉：汗出增多，上半身为重 1 月余。

简要病史：患者 1 月前因急性广泛性心肌梗死心脏复苏成功后，给予溶栓，抗凝，扩血管治疗，病情平稳。但患者周身出汗，浸湿衣被，渐渐恶风，以上半身为重，双下肢发凉，时有头晕，大便干燥，舌红苔薄黄少津，脉细涩。

辨病诊断：汗证。

辨证诊断：营卫失和证。

治法：调和营卫，收敛固涩。

方药：桂枝加龙骨牡蛎汤化裁。桂枝 10g，炒白芍 30g，黄芪 30g，当归 10g，仙鹤草 90g，浮小麦 30g，五味子 10g，煅龙骨 30g，煅牡蛎 30g，玄参 10g。6 剂，日 1 剂，水煎 400ml，分早、晚温服。

7 月 19 日二诊：药后诸症尽去，遂告愈停药。

按语 汗证多为营卫不和所致。营虚不能内守而泄越，卫虚则不能外护而固密。症见周身汗出、渐渐恶风，阳气上浮，下肢阳气不布则双下肢发凉；汗为心液，汗出过多则心液亏虚，阴津不能滋养头目则头晕；大便干燥为肠道津亏、传导失司所致，舌红苔薄黄少津、脉细涩均为汗出伤津之象。脉症合参，诊为营卫失和之汗证。以桂枝加龙骨牡蛎汤化裁以调和营卫、收敛固涩。方中以桂枝、炒白芍解肌疏表、调和营卫，黄芪益气固表；当归养血和营；玄参养阴生津以滋汗液；仙鹤草、浮小麦补虚敛汗；五味子酸涩固敛；龙骨、牡蛎收敛固涩止汗。诸药合之，共奏充营卫、补气血、固腠理、止汗液之功。

（三）汗证/脾肺气虚证

基本情况：王某，男，48 岁。2021 年 2 月 16 日就诊。

主诉：时有汗出，动则尤甚 2 月余。

简要病史：患者有慢性阻塞性肺病 10 年，长期反复住院治疗，2 个月前因呼吸衰竭引发肺性脑病行气管插管接呼吸机辅助呼吸治疗，症状好转后出现汗出增多，动则愈甚，胸闷气短，不耐风寒，易于外感，舌质暗，苔薄白，脉沉细而数。

辨病诊断：汗证。

辨证诊断：脾肺气虚证。

治法：补益脾肺，益气固表。

方药：玉屏风散加味。炙黄芪 30g，防风 10g，炒白术 20g，乌梅 10g，山楂 15g，紫苏 10g，杏仁 10g，麻黄根 10g，牡蛎 30g，甘草 10g。6 剂，日 1 剂，水煎 400ml，分早、晚温服。

2 月 23 日二诊：述药后诸症明显减轻，遂效不更方，继续服药治疗 6 剂后出汗痊愈。

按语 庞教授认为，人体汗孔开阖和汗液排泄主要由卫气所司，而卫气由脾气运化水谷精微来充养。脾气虚弱，滋养不足，卫气空虚，汗孔开阖失常则汗出增多。临证治汗应遵《难经》"损其肺者益其气，损其心者调气营卫，损其脾者调其饮食，适其寒温"之旨，补脾气、充卫气，达到益气固表之效。方中炙黄芪补气固表以止汗；炒白术健脾化湿以实表，防风升清走表而助黄芪固表之力；山楂、乌梅可运脾以充卫，且酸收敛阴生津；紫苏、杏仁以宣畅肺气，使卫气达于肌表而卫外；麻黄根、牡蛎敛阴止汗；甘草补益脾胃，调和诸药。全方共奏益气固表止汗之功，使卫表得固，汗出得止。

（四）汗证/阴虚内热证

基本情况：王某，男，47 岁。2021 年 6 月 16 日就诊。

主诉：夜间时有汗出，醒后自止 10 天。

简要病史：患者患糖尿病 6 年，10 天前因糖尿病酮症酸中毒住院治疗，病情平稳后出现盗汗，头面汗甚，如水洗面，反复出现口唇生疮，五心烦热，舌红少苔，脉弦细而数。

辨病诊断：汗证。

辨证诊断：阴虚内热证。

治法：滋阴降火，收敛止汗。

方药：当归六黄汤加味。当归 10g，生地黄 20g，熟地黄 20g，黄芩 10g，黄连 10g，黄柏 10g，珍珠母 20g，木通 10g，仙鹤草 60g。6 剂，日 1 剂，水煎 400ml，分早、晚温服。

6 月 23 日二诊：述药后诸症明显减轻，遂效不更方，继服前方 2 周后盗汗得愈。

按语 "盗汗者，睡则汗出，醒则渐收，由阳蒸于阴分也。"庞教授认为，盗汗者阴虚为主，阴虚者阳必凑之，故阳蒸阴分则血热，血热则虚火内炽，迫津外泄。五心烦热乃肾阴亏虚、阴虚火旺、虚火妄动之象。治当滋阴降火、收敛止汗，以当归六黄汤加味治之。方中当归、生地黄、熟地黄滋阴养血潜阳，正所谓壮水之主以制阳光；黄连、黄芩清心泄热；黄柏泄火坚阴；仙鹤草补虚止汗；木通交通心肾，引火下行；珍珠母安神定志。诸药合用，可清虚热、滋肾阴、止盗汗。

十八、痤 疮 医 案

痤疮是体内性激素分泌水平失衡引起的一种毛囊皮脂腺的炎症相关性皮肤病。好发于颜面和胸背多脂区，临床主要表现为粉刺、丘疹、脓疱和结节等多形性皮损，常伴有皮脂溢出，好发于青春期。

中医认为，痤疮是由于青年人气血旺盛，加之阳热偏盛，蕴结在肌肤表面，从而出现脓包。另外饮食过于油腻的人群也容易发生痤疮，因为过食油腻，进而痰湿内阻，然后蕴结皮肤，最后发生痤疮。

痤疮/脾虚湿阻，热瘀互结证

基本情况： 王某，女，25岁。2020年3月18日初诊。

主诉： 面部痤疮8年。

简要病史： 患者8年前开始出现颜面部、后背部痤疮，局部红肿痒热痛，经期加重，半年前曾服用罗红霉素、中成药治疗症状减轻，停药后症状反复，近期因考学精神压力大症状加重来诊。现症见：面部痤疮，以两面颊及唇周为主，伴有明显的红肿，部分有脓头，部分已结痂成暗红色，经期加重。平素无口干、口渴，口中时有异味，纳眠可，小便频，大便秘结。舌尖红，边有红点。脉弦滑。

辨病诊断： 痤疮。

辨证诊断： 脾虚湿阻，热瘀互结证。

治法： 经前化湿清热活瘀，软坚散结，经后健脾化瘀，标本兼治。

方药： 四君子汤合连朴饮加减。太子参15g，茯苓50g，生白术10g，黄连6g，厚朴10g，炒栀子10g，淡豆豉12g，姜半夏10g，芦根30g，石菖蒲6g，川牛膝30g，防风6g，生薏苡仁50g。7剂，日1剂，水煎400ml，早、晚温服。

3月23日二诊：服药后面部较前光净，面部起痤疮，疖子，脸颊较重，易急躁，纳眠可，大便每日1次，成形，经前面部痤疮加重，7日后月经将至，舌质红，边有齿痕，苔薄腻，脉滑。上方加柴胡12g，益母草30g。7剂，日1剂，水煎400ml，早、晚温服。

3月31日三诊：面部痤疮较前好转，无新发痤疮，有少量暗红色痘印，以面颊部为主，大便每日1次，舌淡，边有齿痕，苔白腻，脉细滑。上方生白术改为15g。另处方益母草150g，叮嘱患者月经将至时分5次加入药方。5剂，日1剂，水煎400ml，早、晚温服。

4月6日四诊：面部痤疮基本消失，无新发痤疮，痘印明显变淡，半月前受风下颌部出现皮肤干燥伴红痒，在诊所使用外用药好转，仍红痒，纳眠可。舌淡红，边有齿痕，苔薄白，脉细滑。上方去石菖蒲，加防风10g。7剂，日1剂，水煎400ml，早、晚温服。

4月13日五诊：面部痤疮消失，散在少量淡红色痘印，面部皮肤略红，此次月经前未出现起痘现象，5日后月经将至，大便稀，每日1~2次，大便前有下坠感，睡眠一般，浅眠易醒，醒后难以入睡，多梦，又有心烦，口中有异味。用4月6日方加益母草30g、夜交藤50g。7剂，日1剂，水煎400ml，早、晚温服。

按语 中医认为痤疮是由素体阳热偏盛，血热外盛，体表脉络充盈，气血瘀滞而发；或久食腥肥甘辣，使肺胃积热循经上蒸于胸面；或防护失宜，感受风热之邪及不洁尘埃附着；或冷水洗面，气血遇寒凉而郁塞成粉刺；或日久气血瘀滞，痰血互结等，早在《黄帝内经》即有记载，《素问·生气通天论》曰："劳汗当风，寒薄为皶，郁乃痤。"认为风、热、寒、湿邪郁于肌表，郁久闭阻经络形成痤疮，为后来的病因病机定下了基调。本案患者病程较长，经期加重为其特点，且思虑较多，学习压力大而致脾虚湿阻，湿郁化热，热瘀互结，热盛肉腐，治以"清热活瘀，软坚散结"为原则，故拟方为四君子汤合连朴饮加减。方中太子参甘温益气，健脾养胃，生白术健脾燥湿，加强益气助运之力；茯苓健脾渗湿，苓术相配，则健脾祛湿之功益著，黄连清热燥湿，厚朴行气化湿，石菖蒲芳香化湿而悦脾，姜半夏燥湿降逆而和胃，增强君药化湿和胃止呕之力，炒栀子、淡豆豉清宣胸脘之郁热，芦根性甘寒质轻，清热和胃，除烦止呕，生津行水，川牛膝活血通经，引火下行，防风辛散，通滞而散结，使热毒从外透解，生薏苡仁渗湿健脾，脾胃为后天之本，气血生化之源，脾胃气虚，受纳与健运乏力，则饮食减少，湿浊内生，日久则郁而化热，故以四君子汤联合连朴饮而达药到病除的效果。

十九、黄褐斑医案

黄褐斑是一种临床常见的内分泌相关性疾病，多发生于面部，主要表现为对称性分布、大小不一、形状不规则的面部色素沉着，斑片融合，边界清晰，表面光滑，不高于皮肤，无炎症反应及鳞屑等表现。本病男女皆可见，但女性发病率更高，男女发病率比约为1：9，最常见于育龄期及产后妇女。黄褐斑源于各种原因导致的皮肤黑素增多，但具体机制不明，多认为与性激素、甲状腺激素等内分泌激素的改变，遗传因素，日光照射，氧自由基的产生，皮损区微生态的失衡，滥用药物与化妆品等多种因素有关。中医称为黧黑斑、肝斑、妊娠斑等，庞师认为其发病是由于肝、脾、肾功能失调，情志失调，肝郁化火，脾失健运，肾虚火旺致气血不足，气滞血瘀，精气血不能上荣于面，肌肤失养，从而出现色斑。

黧黑斑/气血两虚，气滞血瘀证

基本情况：王某，女，50岁。2018年5月1日就诊。

主诉：黄褐斑20年余，伴腹部及右胁肋部憋胀不适6年余。

简要病史：患者黄褐斑20年余，6年前出现情志不畅时腹部及右胁肋部憋胀不适，平时情志舒畅时上述症状缓解，且下午15～17时易腹胀，自按中脘、足三里后腹胀缓解。刻下症：面部散在片状黄褐斑，面色暗黄，偏瘦，怕冷，乏力，纳食少，大便完谷不化，每日1次，下午尿频，夜尿1次，睡眠一般，晨起口干、口淡，月经量少，有血块，经行小腹胀痛不适，舌质淡暗，舌有瘀点，舌边有齿痕，脉细滑。

辨病诊断：黧黑斑。

辨证诊断：气血两虚，气滞血瘀证。

治法：养血活血，温经行气破瘀。

方药：血府逐瘀汤合桂枝茯苓丸加减。当归 30g，熟地黄 30g，赤白芍各 30g，炒白术 10g，云茯苓 30g，柴胡 10g，川芎 10g，水蛭 6g，桃仁 10g，红花 10g，牡丹皮 10g，川牛膝 30g，桔梗 10g，炒枳壳 10g，桂枝 10g，炙甘草 3g，生姜 6g，大枣 6g。颗粒剂，3 剂，日 1 剂，早、晚沸水冲服。

5 月 4 日二诊：患者服上药后感身体舒服，因要返回加拿大渥太华，要求继续服药，守上方，颗粒剂，90 剂，日 1 剂，早、晚沸水冲服。

6 月 9 日：患者微信反馈，间断服药 20 天，面部色斑颜色变淡，手渐暖，情绪较前平和，自我感觉瘀血问题得到了较大改善。

6 月 23 日：患者微信反馈，服药 33 天，舌下静脉变浅，面部色斑颜色进一步变浅，右侧面颊色斑改善更明显，怕冷明显改善，经行腹痛明显改善。

9 月 26 日微信回访，患者药已服完，面色较前红润，面部色斑明显变淡，情绪较前稳定，腹部及右胁肋部憋胀不适偶有发作，经行腹痛缓解，怕冷缓解，精神状态较好。

按语 患者中年女性，面部散在片状黄褐斑，面色暗黄，形体偏瘦，平素纳食少，情志不畅时易出现腹部及右胁肋部憋胀不适，月经量少，有血块，经行小腹胀痛不适，舌质淡暗，舌有瘀点，舌边有齿痕，辨证为气血两虚，气滞血瘀，治以养血活血，温经行气破瘀，方用血府逐瘀汤合桂枝茯苓丸加减。方中当归、熟地黄、炒白术、云茯苓健脾养血；白芍、赤芍、柴胡柔肝疏肝；桔梗、炒枳壳，一升一降，宽胸行气；桃仁、红花、川芎、水蛭、牡丹皮、川牛膝活血祛瘀；生姜温中暖胃，大枣益气补中、滋脾生津，姜、枣相合，升腾脾胃生发之气；桂枝温阳通脉；炙甘草调和诸药。诸药合用气血渐生以润泽面部，气机畅达、瘀血渐消，故而面部色斑渐退。

二十、脱发医案

庞国明教授认为肾精不足是脱发的根本原因，气血亏虚是脱发的主要原因，湿热内蕴是脱发的常见原因，气滞血瘀是引起脱发常见的兼夹因素。

肾精不足是脱发的根本原因。肾为先天之本，藏精之脏，其华在发，肾精可化生血液，营养毛发；也可化生元气，元气为人体生命运化之原动力，能激发促使毛发生长，若肾气强盛，精血充足，毛发得以营养濡润则浓密旺盛；反之，若肾气衰弱，精血虚少，毛发得不到滋润则会出现稀少、枯槁、脱落。故在治疗脱发时，用滋补肾精之法并行，常获良效。

气血亏虚是脱发的主要原因。"发为血之余"，《素问·阴阳应象大论》曰："气归精，精归化。"气化则精生，精即气之浓缩，气虚，则精亦虚；精血同源，精血不足，发失所养，故见头发脱落。

气滞血瘀是引起脱发常见的兼夹因素。现代人生活节奏加快，生活压力增大，焦虑、抑郁多发，肝气不舒，引起气滞，气滞日久，血瘀形成，"久病入络"，络脉不畅，气血运行失调，久而毛发失其濡养，引起生长障碍或脱发。治疗当以调血为主，气血通畅，毛发得以重新生长。王清任在《医林改错》中提出了脱发的观点为瘀血，瘀血痹阻血脉，毛发失养，可见枯黄，进而脱落。血府逐瘀汤为通络解郁之方，化瘀而不伤血，解郁而不耗气。庞师在此方的基础上，常加用女贞子、旱莲草以补肝肾之精血，毛发营养充足，重新生长。庞师认为血瘀之时，常伴血虚，善加用丹参治疗，"一味丹参，功同四物"，在行气化瘀之时，又起到活血补血之效。

肝郁日久，损伤脾气，脾主运化水湿，脾虚，水湿不化，侵蚀发根，发枯而落。

庞师常用补肾填精、益气养血、行气化瘀、清热祛湿之法治疗脱发，常获良效。

（一）脱发/气滞血瘀证

基本情况：时某，男，45 岁。2018 年 9 月 23 日就诊。

主诉：头发脱落较重 2 年。

简要病史：2 年来患者因工作和生活压力较大，头发逐渐脱落，每日脱落头发大于 60 根，可见头顶头发稀疏，头皮外现，曾用过多种外涂治疗脱发的药物和保健品，效果不明显。刻下症见：头顶处头发稀疏，色偏黄，头皮外现，头皮油腻，甚者成束，需每日洗头 1 次。纳可，眠一般，大便日行 1 次，质溏，小便正常，舌质紫暗，苔白，脉涩，尺部弱。

辨病诊断：脱发。

辨证诊断：气滞血瘀证。

治法：活血化瘀，补肾益精。

方药：血府逐瘀汤加减。红花 10g，桃仁 10g，川芎 12g，赤芍 12g，当归 30g，柴胡 10g，桔梗 30g，熟地黄 20g，旱莲草 30g，制首乌 10g，丹参 30g，黄精 30g，牙皂角 10g。15 剂，日 1 剂，水煎服，早晚温服。

二诊：头发脱落较前减少，每日脱落 35 根左右，但近期工作压力大，眠差，故前方加琥珀 30g、远志 15g 以安神定志。15 剂，服法同前。

三诊：头发脱落明显减少，每日脱落约有 20 根，睡眠好转，效不更方，二诊方继服 20 剂。

20 剂后患者未至，电话随访患者，因工作原因，不能复诊，按三诊方自行在当地药房拿药 15 剂，煎服。自诉头发脱落基本缓解，头皮上可见新生毛发渐出。

按语 （1）气滞血瘀为是脱发的重要原因。当世之人常患肝气郁滞之证，日久致气滞血瘀。王清任在《医林改错》中提出了脱发的病因为瘀血。瘀血痹阻血脉，毛发失养，可见枯黄，进而脱落。早在《灵枢·经脉》中也就有记载："脉不通则血不流，血不流则毛色不泽。"亦有《血证论·瘀血》曰："凡离经之血，与荣养周身之血已睽绝而不合，瘀血在上焦，或发脱不生。"脱发为慢病，病久入络，病久多瘀，瘀血痹阻毛窍、日久失于濡养，可见色偏黄，发质细软，发根松动，进而掉落致脱发。方中红花活血通络为君药，臣以桃仁入血分，活血化瘀，佐以川芎、赤芍、当归行气活血化瘀，柴胡疏肝理气，桔梗载药上行。血瘀之时，常伴血虚，"一味丹参，功同四物"，起到活血补血之效。

（2）瘀血与痰浊共为标实。瘀血阻络，血行不畅，血液代谢失常，可并见痰湿内生，故在活血补精之时，使以牙皂角祛痰脂、散结聚，又防诸补药之滋腻。

（3）肾精亏虚是脱发的根本原因。"发为血之余"，肾中精血不能滋养头发，亦可见脱发，故少佐以补肝肾、益精血之药，使发有所养，故予熟地黄、黄精、制首乌、旱莲草以补肾填精乌发。《素问·上古天真论》云："女子七岁，肾气盛，齿更发长……五七，阳明脉衰，面始焦，发始堕……丈夫八岁，肾气实，发长齿更……五八，肾气衰，发堕齿槁。"《金匮要略》中记载："夫失精家，少腹弦急，阴头寒，目眩，发落……"肾为先天之本，藏精之脏，其华在发，肾精可化生血液，营养毛发；也可化生元气，元气为人体生命运化之原动力，能激发促使毛发生长，若肾气强盛，精血充足，毛发得以营养濡润则浓密旺盛；反之，若肾气衰弱，精血虚少，毛发得不到滋润则会出现稀少、枯槁、脱落。故在治疗脱发时，用行气化瘀、化痰祛湿、滋补肾精之法并行，常获良效。

（二）脱发/肝肾不足，气血两虚证

基本情况：张某，女，48岁。2019年6月20日就诊。

主诉：头发脱落严重1年。

简要病史：1年来患者无明显诱因出现头发脱落严重，洗头、梳头时更为明显，以手抓发，即可脱落，头发稀疏，可见暴露之头皮，发质干枯，乏力困倦，腰膝酸软，手足心热，动则汗出，偶有心慌不适，纳可，眠差，醒后发现汗出绕颈，大便偏干，月经量少，小便正常，舌质红，苔薄白，脉沉细。

辨病诊断：脱发。

辨证诊断：肝肾不足，气血两虚证。

治法：补肾养血。

方药：补肾养血生发饮加减。熟地黄30g，旱莲草30g，山萸肉10g，山药30g，茯苓30g，牡丹皮9g，人参10g，黄芪30g，升麻6g，生姜10g，大枣10g，炙甘草6g。6剂，日1剂，水煎服，分2次温服。

另配琥珀胶囊一次6粒，一日2次，口服（因琥珀不溶于水，将琥珀制粉，装入胶囊而成琥珀胶囊，1粒琥珀胶囊相当于0.5g琥珀）。

二诊：乏力困倦明显好转，手足心热减轻，眠差改善，十去其三，大便干缓解，仍有腰酸不适，劳作加重，需扶腰而立。一诊方加女贞子30g以补肾滋阴，加桑寄生30g以补肝肾，强筋骨。10剂，煎服法同前。

三诊：头发脱落十去其二，手足心热、心慌不适缓解，汗出减少，睡眠改善十去其五。琥珀胶囊增加至一次8粒，一日2次。15剂，煎服法同前。

四诊：头发脱落十去其四，头发脱落处可见小绒毛出现，夜间汗出缓解，夜可安眠，但患者诉月经量仍少，每天用3片卫生巾，3天结束，仍有腰酸不适，二诊方加黄精30g以补肾益精，15剂，煎服法同前。

五诊：头发脱落十去其八，多处头发均已长出。效不更方，前方再进15剂，煎服法同前。

六诊：每日头发脱落的数量已在正常毛发脱落范围内，月经量较前改善，每天用5片卫生巾，经期4天，患者主动要求再服20剂，巩固治疗。

按语 （1）肾精不足是脱发的根本原因。《素问》："肾者，主蛰，封藏之本，精之处也，其华在发，肾气衰，发堕齿槁。肾气不足，肾精亏，则毛发不能正常生长。"阐明了脱发的根本原因。本案中患者肾精不足，腰为肾之腑，肾精不足，故见其腰膝酸软，予茯苓、熟地黄、山药、牡丹皮、山茱肉以补肾。《典术》云："女贞木乃少阴之精，故冬不落叶。观此，其益肾之功可推矣。"《本草备要》曰："女贞子可益肝肾，安五脏，强腰膝，明耳目，乌须发。"故予女贞子、旱莲草、桑寄生以补肾。女子以肝为先天，肝藏血，主疏泄，肝经与任冲二脉相连，肝血不足，可见本案中女子月经量少，黄精以补益肾阴，且女贞子有清热之效，以防诸补益之药生热之弊，升麻亦有升举清阳和滋阴作用，头为高巅之上，药力难及于发，升麻亦作引经药，载诸药上达巅顶以滋发生发。

（2）气血亏虚是脱发的主要原因。本案患者气不足，可见乏力困倦，动则汗出，故予人参、黄芪以益气，生姜、大枣、炙甘草补脾胃，使气血生化有源。精为阴，阴虚，可见其手足心热；阴虚，肠失濡润，故见其便干；心阴不足，心神失养，故见其心慌不适，气阴不足，常可致虚阳上浮，故予琥珀以重镇安神，以震慑上浮之虚阳，阳入于阴，则睡眠安。本案中，抓住了气血两虚的病机特点，予中药以纠其偏，则效见病愈。

补肾养血生发饮加减治疗脱发，同时具备了补肾填精、益气养血的功效，应对了脱发的病机，方机对应，疗效显著。

（三）脱发/湿热内蕴证

基本情况：李某，男，52岁。2020年7月20日就诊。

主诉：头发脱落明显1年，加重2个月。

简要病史：1年来患者无明显诱因出现头发脱落严重，以顶区、刘海区脱落明显，头发稀疏，头皮外现，头皮瘙痒，头发油腻，头昏沉不适，身困、易乏，面色红润，面部油腻，心烦，口臭，口中黏腻，纳呆，进食稍多即感腹胀，多睡，多梦，便质黏，每日3～4次，便池不易冲刷，小便短赤，舌质暗，苔黄腻，舌体胖大，脉滑。形体偏胖，体重98kg。

辨病诊断：脱发。

辨证诊断：湿热内蕴证。

治法：健脾生发，清热祛湿。

方药：清热祛湿生发饮加减。党参30g，茯苓30g，苍白术各30g，姜半夏30g，黄连10g，厚朴12g，石菖蒲12g，淡豆豉30g，芦根30g，猪苓30g，泽泻30g，炙甘草6g。7剂，日1剂，水煎服，分早、中、晚3次温服。

另：药渣再煎，外敷头部，每日2次，每次40分钟，40分钟后清水洗净即可。

二诊：周身困重好转，头昏沉不适减轻，眠稍改善。守前方继服14剂，煎服法同前。

三诊：患者自觉身轻，神清，眠安，梦少，口臭、口中黏腻消失，大便仍每日3～4次，质黏稍好转，前方加薏苡仁30g。再进14剂，煎服法同前。

四诊：头部顶区和刘海区，可见小绒发，舌苔黄厚腻，茯苓加至50g，加佩兰10g芳香化湿，继服20剂，煎服法同前。

五诊：头发脱落处可见小短发，长约1cm，周边可见小绒发，眠安，无梦，大便每日1～2次，成形，体重下降约4kg。效不更方，继服四诊方20剂。

六诊：头发脱落处90%可见长出新发，体重再降3kg，周身轻便，无不适。再服上方10剂巩固治疗。

按语 （1）湿热内蕴为病因病机。《素问·五脏生成》谓："多食甘，则骨痛而发落。"患者平素嗜食肥甘厚味、辛辣,嗜酒,损脾伤胃,脾失运化,湿热内蕴,上蒸颠顶,侵蚀发根,如禾苗被水淹没,气血不畅,发根失养,日久发根不固,而致头发脱落。

(2)健脾生发、清热祛湿为治疗法则。脾主运化,脾虚,水谷精微无以上承清窍,清窍失养,故见头昏沉不适;脾主四肢,脾虚,可见身困、易乏;湿热内蕴,可见口中黏腻、口臭,湿热困遏清阳,阳不入阴,故见多梦;脾虚湿胜,湿热下注,可见便溏;苔黄腻,舌体胖大,脉滑,均为湿热内蕴之象,故予健脾生发、清热祛湿为治则。

方中党参健脾益气为君药;臣以茯苓、苍术、白术以健脾祛湿为臣药;佐以姜半夏善祛湿浊化痰饮;黄连清热燥湿、泻火解毒;厚朴燥湿消痰、下气除满;石菖蒲以祛痰开窍,安神定志;淡豆豉以除烦宣郁解毒;使以猪苓、泽泻以淡渗利湿、通淋泄浊,化浊降脂。佩兰气味芳香,醒脾开胃,脾气健运则运化水湿功能正常;炙甘草调和诸药。诸药共奏健脾生发、清热祛湿之效。湿热去,发得救,气血畅,脱发止,新发生。

脾的运化功能正常,气血生化有源,发得血养,方能正常生长,故健脾生发、清热祛湿亦是从"发为血之余"的思想进行论治之体现。

二十一、痛风病医案

庞国明教授治疗痛风以分期辨证论治为主,分为痛风病前期、痛风病期、痛风病变证期。痛风病前期起病隐匿,进展慢,不易于发现,此期往往不被患者所重视,多疏于治疗,痛风病期又分为急性发作期、间歇期、慢性期,痛风病期决定着疾病的转归与预后,临床上此期的患者最为多见,痛风病变证期是该病的最后阶段。现将庞教授治疗此期行之有效的医案举隅一二,为临床提供借鉴。

(一)痛风病期急性发作期/浊毒瘀滞证

基本情况:王某,男,32岁。2019年7月13日就诊。

主诉:间歇性左足第一跖趾关节红肿热痛1年。

简要病史:患者因频频饮酒,喜进烧烤炙煿之品,1年前开始时有左足趾肿痛,每于饮酒或劳累、受寒之后则疼痛加重,尤其夜间痛甚,至本地人民医院就诊,查血尿酸718μmol/L,确诊为痛风性关节炎,予以双氯芬酸钠缓释片、秋水仙碱、别嘌呤醇等药口服,症情有所好转,但停药后仍时有复发,为求进一步中医诊治,故来就诊,刻下症见:左足第一跖趾关节红肿热痛,口干口苦,下肢乏力困倦,腰膝酸软,纳食可,睡眠差,小便色黄,大便时干时稀,舌暗红,苔黄腻,脉弦数。

辨病诊断:痛风病急性发作期。

辨证诊断:浊毒瘀滞证。

治法:清热解毒,活血通络。

方药:清热解毒活络饮加减。土茯苓30g,萆薢10g,薏苡仁30g,川黄柏10g,川牛膝30g,忍冬藤30g,土鳖虫10g,牡丹皮10g,赤芍15g,山慈菇10g,水牛角30g(先煎),地龙10g,炙甘草3g。6剂,日1剂,水煎400ml,早中晚餐前温服。

配合刺络放血法(隔日1次)+如意金黄膏外贴患处(每日1贴)。

7月20日二诊：服药后疼痛好转，口苦减轻，仍感乏力困倦，大便每日1次，小便色清，舌红，苔薄腻，脉弦滑。上方去山慈菇、黄柏，加黄芪30g、生白术30g以健脾益气，加苍术30g以燥湿健脾。6剂，服法同上。

7月26日三诊：乏力较前减轻，疼痛消失，舌红，苔薄稍腻，脉弦细。复查血尿酸371μmol/L，上方去牡丹皮，改丹参30g以加强化瘀活血之功。6剂，服法同上。

随访3个月，患者病情稳定，未诉关节疼痛再发，无明显乏力不适。

按语 本案患者痛风急性发作期。该病多因平素嗜食肥甘辛辣炙煿之品，酿生痰浊，痰浊内蕴日久与血瘀搏结，郁而化热则成毒，痰浊为湿邪，湿热乃痰瘀互结之果。热炼液为痰，炼津为浊，灼血成瘀，加重痰瘀，瘀毒互结，加之热邪迫使气血妄行，经络蓄热，故见关节红肿灼热、痛不可近，湿热内阻，壅闭经络，留注骨节，而致关节红肿热痛。急性期毒热浊瘀突出，炎性反应明显。故治疗中以清热解毒，活血通络为主。方中土茯苓泄浊解毒、健胃除湿、通利关节；萆薢甘苦性平，入足阳明、厥阴经，祛风除湿，以固下焦，坚筋骨，分清泄浊；薏苡仁利水渗湿，健脾除痹；川黄柏性寒味苦，清热燥湿，善除下焦之湿热；忍冬藤清热解毒，通络止痛；川牛膝味苦泄降，平而下行，既善活血通经、通利关节，又能引药下行而直达下焦；山慈菇清热利湿、活血定痛；土鳖虫祛风除湿、强筋骨；地龙性寒而下行，《本草纲目》谓其能治足疾而通经络；水牛角清热凉血，泻火解毒；牡丹皮配赤芍清热凉血、活血化瘀；炙甘草调和药性，综合全方，具有清热解毒、活血通络之效，因此针对患者毒浊瘀内盛之病机，用之恰当，疗效显著。配合外治法刺络放血及如意金黄膏外贴患处，使邪随血出，血出病解，达到清热解毒、直达病所、事半功倍的效果。

（二）痛风病期慢性期/痰瘀痹阻证

基本情况：刘某，男，58岁。2020年3月20日初诊。

主诉：间断多关节疼痛10年，加重半个月。

简要病史：患者10年前因饮食不节出现右足第一跖趾关节肿痛，至当地卫生室就诊，予止痛药（具体不详）对症治疗后缓解，后反复发作，每于发作时至当地卫生室予止痛治疗。近4年肿痛累及右踝、双手远端指间关节。半个月前饮酒后出现右踝及右足第一跖趾关节肿痛，自服止痛药后稍缓解，但仍活动不利，关节隐隐作痛，特来就诊。刻下症见：右足第一跖趾关节、双手远端指间关节可见多枚痛风石，右足第一跖趾关节压痛（±），皮温不高，活动不利，纳食不佳，二便尚可，舌紫暗有瘀点，苔白腻，脉涩。

辨病诊断：痛风病期慢性期。

辨证诊断：痰瘀痹阻证。

治法：化痰行瘀，蠲痹通络。

方药：和中化痰通络饮加减。桃仁10g，红花6g，炒当归10g，川芎10g，法半夏10g，陈皮10g，炒白术30g，茯苓30g，夏枯草10g，浙贝母10g，蜈蚣2条，全蝎6g，炙甘草6g。14剂，日1剂，水煎400ml，早中晚餐前温服。

4月5日二诊：疼痛明显缓解。诉稍感疲惫、口干、口苦，继予上方加北沙参15g、玉竹10g。7剂，服法同前。

4月12日三诊：口干口苦消失。上方加工为水丸，连服3个月，后随访半年痛风未发作。

按语 痛风反复发作，日久则会出现慢性关节炎症状，并发生永久性破坏性关节畸形。临床表现为关节疼痛固定不移，关节畸形、屈伸不利，手、足、耳郭可见痛风石沉积，甚者可有白垩样尿酸盐结晶排出，累及肾脏则可出现蛋白尿、夜尿、肾结石、肾功能衰竭。清代叶天士在《临证指南医案》中提出"久痛入络"，《类证治裁·痹证论治》亦指出"痹久必有痰湿败血瘀滞经络"。痛风久治不愈则损及脾肾，津液输布障碍，使得病情逐步加重，易化生痰浊、郁热、瘀血。痰湿阻于血脉，与血相结而为浊瘀，深入筋骨，闭阻经脉气血，则可见关节麻木僵硬、畸形；痛风石沉积于关节，部位固定、疼痛顽固不愈，亦符合久病入络的特点。此期应以扶正祛邪为基本治疗原则，以化痰散结、活血通络为主，佐以健脾补肾。以和中化痰通络饮为主加减。方中以强劲破血之品桃仁、红花活血化瘀；炒当归滋阴补肝、养血活血通络；川芎活血行气、调畅气血，以助活血祛瘀之功；浙贝母、法半夏、陈皮化痰散结；夏枯草消痰软坚散结；炒白术益气健脾以扶正固本；茯苓化湿泄浊，促湿浊泄化、溶解瘀结，增强疗效；蜈蚣、全蝎祛风通络止痛、化痰散结；炙甘草甘、平，能缓和虫类药的烈性，又可调和脾胃。全方脾肾兼顾，以祛邪为主，兼顾扶正，共奏健脾补肾、化痰散结、活血通络之功。"病进则络病亦深"，然藤类药味薄气轻、发散上升，难以奏效，当用虫类药搜风通络，叶天士云："风寒湿三气合而为痹，经年累月，外邪留著，气血俱伤，化为败瘀凝痰，混处经络，须用虫类搜剔，以动药使血无凝著，气可宣通。"常用水蛭、地鳖虫、地龙、僵蚕、全蝎等，利用虫类药物走窜善行之性，搜剔络脉可获良效。同时慢性期用药当遵循宿邪缓攻的原则，活血补血、补肾填精，做到通络不伤络。

二十二、痫病医案

痫病是一种反复发作性神志异常的病证，亦名"癫痫"，俗称"羊痫风"。临床以突然意识丧失，甚则仆倒，不省人事，强直抽搐，口吐涎沫，两目上视或口中怪叫，移时苏醒，一如常人为特征。其发生大多由七情失调，先天因素，脑部外伤，饮食不节，劳累过度，或患它病之后，造成脏腑失调，痰浊阻滞，风阳内动所致。其病理因素总以痰为主，每由风、火触动，痰瘀内阻，蒙蔽清窍而发病。以心脑神机失用为本，风、火、痰、瘀致病为标，其中痰浊内阻，脏气不平，阴阳偏胜，神机受累，元神失控是病机的关键所在。临证之时，对于频繁发作者，以治标为主，着重清泻肝火，豁痰息风，开窍定痫；平时则补虚以治其本，宜益气养血，健脾化痰，滋补肝肾，宁心安神。

痫病/风痰闭阻证

基本情况： 刘某，女，4岁。2018年7月26日就诊。

主诉： 发作性肢体抽搐伴口吐白沫2年余。

简要病史： 2年余无明显诱因下突然出现肢体抽搐伴口吐白沫，每次持续数分钟不等，醒后则如常人，呈发作性，每年发作7～10次，纳可，眠可，二便调，舌淡红，苔薄白，脉和缓。

辨病诊断： 痫病。

辨证诊断：风痰闭阻证。

治法：涤痰息风，开窍定痫。

方药：定痫丸加减。胆南星 6g，石菖蒲 10g，天竺黄 10g，竹茹 10g，天麻 12g，钩藤 12g，黄芩 10g，瓜蒌 12g，半夏 10g，琥珀 3g，槟榔 12g，茯苓 12g，栀子 10g，陈皮 10g，枳壳 12g，甘草 6g。颗粒剂，3 剂，加蜜适量，混匀服，每次 10g，每日 3 次。

8 月 8 日二诊：服药后症状稳定，服药期间未再发作，前方去栀子，加炒麦芽 30g，3 剂，用法同前。

按语 痫病是由先天或后天因素，使脏腑受伤，神机受损，元神失控所导致的，以突然意识丧失，发则仆倒，不省人事，两目上视，口吐涎沫，四肢抽搐，或口中怪叫，移时苏醒，醒后一如常人为主要临床表现的一种发作性疾病。又称为"痫证""癫痫""羊痫风"等。其基本病机为脏腑受伤，痰、火、瘀为内风所触动，致气血逆乱，蒙蔽清窍而成。病位在心脑，与肝脾肾有关。小儿稚阴稚阳，阳常有余，加之饮食不节，故其病因常常合并肝热、食积，故治疗之时，除涤痰息风之外，还当化食消积。故案中除胆南星、石菖蒲、天竺黄、竹茹、天麻、钩藤、黄芩、瓜蒌、半夏、琥珀等化痰开窍之品外，更用槟榔、茯苓、陈皮、枳壳等健脾消食导积之品，不唯痫证，但凡小儿疾病，均应注意食滞因素，临证之时佐一二味消食化积之品，更能健脾以助药力运行。

二十三、中 风 医 案

中风是以猝然昏倒，不省人事，半身不遂，口舌㖞斜，言语不利为主症的病证。病轻者可无昏仆而仅见半身不遂及口眼歪斜等症状。本病多是在内伤积阳的基础上，复因劳逸失度、情志不遂、饮酒饱食或外邪侵袭等触发，引起脏腑阴阳失调，血随气逆，肝阳暴张，内风旋动，夹痰夹火，横窜经脉，蒙蔽神窍而发。其基本病机总属阴阳失调，气血逆乱，病位在心脑，与肝肾密切相关，病理基础则为肝肾阴虚，病理因素主要为风、火、痰、气、瘀，病性多属本虚标实。辨证之时，以是否有神志异常，分为中经络及中脏腑；中脏腑当辨闭证与脱证，闭证又当辨阳闭和阴闭；辨其病程则有急性期、恢复期及后遗症期不同。具体治疗，中经络以平肝息风，化痰祛瘀通络为主。中脏腑闭证，治当息风清火，豁痰开窍，通腑泄热；脱证急宜救阴回阳固脱；对内闭外脱之证，则须醒神开窍与扶正固脱兼用。恢复期及后遗症期，多为虚实兼夹，当扶正祛邪，标本兼顾，平肝息风，化痰祛瘀与滋养肝肾，益气养血并用。

中风/下元虚衰，痰浊上泛证

基本情况：李某，男，69 岁。2020 年 1 月 6 日就诊。

主诉：左侧肢体力弱伴言语不利 1 月余。

简要病史：1 月余前因脑梗死在开封市人民医院诊治，经治疗后现仍左侧肢体活动力弱，言语謇涩，自觉舌强，口角流涎，自汗、盗汗，饮水时有呛咳，时有头晕，自觉周身乏力困倦，畏寒怕冷，纳眠可，小便正常，大便秘结，2～3 日一行，舌嫩红稍暗，有瘀斑，苔薄白少而滑，脉弦滑。

辨病诊断：中风。

辨证诊断：下元虚衰，痰浊上泛证。

治法：补肾阳，滋肾阴，开窍化痰。

方药：地黄饮子加减。生地黄 30g，山萸肉 30g，麦冬 12g，五味子 10g，石菖蒲 10g，云茯苓 30g，焦远志 10g，炮附子 10g（先煎），巴戟天 30g，肉苁蓉 30g，广射干 10g，川牛膝 30g，仙鹤草 60g。6 剂，日 1 剂，水煎 400ml，早、晚空腹温服。

1 月 20 日二诊：服药后自觉左侧肢体力弱及言语謇涩、舌强较前好转，乏力、怕冷亦较前改善，大便秘结缓解，3 日 2 行，舌脉同前，前方调整生地黄用量为 45g，加北沙参 30g 以加强滋阴之力，具体如下：生地黄 45g，山萸肉 30g，麦冬 12g，五味子 10g，石菖蒲 10g，云茯苓 30g，焦远志 10g，炮附子 10g（先煎），巴戟天 30g，肉苁蓉 30g，广射干 10g，川牛膝 30g，仙鹤草 60g，北沙参 30g。20 剂，日 1 剂，水煎 400ml，早、晚空腹温服。

按语 中风又名卒中，因本病起病急骤、证见多端、变化迅速，与风性善行数变的特征相似，故以中风名之。本病是以卒然昏仆、不省人事，伴口眼㖞斜，半身不遂，言语不利，或不经昏仆而仅以㖞僻不遂为主症的一种疾病。中风之发生，病机虽然复杂，但归纳起来，不外虚（阴虚、气虚）、火（肝火、心火）、风（肝风、外风）、痰（风痰、湿痰）、气（气逆）、血（血瘀），其中以肝肾阴虚为其根本，此六端在一定条件下，互相影响，相互作用而突然发病。

该患者中风诊断已明确，目前处于恢复期，结合舌脉，证属下元虚衰，痰浊上泛，故方用地黄饮子加减以滋肾阴，补肾阳，开窍化痰。本方主治"喑痱"证，是由下元虚衰，阴阳两亏，虚阳上浮，痰浊随之上泛，堵塞窍道所致。"喑"是指舌强不能言语，"痱"是指足废不能行走。肾藏精主骨，下元虚衰，包括肾之阴阳两虚，致使筋骨失养，故见筋骨痿软无力，甚则足废不能用；足少阴肾脉夹舌本，肾虚则精气不能上承，痰浊随虚阳上泛堵塞窍道，故舌强而不能言；阴虚内热迫津外泄，故而盗汗不止；肾阳亏虚，不能温煦于外，故而畏寒怕冷，肾司二便，肾气不足，大肠失调，故而大便秘结。方用生地黄、山茱萸滋补肾阴，肉苁蓉、巴戟天温壮肾阳，四味共为君药。配伍附子辛热，以助温养下元，摄纳浮阳，引火归元；麦冬、五味子滋养肺肾，金水相生，壮水以济火，均为臣药。石菖蒲与远志、茯苓合用，是开窍化痰，交通心肾的常用组合，射干化痰散结，仙鹤草补虚敛汗，是为佐药。诸药合用，使下元得以补养，浮阳得以摄纳，水火既济，痰化窍开则"喑痱"可愈。药证相符，二诊时症状明显缓解，更加北沙参以加强养阴清肺之功。

二十四、蛇串疮医案

蛇串疮是以皮肤出现成簇水疱，伴火烧样疼痛为临床特征的急性疱疹性皮肤病。因沿身体一侧呈带状分布，宛如蛇行，故名；又因红斑、水疱排列成串珠样，又多在腰部发病，所以又称"缠腰火丹"。其特点是皮肤突然发生簇集性水疱，排列成带状，沿一侧周围神经分布区出现，伴有刺痛和淋巴结肿大。相当于西医的带状疱疹。本病主要因肝气郁结，日久化火，或脾经湿热内蕴，外溢皮肤而生；也有的因感染毒邪，引起湿热火毒蕴积肌肤而发病；年老体弱患者，常由于血虚肝旺、湿热毒盛、气血凝滞，致使疼痛剧烈，数月或半年后才能消失。临证之时，肝经火盛者，治宜清肝火、利湿热，多用龙胆泻肝汤加减；脾经湿热者，治宜健脾利湿，清热利湿，方用除湿胃苓汤加减。

蛇串疮/肝胆湿热证

基本情况：王某，女，53 岁。2020 年 4 月 10 日就诊。

主诉：左胁背及左乳下疱疹、疼痛 8 天。

简要病史：患者 8 天前无明显诱因出现左胁背及左乳下疱疹、疼痛，前往开封市中心医院住院诊治，确诊为带状疱疹，予以阿昔洛韦等静脉滴注治疗，经治疗后疱疹减轻，但疼痛改善不明显，需服用镇痛药方能缓解，影响日常生活，为求中医诊治，经人介绍来诊。刻下症见：左胁背及左乳下疱疹、疼痛，纳可，眠差，正常，二便调，舌质色红，舌苔薄黄，脉弦数。

辨病诊断：蛇串疮。

辨证诊断：肝胆湿热证。

治法：清肝泻火解毒。

方药：龙胆泻肝汤加减。龙胆草 6g、炒栀子 15g、片黄芩 12g、炒白芍 45g、生甘草 10g、生地黄 25g、全当归 12g、建泽泻 12g、北柴胡 10g、炒川楝子 12g、延胡索 25g、板蓝根 30g、全瓜蒌 30g、草红花 12g、淡全蝎 6g。3 剂，日 1 剂，水煎 400ml，早、晚餐后温服。

4 月 13 日二诊：服药后自觉疼痛明显减轻，可不服用镇痛药而入睡，舌质偏红，舌苔白厚，脉弦数，前方去板蓝根，加炒苍术 45g，6 剂，用法同前。

4 月 19 日三诊：药后疼痛基本消失，局部轻微刺痒，稍口干，舌淡红，苔中根白厚，脉细滑。前方去龙胆草、炒栀子、片黄芩、延胡索，加枸杞子 18g、北沙参 12g，继服 3 剂以善后。

后电话随访无明显不适症状。

按语 蛇串疮又名火带疮、蛇丹、蜘蛛疮等，《外科大成·缠腰火丹》称此症"俗名蛇串疮，初生于腰，紫赤如疹，或起水疱，痛如火燎"。本病多为情志内伤，肝郁气滞，久而化火，肝经火毒，外溢肌肤而发；或饮食不节，脾失健运，湿邪内生，蕴而化热，湿热内蕴，外溢肌肤而生；或感染毒邪，湿热火毒蕴结于肌肤而成。就本例患者而言，结合舌脉，证属肝胆湿热，故治以清肝泻火解毒，方用龙胆泻肝汤，加板蓝根加强清热解毒之功，并合用炒白芍、生甘草缓急止痛，延胡索活血理气止痛，淡全蝎解毒散结，更合孙一奎《医旨绪余》治胁痛的"瓜蒌红花甘草汤"，药后痛减。二诊时舌苔白厚，为防止苦寒过伤阳气而致湿邪内生，故用炒苍术以辛温燥湿。三诊时疼痛已除，只局部轻微刺痒，稍口干，结合舌脉，热毒已除，营阴不足，故加枸杞子、北沙参养阴，最终未遗留不适症状而病愈。

二十五、鹅掌风医案

鹅掌风，因手掌粗糙皲裂如鹅掌而得名，是由皮肤癣菌感染引起的手部浅表皮肤真菌感染性疾病，该病病程缠绵，经年不愈，自感瘙痒，在暑天多为皮下小水疱，脱皮，瘙痒，界限性红斑，入冬伴发皲裂则有疼痛，手掌及手指失去弹性，屈伸不利，其病机多因感受风毒凝集皮肤，甚则气血不能滋荣，皮肤失养，或由接触传染而得。

庞国明教授认为本病治疗应从"热入血分，破血妄行，化燥伤阴，生风动血"论治，热邪日久，入血分则动血，伤血化燥，导致血不能荣养皮肤出现干燥皲裂。热入血分则耗血动血，动血则斑疹隐隐；耗血则易化燥生风，瘙痒难忍。治疗当以清热凉血、滋阴润燥为主。

鹅掌风/湿热内蕴，热郁生风证

基本情况：杨某，男，45 岁。2021 年 9 月 19 日就诊。

主诉：手脚干裂，奇痒难忍 3 年。

简要病史：3 年前患者无明显诱因出现手足干裂，呈进行性加重，奇痒难受，手足皮肤干裂，裂口蜕皮，伴少量无色无味液体渗出、微结痂，常年戴手套。先后在郑州、北京、上海等地治疗，诊断为"鹅掌风"，经过内服、外用药物治疗效果欠佳。现症见：手足干裂瘙痒、疼痛不能忍受，夜间加重，易出汗，平素饮酒较多，饮食可，大便溏泄，每日 2 次，舌质红，苔白略腻，脉滑数。

辨病诊断：鹅掌风。

辨证诊断：湿热内蕴，热郁生风证。

治法：清热凉血，活血散瘀。

方药：犀角地黄汤加减。白茅根 50g，干生地 30g，京赤芍 30g，土茯苓 30g，地骨皮 30g，川黄连 12g，淡竹叶 10g，关木通 6g，生甘草 6g。6 剂，日 1 剂，水煎 400ml，早、晚空腹温服。

外洗处方：生甘草 300g，淡干姜 50g，生白芍 60g，干生地 50g，牡丹皮 30g。

3 剂，2 日 1 剂，水煎，每日 2 次熏洗患处，每次 20～30 分钟。

9 月 30 日二诊：患者手足裂口基本消失，瘙痒感消失，现已可以不戴手套正常工作，身热减轻，舌红，苔黄略腻。脉滑略数。内服方加炒苍术 30g、姜半夏 10g，白茅根改为 60g。10 剂，水煎温服，日 1 剂。外用方守方 3 剂洗患处。

1 个月后电话随访，患者症状消失，已恢复如常。

按语 此患者为中年男性，平素饮酒较多，中焦脾胃湿热内盛，热盛肉腐，从四肢而出，造成干裂，流脓，毛孔堵塞，油脂黏滞难去，日久凝结成片，成痂。庞师认为该患者治疗当以"凉血散瘀"为主要治法，方选用犀角地黄汤加减，该方为温热病而设，主治热入营分之迫血妄行者。《黄帝内经》曰："诸痛痒疮，皆属于心。"加导赤散以清心除烦，引热下行，庞师习惯用白茅根代替犀角以凉血止血，清热利尿使热邪从小便而出。方中白茅根清心祛火之本，干生地滋阴清热、凉血以生新血，赤芍破血以逐其瘀。黄连、土茯苓、地骨皮同用具有清热解毒、凉血除湿止痒之功效，现代药理研究表明均有抗菌消炎的作用，竹叶、木通具有清心利尿，引热归于小便而出得功效。诸药同用解毒于清热之中；滋阴于清火之中；祛瘀于止血之内，给邪以出路。二诊患者服药后热象渐轻，加入苍术、半夏以燥湿健脾，以除生湿之源。

外用方为芍药甘草汤加减而成。"治风先治血，血行风自灭。"故以芍药甘草汤酸甘化阴，干生地、牡丹皮、地骨皮三药凉血止血，以养阴祛风止痒。现代药理学研究干姜具有消炎止痒功效。正如吴师机在《理瀹骈文》中所说："外治之理即内治之理，外治之药即内治之药，所异者法耳。"用药内外合治，方药切中病机，3 年顽疾 1 周得愈，庞师临证经验之富可得一窥。

二十六、湿 疹 医 案

湿疹，皮疹红肿，甚至渗出、糜烂，是多种内外因素引起的真皮浅层及表皮炎症。本病皮疹形态多样、常对称分布、有渗出倾向，瘙痒剧烈，以红斑、丘疹、水疱渗出、糜烂、瘙痒和反复发作为主要特点，可泛发全身。且病情易反复发作，迁延不愈，湿疮的发病病机主要与禀赋薄弱、正气不足，外有风湿热邪侵袭有关。治疗当分缓急虚实治之。

庞师认为该病当分期治之，新发急性期以湿热蕴结兼受风外邪为主，治疗当以清热祛湿，祛风止痒为主；亚急性期以脾虚湿蕴为主，治疗当以健脾祛湿为主；慢性期以湿郁邪恋，伤阴化燥为主，治疗当以健脾祛湿、清热燥湿为主。庞师认为，不论该病所处任何分期其病机都离不开"脾虚生湿"这一根本病机；湿性黏腻，进一步滞脾。脾为后天之本，气血生化之源，湿滞脾虚，则无以滋养肌肤，湿疹反复发作。故"脾虚"为湿疹发病的根本，治病求本，需注重从脾论治湿疹。

湿疹/脾虚湿阻，瘀血留滞证

基本情况：刘某，女，27 岁。2020 年 7 月 8 日就诊。

主诉：面部红色斑疹 3 个月，加重 1 周。

简要病史：患者 3 个月前因佩戴一次性医用外科口罩 1 周后，左侧颧部出现一块拇指指甲大小红色斑疹，轻度瘙痒脱屑，佩戴口罩则加重，红色斑疹逐渐扩散至双侧颧颊部、口周、鼻尖及双侧上眼睑部，局部肿痛瘙痒，溃烂渗出，时有低热伴周身乏力，倦怠萎靡，多次寻求西医治疗，诊断为湿疹。曾使用中西药联合治疗效果一般（具体用药不详），近 1 周患者面部病情持续加重，块状皮损进展至大片皮损色淡红（双侧面颊各有 5cm×6cm 大小皮损，下颌部有 3cm×5cm 大小皮损），今家人推荐寻求中医治疗。现症见：面部片状暗红斑疹，两颊较重，局部瘙痒肿痛，溃烂渗出淡红色液体，心烦易怒，双下肢轻度肿胀，眠差多梦，因皮损瘙痒而易醒，大便每日 2 次，晨起成形，后则便稀，小便黄，白带发黄，舌质淡，苔薄白，脉细弱。

辨病诊断：湿疹。

辨证诊断：脾虚湿阻，瘀血留滞证。

治法：健脾益气，化瘀活血。

方药：归脾汤合犀角地黄汤加减。太子参 30g，炙黄芪 30g，炒白术 10g，全当归 10g，云茯苓 30g，白茅根 30g，粉丹皮 20g，赤芍 30g，防风 60g，徐长卿 60g，灵芝 10g，广木香10g。7 剂，日 1 剂，水煎 400ml，早晚温服。

7 月 15 日二诊：患者服上药后面部色红明显减轻，瘙痒疼痛减轻，情绪好转，双下肢水肿消失，脱屑明显，睡眠尚可，大便正常，舌红，苔薄白，脉细滑。上方去广木香加丹参30g，三七粉 6g。7 剂，日 1 剂，水煎 400ml，早晚温服。

后电话随访，服药后面部瘙痒及脱屑基本消失，颜面部皮肤颜色基本恢复正常，嘱其继续口服上方 1 周巩固疗效。

按语 患者禀赋异常，接触医用外科口罩，致毒邪侵犯肌肤，蕴而化热，火热灼伤血络，迫血妄行，面部出现红色斑疹发为本病。后经多方诊治迁延不愈，呈久病入络，久病必虚，久病必瘀之势，故见红色斑疹颜色暗滞，脾之运化失健，肝之疏泄失常，水停中焦，发为水肿。患者有舌质淡，苔薄白，脉细弱等气虚之症。气能摄血，约束血液循行脉中。气虚则固摄作用失常，可现血行脉外之斑疹。脾失健运，运化水谷精微的功能失职，故便稀。综上，辨证为脾虚湿阻，瘀血留滞证，以健脾益气、化瘀活血为治疗原则。方选归脾汤合犀角地黄汤加减。药用太子参、炙黄芪、炒白术健脾益气，脾旺则气血生化有源，脾气健运则运化正常；木香行气燥湿，在补气养血药中，佐以木香理气醒脾，使补而不滞。犀角现临床多不使用，庞师常常以白茅根代替，达到清热凉血止血之功，《内经》云"治风先治血，血行风自灭"，当归为"血中气药"，具有养血活血的功效，血行则风痒自消。丹皮、赤芍清热凉血化瘀，防风、徐长卿祛风除湿，灵芝补气安神。诸药合用，以达健脾活血之功。二诊时水肿消失，大便正常脉细滑，故去燥烈之性较强的广木香，加丹参30g、三七粉 6g 增强活血行血之力。诸药合用则脾健湿去，血凉热消，血充痒止。

第三章
临证验方选粹

庞国明教授从事内科与 2 型糖尿病及其并发症等诊治工作近 50 年，积累了丰富的临证经验，总结了一系列经验方，经反复临床验证，有较好疗效。现将 37 首关于糖尿病、糖尿病周围神经病变、糖尿病肾病、咳嗽、过敏性鼻炎、失眠、便秘、脱发、湿疹、口疮、汗证、痛风诸病效验之方组成与运用方法等整理如下。

一、糖尿病验方选粹

庞国明教授认为：肥胖是 2 型糖尿病萌发的基础土壤；痰浊中阻、湿热内蕴是其始动因素；痰浊、湿热困阻中焦，土壅木郁，脾失健运，肝失疏泄，水谷精微壅滞血中是血糖升高及其发病的重要环节；精津布运失常，痰热耗损阴津是形成三多一少，尿有甜味的内在原因；病程渐进，邪伤正气，肺脾肾三脏气虚是其迁延不愈的关键症结；气损及阴，阴损及气，气阴两虚是其枢机阶段；气虚渐之，阴损及阳，阴阳两虚是其发展的必然趋势，血瘀是造成多种合并症的主要原因；痰湿化浊，瘀热化毒，浊毒内生是病程中的变证。基于对 2 型糖尿病病因病机的认识，庞国明教授以中医思维为根本，悉心探索纯中药治疗 2 型糖尿病的思路与方法，在"和"法理论的指导下，将 2 型糖尿病辨证分为热盛伤津证、气阴两虚证、肝郁脾虚证、痰浊中阻证、湿热内蕴证、脾肾气虚证、阴阳两虚证共七个证型，研创出七个专方——清热养阴调糖饮、益气养阴调糖饮、疏肝健脾调糖饮、和中降浊调糖饮、清热化湿调糖饮、健脾益肾调糖饮、阴阳双补调糖饮。

（一）清热养阴调糖饮

组成：生石膏 30～50g，生地黄 10～30g，知母 10～15g，麦冬 10g，川牛膝 30g，太子参 30g，葛根 30g，天花粉 15～30g，炒苍术 10～30g，枳壳 10g，升麻 3～6g，生甘草 3～6g。

功效：清热养阴，生津止渴。

主治：2 型糖尿病属热盛伤津证者。症见易饥多食，形体消瘦，烦渴引饮，心烦易怒，口苦，大便干结，小便频数量多，舌质红，苔薄白干，脉弦或数。

用法：上药入锅，加水约 800ml，浸泡 90～120 分钟，武火煮沸后，文火再煎煮 40 分钟，滤出药汁，随即再加水 500ml，如法再次煎煮、滤汁，两汁混匀共约 650ml 左右，分早、中、晚三餐前温服。

注意：方中苦寒之药较多，尤其生石膏大寒容易败胃，注意把握用量，若胃脘不适，建议餐后半小时服用。

方解：从临床实际看，热盛伤津证大约占 2 型糖尿病的 10%左右，主要表现为热盛和伤阴两大特点，因此，立清热养阴法，方用玉女煎、参冬饮、枳术丸加减演化而来。方中生石膏辛甘大寒，清阳明有余之火而不损阴，故为君药；生地黄甘苦，清热生津，用为臣药；君臣相伍，清火生津，虚实兼顾；知母苦寒质润、滋清兼备，一助生石膏清胃热而止烦渴，二助生地黄养阴生津；麦冬微苦甘寒，助生地黄滋阴而润胃燥，且可清心除烦；川牛膝甘苦，既补肝肾之不足，又可导热引血下行；太子参甘苦，可益气生津；葛根辛甘，既可生津又可升举清阳；天花粉甘苦，既可助石膏清热，又助生地黄生津；炒苍术燥湿健脾，助中焦运化；枳壳宽中下气，升麻升举清阳，二者一升一降，从而使中气畅达，以上共为佐药；生甘草调和诸药，为使药；诸药合用，共奏清热养阴、生津止渴之功，使热清津复，阴精和合，从而达到降糖止消之目的。

方源：孙扶，翟纪功，孔丽丽. 庞国明教授运用清热养阴调糖饮治疗 2 型糖尿病经验[J]. 世界中西医结合杂志，2020，8：1438-1440.

（二）益气养阴调糖饮

组成：太子参 30g，生黄芪 45～60g，生地黄 30g，山萸肉 30g，麦冬 10g，生山药 30g，炒苍术 10～30g，炒白术 10～30g，泽泻 30g，丹参 30～50g，云茯苓 30g，枳壳 10g，升麻 6～10g。

功效：益气养阴，培本调糖。

主治：2 型糖尿病属气阴两虚证者。症见咽干口燥，口渴多饮，神疲乏力，气短懒言，形体消瘦，腰膝酸软，自汗盗汗，五心烦热，心悸失眠，舌红少津，苔薄白干或少苔，脉沉细。

用法：上药入锅，加水约 800ml，浸泡 90～120 分钟，武火煮沸后，文火再煎煮 40 分钟，滤出药汁，随即再加水 500ml，如法再次煎煮、滤汁，两汁混匀共约 650ml 左右，分早、中、晚三餐前温服。

注意：若大便干结，可换炒白术为生白术；若脾气亏虚较甚，升麻、黄芪等可逐渐加量，防止虚不受补加重壅滞；服药期间应忌食辛辣、刺激之品，以防耗气损阴，加重病情。

方解：肾为诸气诸阴之本，补气养阴当从肾入手以固根本，方可补气阴。方中太子参甘平，益气健脾，生津润肺；生黄芪为补药之长，补气之功力显著；生地黄甘寒，养阴生津，补中焦之脾精，且助肾水气化。三药合用，太子参平补气阴，生地制约黄芪温燥伤阴，黄芪防生地黄过寒而滞气，三者共为君药，达到益气养阴之功。山萸肉性温、酸涩，麦冬味甘、微寒，二者合用以收敛固涩，共为臣药。泽泻、云茯苓利水渗湿，既引湿浊之邪从小便而出，又制约其他药物温燥之性；生山药、炒苍白术三药同用，补脾健脾，助中焦之健运；"一味丹参，功同四物"，养血活血；枳壳、升麻同用，畅达全身气机。全方共奏益气养阴，培本调糖之功。

方源：庞国明.纯中药治疗 2 型糖尿病实践录[M].北京：中国中医药出版社，2019：33.

（三）疏肝健脾调糖饮

组成：柴胡 10～12g，当归 10g，生白芍 30g，云茯苓 30g，炒苍术 10～30g，炒白术 10～30g，陈皮 10g，薄荷 10g（后下），生薏苡仁 30g，淡豆豉 30g，川牛膝 30g，升麻 6～10g，生甘草 6g。

功效：健脾疏肝，布精调糖。

主治：2 型糖尿病属肝郁脾虚证者。症见胁痛，烦躁易怒，脘腹胀满，时有头痛目眩，口燥咽干，神疲食少，大便溏结不调或先干后稀，舌质淡红，苔薄白，脉弦。

用法：上药入锅，加水约 800ml，浸泡 90～120 分钟，武火煮沸后，文火再煎煮 40 分钟，滤出药汁，随即再加水 500ml，如法再次煎煮、滤汁，两汁混匀共约 650ml 左右，分早、中、晚三餐前温服。

注意：睡眠差者，可改茯苓为茯神以安神助眠。服药期间可配合心理疏导以促进病情恢复。

方解：肝郁脾虚证已成为 2 型糖尿病临床中共识的一个证型，大约占到 15%。从调和肝脾入手治疗，往往可取得较好疗效。本方由丹栀逍遥散、栀子豉汤加减化裁而来。方中柴胡疏肝解郁、调达肝气为君；当归辛甘苦温，为血中之气药，养血补血、行气活血；生白芍苦微寒，酸敛阴柔，敛阴以清热化瘀活血；当归、生白芍与柴胡同用，补肝体而助肝用，使血和肝和、血充肝柔，共为臣药；肝木克伐脾土，药选炒白术、炒苍术、云茯苓、陈皮、生甘草健脾化湿益气，其功有二：一则使营血化生有源，二则实土以御木侮，共为佐药；配合生薏苡仁利水渗湿，分消走泄使邪有出路；淡豆豉除烦宣发郁热之邪；加以少许薄荷辛散达郁，疏散郁遏之气，透达肝经郁热；川牛膝活血化瘀引血下行，升麻升举清阳、调和气机，柴胡芳香疏散，升散并举，疏肝解郁、升举清阳，二者相须为用，得柴胡升肝胆之清阳、行气于左，得升麻升阳明之清气、行气于右，一降两升，疏木达土，升清降浊，且柴胡作肝经之引药，兼为使药。全方共奏健脾疏肝，布精调糖之功。

方源：庞国明，张平，弓意涵. 疏肝健脾法治疗 2 型糖尿病临证思悟[J]. 中华中医药杂志，2021，2：891-893.

（四）和中降浊调糖饮

组成：炒苍术 30g，炒白术 30g，猪苓 30g，云茯苓 30～60g，厚朴 10g，泽泻 30g，陈皮 10g，姜半夏 10～30g，桂枝 6～10g，川牛膝 30～45g，升麻 3～6g，生甘草 3～6g，生姜 10～15g。

功效：燥湿健脾，化痰降浊。

主治：2 型糖尿病属痰浊中阻证者。症见形体肥胖或超重，腹大身重困倦，纳呆便溏或便秘，口黏口干不欲饮，舌质淡，体胖大有齿痕，苔腻，脉滑缓。

用法：上药入锅，加水约 800ml，浸泡 90～120 分钟，武火煮沸后，文火再煎煮 40 分钟，滤出药汁，随即再加水 500ml，如法再次煎煮、滤汁，两汁混匀共约 650ml 左右，分早、中、晚三餐前温服。

注意：若大便干结，可换炒白术为生白术；服药期间应饮食清淡，忌食肥甘厚腻之品以防加重痰湿。

方解：痰浊中阻证是 2 型糖尿病临床上最为常见且治疗效果最好的一个证型，约占 2 型糖尿病的 26%。本方从温化痰湿、和中降浊入手，将平胃散与五苓散、二陈汤合方加减化为本方。方中炒苍术辛苦温，芳香性燥，直达中州，善除三焦之湿，为燥湿健脾之强药；炒白术健脾益气，合炒苍术奏燥湿之力，其一补一运，共为君药；陈皮、厚朴、姜半夏燥湿理气，行气温中以化痰饮，绝其痰饮化生之源；猪苓、云茯苓、泽泻渗湿利水消肿，兼助君药健脾；桂枝温阳化气利水；川牛膝引药下行，升麻升举清阳，二药配合，调和气机，气行则痰湿得运；生姜助全方以燥湿消痰，以上均为佐药；生甘草健脾和胃，兼和中气以助运，功兼佐使。全方共奏燥湿健脾、化痰降浊之功。

方源：张平，孙扶，王凯锋. 庞国明从痰论治 2 型糖尿病经验[J]. 中医杂志，2019，18：1546-1549.

（五）清热化湿调糖饮

组成：黄连 30～50g，厚朴 10g，生薏苡仁 30～50g，姜半夏 10～20g，炒苍术 10～30g，川牛膝 30～50g，炒栀子 10g，芦根 30～50g，淡豆豉 15～30g，枳实 10g，升麻 3～6g。

功效：清热化湿，升清降浊。

主治：2 型糖尿病属湿热内蕴证者。症见身重困倦，口苦、口中异味，大便黏腻不爽，口干口渴，饮水量多，形体肥胖，舌边尖红，苔黄腻，脉滑数。

用法：上药入锅，加水约 800ml，浸泡 90～120 分钟，武火煮沸后，文火再煎煮 40 分钟，滤出药汁，随即再加水 500ml，如法再次煎煮、滤汁，两汁混匀共约 650ml 左右，分早、中、晚三餐前温服。

注意：黄连苦寒，注意顾护胃气，若出现胃脘不适，可酌加生姜 3～6g 反佐；服药期间应忌食辛辣、油腻、刺激之品，以防助热生痰，加重病情。

方解：湿热中阻证大约占临床证型的 23%左右，其临床特点是湿与热结，难分难解及黏腻不爽的两大表现。因而本方由清化湿热的代表方连朴饮、四妙散两方化裁而来。方中黄连清热燥湿，厚朴行气化湿，共为君药；生薏苡仁健脾清热祛湿，炒苍术辛苦微温，健脾燥湿，姜半夏燥湿降逆而和胃，增强君药化湿和胃止呕之力，三者共为臣药；川牛膝活血通经，利尿通淋，炒栀子清热利尿，二药合用，使湿热从小便去；淡豆豉清透胸中郁热以除烦；芦根性甘寒质轻，清热除烦，行水除湿；枳实与川牛膝合用，活血降气，升麻与川牛膝同用，调和气机升降，以上共为佐药。全方清热化湿，理气和中，升清降浊，则湿热去，脾胃和，清升浊降，血糖自平。

方源：庞国明，王凯锋，朱璞，等. 中药序贯三法治疗 2 型糖尿病[J]. 中医杂志，2019，60（14）：1243-1246.

（六）健脾益肾调糖饮

组成：太子参 30～50g，生黄芪 30～60g，生山药 30g，生地黄 30g，山萸肉 30g，泽泻 30g，猪苓 30g，云茯苓 30～50g，炒白术 10～30g，川怀牛膝各 30g，升麻 10～30g，枳壳 10g。

功效：健脾益肾，培补调糖。

主治：2 型糖尿病属脾肾气虚证者。症见腰酸腰痛，眼睑或下肢水肿，夜尿增多，自汗，小便清长或短少或有五更泄泻，性功能减退，舌淡体胖有齿痕，苔薄白，脉沉迟无力。

用法：上药入锅，加水约 800ml，浸泡 90～120 分钟，武火煮沸后，文火再煎煮 40 分钟，滤出药汁，随即再加水 500ml，如法再次煎煮、滤汁，两汁混匀共约 650ml 左右，分早、中、晚三餐前温服。

注意：服药期间应忌食生冷、辛辣、刺激之品，防止加重病情。

方解：脾肾气虚证大约占 2 型糖尿病的 20%，其特点是先后天并病，临床表现以脾虚不运水谷，不运水湿与肾虚不固、气化不利两大证候群并存为特点。因此，本方从补脾益肾入手，将四君子汤与参芪地黄汤进行化裁。方中太子参、生黄芪甘平补中，运化水谷以消谷精之壅滞，转输精津回归血脉，复其循常布散之职，为君；生山药健脾补虚，涩精固肾，补后天以充先天，生地黄、山萸肉滋肾固精，三药均可防止肾之精微外漏，预防糖尿病肾病的发生，共为臣药。泽泻利湿而泻肾浊，利水道而补阴不足；猪苓、云茯苓淡渗而泄脾湿，以除肾虚而生之病理产物，辟阖共用，助真阴得复其位；炒白术燥湿而健脾胃；川怀牛膝同用，补肝肾且活血化瘀；升麻升降相因，升清降浊，使精微化，糖浊去；枳壳理气和胃以助运化，以上均为佐药。诸药合用，可健脾补肾，祛瘀利水，扶正祛邪，标本兼顾。

方源：代珍珍，庞国明. 庞国明治疗 2 型糖尿病脾肾气虚证临床经验[J]. 世界中西医结合杂志，2018，8：1079-1081.

（七）阴阳双补调糖饮

组成：淡附片 10～30g（先煎 60～120 分钟），熟地黄 30g，上肉桂 6g（后下），川桂枝 6g，炒白术 10，山萸肉 30g，枸杞子 30g，盐杜仲 30g，炒山药 30g，云茯苓 30g，泽泻 10g，炒枳壳 10g，鹿角胶 10g，桑螵蛸 30g。

功效：滋阴温阳，固本调糖。

主治：2 型糖尿病属阴阳两虚证者。症见小便频数量少，多泡沫，四肢欠温，颜面肢体浮肿，口渴多饮，尿频，夜间尤甚，腰膝酸软，阳痿或月经不调，舌质淡嫩或嫩红，苔薄少而干，脉沉细无力。

用法：上药入锅，加水约 800ml，浸泡 90～120 分钟，武火煮沸后，文火再煎煮 40 分钟，滤出药汁，随即再加水 500ml，如法再次煎煮、滤汁，两汁混匀共约 650ml 左右，分早、中、晚三餐前温服。

注意：该阶段容易出现变证；服药期间饮食宜清淡，忌食生冷、辛辣、油腻、刺激之品，防止加重病情。

方解：2 型糖尿病证至阴阳两虚多居中后期，病情较重，以虚为本，病位主要在脾肾而及于心，其治以双理阴阳、补脾肾气为主兼以温化饮邪。方中淡附片大辛大热，温肾助阳，为温阳诸药之首；熟地黄滋阴补肾，守而不走。两药同用补而不腻，益阴助阳，共为君药；上肉桂辛热纯阳，补命门之火，温通经脉，川桂枝温通经脉，助阳化气，炒白术健脾胃，配合淡附片以温补脾肾之阳，三药同为臣药；山萸肉、枸杞子滋补肝肾之阴，盐杜仲、炒山药滋阴补阳，补气健脾；云茯苓健脾利水，与泽泻同用泻肾中伏火；鹿角胶温补肝肾，益精养血；桑螵蛸补肾固精；炒枳壳行气导滞，防大量滋补药碍脾胃。共为佐使药。全方共奏滋阴温阳，固本调糖之功。

方源：庞国明. 阴阳双补调糖饮[N]. 中国中医药报，2020-12-02（4）.

二、糖尿病周围神经病变验方选粹

庞国明教授总结的糖尿病周围神经病变中医诊疗方案、临床路径、防治指南、诊疗标准等分别由国家中医药管理局、中华中医药学会、国家标准化管理委员会等发布实施，在国内外广泛推广应用。关于消渴病痹症的临证经验已写进了全国中医药行业高等职业教育

"十二五"规划教材《中医内科学》。形成了系列方剂，经临床应用及科研验证，均疗效肯定。

（一）益气活血止消宣痹汤

组成： 生黄芪 60g，当归尾 15g，赤芍 10g，川芎 10g，地龙 30g，桃仁 10g，红花 10g，枳壳 10g，川牛膝 30g。

功效： 益气活血，化瘀通痹。

主治： 糖尿病周围神经病变属气虚血瘀证者。症见肢体麻木、刺痛，乏力，舌质淡暗，或有瘀点，苔薄白，脉细涩。

用法： 上药首煎加水 800ml，浸泡 120 分钟，武火煮沸后，再用文火煮 40 分钟，滤出药汁，再加水 500ml，如法再煎，两煎取汁约 700ml，分 3 次，饭后 2 小时服。药渣加入白芥子 30g，干姜 30g，川椒 30g，入搪瓷盆中煎煮 30 分钟后，加入酒精含量 52%以上的白酒 100ml，熏洗手足和双下肢，每次 30 分钟，每日两次。

方解： 气虚血行瘀滞，脉络瘀滞，肢体失荣，而见手足麻木时作，或如蚁行，步如踩棉，感觉减退等，选用益气活血止消宣痹汤治疗。方中君药生黄芪大补脾胃之气，使气旺血行，瘀去络通。臣药当归尾长于活血，兼能养血，有化瘀而不伤血之妙。佐药赤芍、川芎、桃仁、红花，助当归尾活血祛瘀；地龙通经活络，加用川牛膝引血下行，枳壳宽中下气。配伍特点是将大量补气药与少量活血药相配，气旺则血行，活血而又不伤正，共奏补气活血，宣痹通络之功。

注意： 药渣再煎外洗以达内外合治，殊途同归，协同增效之目的，但熏洗水温不可太高，以 42℃以下为宜，以免烫伤皮肤，最好让健康人帮助试水温。

方源： 庞国明教授临床经验方。

（二）滋阴活血止消宣痹汤

组成： 生白芍 30g，生甘草 6g，生地黄 30g，当归 10g，川芎 10g，木瓜 15g，怀牛膝 15g，炒枳壳 10g。

功效： 滋阴活血，柔筋缓急。

主治： 糖尿病周围神经病变，属阴虚血瘀证者。症见肢体麻木不仁、刺痛或隐痛，口干，舌淡，苔少，脉弦细或沉细。

用法： 上药入锅，加水约 800ml，浸泡 90～120 分钟，武火煮沸后，文火再煎煮 40 分钟，滤出药汁，随即再加水 500ml，如法再次煎煮、滤汁。两汁混匀共约 650ml，分早、中、晚三餐前温服。药渣再加水 2500ml，煎 30 分钟后，熏洗双下肢及双足，每日 2 次，每次 30 分钟。

方解： 本病是本虚标实之证，虚之本在于阴津不足，脉道不充，肢体失荣，不荣则木，选用滋阴活血止消宣痹汤治疗。方中生白芍酸寒，养血敛阴，柔肝止痛；生甘草甘温，健脾益气，缓急止痛。二药相伍，酸甘化阴，调和肝脾，有柔筋止痛之效。生地黄滋阴清热，当归补血活血调经，川芎活血行气开郁。加用木瓜舒筋活络止痛，怀牛膝引血下行，炒枳壳宽中下气，补中有通，滋阴而不腻，温而不燥，阴阳调和，使营血恢复。

注意：药渣再煎外洗以达内外合治，殊途同归，协同增效之目的，但熏洗水温不可太高，以 42℃以下为宜，以免烫伤皮肤，最好让健康人帮助试水温。

方源：庞国明教授临床经验方。

（三）温经活血止消宣痹汤

组成：当归 12g，赤芍 10g，桂枝 10g，细辛 3g，通草 10g，干姜 6g，制乳香 6g，制没药 6g，制川乌 6g（先煎），甘草 4g。

功效：温经通络，散寒止痛，活血宣痹。

主治：糖尿病周围神经病变属寒凝血瘀证者。症见肢体发凉、麻木、疼痛，怕冷，舌质暗淡或有瘀点，苔白滑，脉沉细涩。

用法：上药入锅，加水约 800ml，浸泡 90～120 分钟，武火煮沸后，文火再煎煮 40 分钟，滤出药汁，随即再加水 500ml，如法再次煎煮、滤汁。两汁混匀共约 650ml，分早、中、晚三餐前温服。药渣再加水 2500ml，煎 30 分钟后，熏洗双下肢及双足，每日 2 次，每次 30 分钟。

方解：阳虚失煦，阴寒凝滞，血瘀为甚，麻木疼痛加重，选用庞国明教授的温经活血止消宣痹汤。方中当归甘温，养血和血；桂枝辛温，温经散寒，温通血脉，为君药。细辛温经散寒，助桂枝温通血脉；赤芍养血和营，助当归补益营血，共为臣药。通草通经脉，畅血行；干姜健脾温中，制乳香、制没药活血化瘀，川乌温经散寒为佐药，甘草益气健脾兼调药性而为使药。全方共奏温经散寒，养血通脉之效。本方的配伍特点是温阳与散寒并用，养血与通脉兼施，温而不燥，补而不滞。

注意：药渣再煎外洗以达内外合治，殊途同归，协同增效之目的，但熏洗水温不可太高，以 42℃以下为宜，以免烫伤皮肤，最好让健康人帮助试水温。

方源：庞国明教授临床经验方。

（四）化痰活血止消宣痹汤

组成：茯苓 20g，姜半夏 10g，枳壳 10g，生薏苡仁 24g，当归 10g，丹参 15g，制乳香 8g，制没药 8g，苍术 10g，川芎 10g，陈皮 12g，生甘草 6g，生姜 6g。

功效：化痰活血，宣痹通络。

主治：糖尿病周围神经病变属痰瘀阻络证者。症见肢体麻木、疼痛，口黏，纳呆，舌质紫暗，舌体胖大有齿痕，苔白厚腻，脉沉滑或沉涩。

用法：上药入锅，加水约 800ml，浸泡 90～120 分钟，武火煮沸后，文火再煎煮 40 分钟，滤出药汁，随即再加水 500ml，如法再次煎煮、滤汁。两汁混匀共约 650ml，分早、中、晚三餐前温服。药渣再加水 2500ml，煎 30 分钟后，熏洗双下肢及双足，每日 2 次，每次 30 分钟。

方解：气不布津，阳不化气，痰浊内生，痰瘀互结，痹阻脉络，不通则痛，选用化痰活血止消宣痹汤治疗。方中以姜半夏燥湿化痰为君，以茯苓、生薏苡仁健脾渗湿化痰为臣，三者合用，既消已成之痰，又杜生痰之源。佐以枳壳理气宽中，俾痰随气行，气顺则痰消。生姜非但取其制半夏之毒，且可化痰散饮。当归、丹参活血化瘀，通络止痛，兼以养血。配伍制乳香、制没药、川芎以增强活血行气，消肿定痛之效。苍术、陈皮燥湿健脾。生甘草调和诸药。诸药配伍，燥湿化痰之力较强，对于痰停中脘之证，用此方消痰润下，确有"潜消默运"之功。

注意：药渣再煎外洗以达内外合治，殊途同归，协同增效之目的，但熏洗水温不可太高，以 42℃以下为宜，以免烫伤皮肤，最好让健康人帮助试水温。

方源：庞国明教授临床经验方。

（五）补益肝肾止消宣痹汤

组成：龟板 30g，黄柏 10g，知母 6～12g，熟地黄 10～30g，山萸肉 30g，生白芍 12g，锁阳 15g，怀牛膝 15～45g，全当归 6～12g，炒枳壳 3～9g。

功效：滋补肝肾，填髓充肉，通络宣痹。

主治：糖尿病周围神经病变属肝肾亏虚证者。症见肢体痿软无力，肌肉萎缩，甚者痿废不用，腰膝酸软，阳痿不举，骨松齿摇，头晕耳鸣，舌质淡，少苔或无苔，脉沉细无力。

用法：上药入锅，加水约 800ml，浸泡 90～120 分钟，武火煮沸后，文火再煎煮 40 分钟，滤出药汁，随即再加水 500ml，如法再次煎煮、滤汁。两汁混匀共约 650ml，分早、中、晚三餐前温服。药渣再加水 2500ml，煎 30 分钟后，熏洗双下肢及双足，每日 2 次，每次 30 分钟。

方解：肝肾同源，肾精不足则肝血亏虚，筋失所养，髓失所充，脉络瘀滞，不通则痛，选用补益肝肾止消宣痹汤治疗。方中用龟板滋阴潜阳，壮水制火，即所谓培其本，为君药。继以黄柏苦寒泻相火以坚阴；知母苦寒而润，上能清润肺金，下能滋清肾水，与黄柏相须为用，苦寒降火，保存阴液，平抑亢阳，即所谓清其源，均为臣药。用熟地黄滋阴补肾，填精益髓，山萸肉补养肝肾，并能涩精，取"肝肾同源"之意；生白芍滋阴柔肝，锁阳补肾、益精、润燥，怀牛膝补肝肾、强筋骨，全当归补血散瘀，炒枳壳行气宽中，均为佐药。

注意：药渣再煎外洗以达内外合治，殊途同归，协同增效之目的，但熏洗水温不可太高，以 42℃以下为宜，以免烫伤皮肤，最好让健康人帮助试水温。

方源：庞国明教授临床经验方。

（六）益气养阴止消宣痹汤

组成：太子参 10～30g，生黄芪 30～120g，生地黄 10～30g，山萸肉 10～30g，牡丹皮 6～12g，茯苓 15～30g，泽泻 10g，桃仁 10g，红花 9g，川芎 10g，赤芍 6～15g。

功效：益气养阴，活血化瘀，通络宣痹。

主治：糖尿病周围神经病变属气阴两虚兼瘀证者。症见肢体麻木，肢端时痛，多呈刺痛或灼热疼痛，下肢为主，或小腿抽搐，入夜为甚，气短乏力，神疲倦怠，自汗畏风，五心烦热，腰膝酸软，头晕耳鸣，便秘，舌质暗红，或有瘀斑，苔薄白或少苔，脉细数或弦细涩。

用法：上药入锅，加水约 800ml，浸泡 90～120 分钟，武火煮沸后，文火再煎煮 40 分钟，滤出药汁，随即再加水 500ml，如法再次煎煮、滤汁。两汁混匀共约 650ml，分早、中、晚三餐前温服。药渣再加水 2500ml，煎 30 分钟后，熏洗双下肢及双足，每日 2 次，每次 30 分钟。

方解：气虚则血行无力，阴虚则脉道不充，日久瘀血内生，脉络壅滞，选用益气养阴止消宣痹汤治疗。方中太子参益气养阴，为君药；生黄芪大补脾胃之气，使气旺血行，瘀去络通；生地黄养阴生津，二者同用共奏益气养血之效，共为臣药；山萸肉养肝肾之阴，牡丹皮养阴同时可清退虚热，茯苓健脾，泽泻泄浊，赤芍活血养血，川芎行气活血，助黄芪、生地黄寓补于动，以防壅滞，桃仁、红花共用以增强活血通痹之功，以上共为佐药。全方补中有通，通中有补，共奏调达气血、通络宣痹之功。

注意：药渣再煎外洗以达内外合治，殊途同归，协同增效之目的，但熏洗水温不可太高，以 42℃以下为宜，以免烫伤皮肤，最好让健康人帮助试水温。

方源：庞国明教授临床经验方。

（七）调理阴阳止消宣痹汤

组成：炮附子 3～15g（先煎），肉桂 3～5g，熟地黄 10～30g，山萸肉 10～30g，牡丹皮 6～12g，茯苓 15～30g，泽泻 10g，桃仁 10g，川芎 10g，赤芍 6～15g。

功效：滋阴温阳，活血化瘀，通络宣痹。

主治：糖尿病周围神经病变属阴阳两虚兼瘀证者，症见四肢欠温，甚或厥冷，麻木不仁，隐隐作痛，迁延不愈，神疲乏力，形寒怯冷，面容憔悴，腰膝酸软，食少纳呆，腹泻或便秘，夜尿频多，或潮热盗汗，舌质暗淡，舌下络脉瘀紫，舌体胖大有齿痕，苔白厚腻，脉沉滑或沉涩。

用法：上药入锅，加水约 800ml，浸泡 90～120 分钟，武火煮沸后，文火再煎煮 40 分钟，滤出药汁，随即再加水 500ml，如法再次煎煮、滤汁。两汁混匀共约 650ml，分早、中、晚三餐前温服。药渣再加水 2500ml，煎 30 分钟后，熏洗双下肢及双足，每日 2 次，每次 30 分钟。

方解：病程日久，损阴及阳，阴阳俱虚，阴虚脉道失养，不荣则痛，阳虚失于温煦，寒凝则痛，病势日盛，日久成瘀，瘀阻经脉，不通则痛，选用调理阴阳止消宣痹汤治疗。方中炮附子大辛大热，肉桂温阳化气，温肾壮阳，二者共为君药；熟地黄滋阴补肾，填精益髓，山萸肉补养肝肾，并能涩精，取"肝肾同源"之意；泽泻利湿而泄肾浊；茯苓淡渗脾湿，与泽泻共泻肾浊，助真阴得复其位；牡丹皮清泄虚热，并制山萸肉之温涩，桃仁活血通络，赤芍活血养血，川芎行气活血以通络，以上均为佐药。

注意：药渣再煎外洗以达内外合治，殊途同归，协同增效之目的，但熏洗水温不可太高，以 42℃以下为宜，以免烫伤皮肤，最好让健康人帮助试水温。

方源：庞国明教授临床经验方。

（八）止消宣痹汤

组成：生黄芪 30g，干生地 30g，全当归 10g，川芎片 10g，赤白芍各 30g，川桂枝 6g，水蛭 6g，川牛膝 30g，生甘草 3g，生姜 3g。

功效：益气养阴，养血活血，通络宣痹。

主治：糖尿病周围神经病变者，不同阶段所致的手足或四肢凉、麻、痛、痿之四大主症。

用法：上药首煎加水 800ml，浸泡 120 分钟，武火煮沸后，再用文火煮 40 分钟，滤出药汁，再加水 500ml，如法再煎，两煎取汁约 700ml，分 3 次，饭后 2 小时服。药渣加入白芥子 30g，干姜 30g，川椒 30g，入搪瓷盆中煎煮 30 分钟后，加入酒精含量 52%以上的白酒 100ml，熏洗手足和双下肢，每次 30 分钟，每日 2 次。

方解：方中生黄芪补气，干生地养阴，共奏益气养血之效，二药共为主药；当归配黄芪，以补气生血，配赤白芍、川芎、生地黄，为四物汤，既有补血之功，更有活血养荣之妙，赤芍、四物汤共为臣药；桂枝温经活血，水蛭破瘀通络、通痹止痛，助芪、地寓补于动，以防壅滞，共为佐药；川牛膝活血引下，生甘草配白芍缓急止痛，生姜和胃调味，共为使药。纵观全方，以通为补，补中有通，通中有补，使全身气血调达，络通痹宣，则凉、麻、痛、痿渐缓至消。

注意：药渣再煎外洗以达内外合治，殊途同归，协同增效之目的，但熏洗水温不可太高，以 42℃以下为宜，以免烫伤皮肤，最好让健康人帮助试水温。

方源：朱璞，孙扶. 止消宣痹汤治疗糖尿病周围神经病变的临床研究[J]. 世界中西医结合杂志，2014，9：973-974，977.

（九）糖痛外洗方

组成：川芎 30g，红花 20g，赤芍 30g，白芍 30g，桂枝 15g，川椒 30g，艾叶 20g，川乌 30g，草乌 30g，苏木 50g，透骨草 50g，干姜 30g，白芥子 30g，生甘草 30g。

功效：温经活血，宣痹通络，缓急止痛。

主治：糖尿病周围神经病变者，瘀血阻络引发的凉、麻、痛、痿诸症。

用法：上药共研碎为粗末，装无纺布袋，每袋 200g，用 3000ml 开水溶解于足浴盆，盆上放隔板，双足置于隔板上，足上覆盖毛巾并包裹住整个盆口，让盆内上升的热气充分熏蒸双足，待温度自然冷却至 40℃左右，入水浸洗双足、双腿、双手，时间约 30～40 分钟，每天睡前 1 次，10 天为 1 个疗程。

方解：本方为自拟外洗验方，方中川芎辛散温通，既能活血化瘀，又能行气止痛，为"血中之气药"，具有通达气血的功效，红花、赤芍活血祛瘀止痛，三者共为君药；消渴病痹证日久，阴损及阳，阳虚则寒，寒性凝滞，得温则散，方中桂枝、川椒、艾叶温经通阳以助君药活血通络，宣痹通阳为臣药；川乌、草乌、苏木、透骨草温经通络止痛为佐药；干姜、白芥子辛温走窜通脉达膝，二者相合，既加强全方活血化瘀通络之效，又可引诸药直达病所，白芍、生甘草酸甘化阴，既可制君、臣、佐诸药之辛燥，又可助诸药缓急以止痛，四药共为使药。本方既可单独使用，也可与内服药并行，以达内外同治，殊途同归，异曲同工，事半功倍之效。

注意：水温不可太高，以 42℃以下为宜，以免烫伤皮肤，最好让健康人帮助试水温。本方仅限外洗，严禁内服。

方源：庞国明. 纯中药治疗 2 型糖尿病实践录[M]. 北京：中国中医药出版社，2019：44-45.

三、糖尿病肾病验方选粹

（一）益气养阴固肾汤

组成：太子参 30g，生黄芪 30g，生地黄 30g，山萸肉 30g，炒山药 30g，云茯苓 30g，建泽泻 10g，枸杞子 30g，紫丹参 30g，川芎片 10g，怀牛膝 30g，桑螵蛸 30g。

功效：益气养阴，补肾化瘀。

主治：糖尿病肾病，属气阴虚血瘀证者。症见下肢水肿，乏力，少气懒言，或五心烦热，口干，舌淡暗，苔薄白或少，脉沉细。

用法：水煎服，日 1 剂，早晚温服。

方解：方中太子参益气生津；生黄芪益气健脾固表；生地黄清热养阴生津，山萸肉补养肝肾涩精，取"肝肾同源"之意；炒山药补脾益肾；建泽泻利湿而泄肾浊；云茯苓淡渗利湿，助山药健运，与泽泻共泻肾浊，助真阴复其本位；枸杞子滋阴补肾，紫丹参苦寒，能活血清心，并制山萸肉之温涩；川芎片辛温升散，行气开郁；怀牛膝补肝肾，强筋骨，可增强川芎片活血祛瘀之功；桑螵蛸涩精止遗。全方共奏益气养阴，固肾涩精之功效。

方源：庞国明教授临床经验方。

（二）温阳化气利水汤

组成：生黄芪 60g，建泽泻 30g，云茯苓 30g，川桂枝 10g，炒白术 30g，粉猪苓 30g，紫丹参 30g，川牛膝 30g，生姜皮 30g。

功效：健脾温阳，补气利水。

主治：糖尿病肾病，属阳虚血瘀证者。症见下肢水肿，四肢不温，怕冷倦怠，夜尿，阳痿，舌体胖，苔白，脉沉细缓。

用法：水煎服，日 1 剂，早晚温服。

方解：方中重用生黄芪，以其甘温，入肺胃而补气，利水消肿，建泽泻以其甘淡，直达肾与膀胱，利水渗湿，共为君药。臣以云茯苓、粉猪苓、生姜皮之淡渗，增强其利水渗湿之力。炒白术、云茯苓相须，健脾以运化水湿，气行则水行。故方中又佐以桂枝温阳化气以助利水，以助发汗，使水肿从汗而解。紫丹参活血祛瘀，川牛膝补肝肾，引药下行功兼使之命。

方源：庞国明教授临床经验方。

（三）培元固本利水汤

组成：制附子 10g（先煎），上肉桂 10g，生地黄 30g，炒山药 30g，山茱萸 30g，云茯苓 30g，牡丹皮 30g，建泽泻 30g，盐知母 10g，盐黄柏 10g，猪苓 30g，川芎片 30g，甘草片 10g。

功效：滋阴助阳，补肾化瘀。

主治：糖尿病肾病，属阴阳俱虚兼瘀证者。症见下肢水肿，甚则全身水肿，小便频数或混浊，腰膝酸冷，舌苔淡白而干，脉沉细无力。

用法：水煎服，日 1 剂，早晚温服。

方解：方中以制附子大辛大热，上肉桂温阳化气两药相配共奏温肾散寒，助阳补火，故为君药；配伍生地滋阴补肾，山茱萸补养肝肾，并能涩精，取"肝肾同源"之意；山药补益脾阴，亦能固肾共为臣药。泽泻利湿而泄肾浊；茯苓淡渗脾湿，并助山药之健运，与泽泻共泻肾浊，助真阴得复其位；丹皮清泄虚热，并制山萸肉之温涩，黄柏、知母泻火坚阴，猪苓养阴利水，川芎辛香升散，功能活血祛瘀，甘草片调和诸药，共为佐使药。

方源：庞国明教授临床经验方。

四、咳嗽验方选粹

敏咳煎方

组成：炙麻黄 10g，秋桔梗 10g，苦杏仁 10g，五味子 10g，乌梅 10g，浙贝母 10g，桑白皮 10g，防风 10g，钩藤 15g，牡丹皮 12g，僵蚕 10g，干地龙 10g，蝉蜕 6g。

功效：宣肺平喘，降逆止咳，息风止痉。

主治：咳嗽变异性哮喘急性加重期，症状表现为轻度或中度者。

用法：上药入锅，加水约 800ml，浸泡 90～120 分钟，武火煮沸后，文火再煎煮 40 分钟，滤出药汁，随即再加水 500ml，如法再次煎煮、滤汁，两汁混匀共约 500ml 左右，分早、晚餐前温服。

注意：外感风邪重者加紫苏叶，重用防风；外感表寒，肺热内蕴者加石膏；痰黏难咯者加海浮石、全瓜蒌；肺气郁滞、肺气不敛、胸闷气逆、咳而气喘者加枳壳、旋覆花，重用五味子；病久热盛伤阴，气急难续，痰少，口干咽燥者，去五味子，加沙参、知母、天花粉。

方解：方中炙麻黄辛温，宣肺平喘，秋桔梗宣肺祛痰以增麻黄宣肺平喘之力，二药相辅相成，同为君药；苦杏仁祛痰止咳平喘，浙贝母清热化痰、润肺止咳，共助君药为臣药；五味子、乌梅味酸入肝，收敛肺气，桑白皮泻肺平喘，牡丹皮清热凉血，四药同用，不仅增进敛肺止咳之效，且清肺平喘；肝属风木之脏，肝风太过，则反侮肺金，而致肺气失其清肃下行之令，则哮喘骤发，故选用防风疏肝散风，钩藤清热平肝、息风止痉，两药同用既祛外风兼息内风，共为佐药。使以僵蚕息风止痉、化痰散结；地龙清热息风、通络平喘；蝉蜕疏散风邪，三药同助佐药息内外之风。且僵蚕、蝉蜕归肺经，地龙归膀胱经，引诸药直达病所。诸药合用则宣肺平喘、降逆止咳，息风止痉，标本兼顾，外感与宿根并治，故疗效显著。

方源：庞国明教授临床经验方。

五、过敏性鼻炎验方选粹

（一）散寒通窍方

组成：炙麻黄 10g，辽细辛 6g，淡附片 6g，辛夷花 10g，白芷 10g，云薄荷 6g，藁本

10g，蔓荆子 10g，苍耳子 10g，防风 10g，嫩黄芩 15g，川芎片 10g，生甘草 6g。

功效：温经散寒，宣通鼻窍。

主治：因受寒而复发，寒热夹杂，久治不愈过敏性鼻炎。

用法：上药入锅，加水约 800ml，浸泡 90～120 分钟，武火煮沸后，文火再煎煮 40 分钟，滤出药汁，随即再加水 500ml，如法再次煎煮、滤汁，两汁混匀共约 500ml 左右，分早、晚餐前温服。

注意：注意防寒保暖；避免接触变应原，如花粉、动物皮毛等，饮食应清淡，多食新鲜蔬菜水果，少吃海鲜、鸡蛋和牛奶等易诱发过敏的食物。

方解：少阴经通于鼻，少阴虚寒可累及于鼻，故少阴阳气不足是鼻炎复发的内因，也是主因。肺开窍于鼻，鼻塞流涕乃肺气失宣之故，故可用宣肺散寒之麻黄，加苍耳子、辛夷花、白芷、藁本、蔓荆子通窍，防风、云薄荷祛风，若鼻流黄涕，舌红苔黄厚，则加鱼腥草、败酱草、川黄连等清热。迁延不愈，遇寒则发，多考虑为少阴虚寒，故加淡附片可温肾助表阳。本病多寒热夹杂，单用麻黄附子细辛汤自是不效，需加黄芩、黄柏等清热，加辛夷花、藁本、云薄荷、苍耳子开窍，对症治疗，专病专药；久病入络，可加全蝎、蜈蚣活血通络。

方源：庞国明教授临床经验方。

（二）宣肺通窍汤

组成：白芷 10g，辛夷花 10g，苍耳子 10g，炙僵蚕 10g，乌梅 10g，清半夏 10g，炙款冬花 10g，北柴胡 10g，粉葛根 20g，白蒺藜 10g，炒白芍 10g，辽细辛 6g，石菖蒲 6g，防风 10g，秋桔梗 10g，川芎片 6g，炙甘草 6g。

功效：开宣肺气，祛风化痰。

主治：此方适用于风痰伏肺、肺窍不利所致鼻渊。

用法：上药入锅，加水约 800ml，浸泡 90～120 分钟，武火煮沸后，文火再煎煮 40 分钟，滤出药汁，随即再加水 500ml，如法再次煎煮、滤汁，两汁混匀共约 500ml 左右，分早、晚餐前温服。

注意：注意防寒保暖；避免接触变应原，如花粉、动物皮毛等；忌贪食生冷、酸寒、鱼虾、甘肥等食物；保持心情舒畅，避免情绪激动；劳逸结合，防劳累过度等。

方解：方中以白芷、辛夷花、苍耳子、防风、辽细辛等辛温之品祛风开窍；北柴胡、白蒺藜疏风散邪；清半夏、炙僵蚕、款冬花、秋桔梗、石菖蒲化痰理肺；粉葛根、川芎片清热化瘀；又考虑热多伤阴，故以乌梅、炒白芍酸柔养阴。全方辛而不燥，清而不敛，切中病机。

方源：庞国明教授临床经验方。

六、失眠验方选粹

（一）和胃安神汤

组成：焦山楂 18～30g，炒神曲 10g，炒莱菔子 10g，制半夏 10g，朱茯神 30g，广陈皮 10g，净连翘 10g，炒麦芽 30g，生甘草 6g。

功效：消积导滞，和胃安神。

主治：食滞胃脘，胃气失和型失眠。症见胃脘痞塞、腹胀时痛、嗳气吞酸、食欲不振、恶心欲吐、大便不爽、辗转反侧、难以入眠，舌苔浊腻，脉滑。

用法：水煎服，三餐前温服。

注意：进餐不宜过饱，清淡饮食，少吃海味佳肴，多吃些杂粮。

方解：《素问·逆调论》云："胃不和则卧不安。"若饮食不节，食滞胃脘，则致胃气失和，上逆扰心，心神不宁而致失眠。方中重用焦山楂，能消一切饮食积滞，尤善消肉食油腻之积，为君药。炒神曲消食健脾，善化酒食陈腐之积；炒莱菔子下气消食，长于消谷面之积，并为臣药。君臣相配，可消一切饮食积滞。因食阻气机，胃失和降，故用制半夏、广陈皮行气化滞，和胃止呕；食积易于生湿化热，故用净连翘以清热而散结，朱茯神以健脾养心安神，炒麦芽以开胃健脾行气，共为佐药；使以生甘草以调和诸药。诸药相合，共奏消积导滞，和胃安神之功，使食积得消，胃气得和，心神得安，诸症自愈。

方源：庞国明教授临床经验方。

（二）疏肝助眠汤

组成：北柴胡 10g，苏薄荷 6g，炒栀子 10g，牡丹皮 10g，当归 10g，生白芍 20g，生白术 10g，朱茯神 30g，夜交藤 30g，合欢皮 30g，生甘草 6g。

功效：疏肝泻火，清热安神。

主治：肝郁化火型失眠。症见胸胁胀满，呃逆嗳气，烦躁易怒，口干微苦，躁扰不宁、难以入眠，舌边微红，苔薄黄，脉弦。

用法：水煎服，三餐后温服。

注意：加强活动与锻炼，放松身心。

方解：肝主疏泄，调畅情志，志达心和则神自安。对于情志不遂，肝郁化火扰心之失眠，当以疏肝郁、清肝火为主，以丹栀逍遥散加味化裁组成疏肝助眠汤。方中北柴胡长于疏肝理气，舒展少阳三焦气机，得苏薄荷辛凉宣发相助，畅气作用为之增强；炒栀子清肝经气分之热，牡丹皮清肝经血分之热，与柴胡、薄荷相伍，有清热疏肝之功效；配当归以养血活血，补肝之体，行血之滞；配生白术健脾者，补脾之虚，防肝之侮也；配朱茯神、夜交藤以养心安神；配生白芍、生甘草柔肝缓急，协助柴胡、薄荷调理肝之疏泄，合欢皮以疏肝行气助眠。本方辛甘酸苦合用、收散清补并进，使肝郁得散、火热得去、心神得宁而愈。

方源：庞国明教授临床经验方。

（三）交济安神汤

组成：川黄连 6g，上肉桂 3g，生白芍 12g，酸枣仁 30g，钩藤 30g，天麻 6g，珍珠母 30g，夜交藤 30g，五味子 10g，生甘草 3g。

功效：交通心肾，清心安神。

主治：心肾不交型失眠。症见失眠，心悸，怔忡，头晕，耳鸣，口咽干燥，舌红少津，苔薄黄，脉细数。

用法：水煎服，日 1 剂，早、晚温服。

注意：养成良好的生活习惯，规律生活，最好在 22 时之前睡觉，早上 6 时起床。

方解：本方用川黄连清心泻火以制偏亢之心阳，用上肉桂温补下元以扶不足之肾阳；心火不炽则心阳自能下降，肾阳得扶则肾水上承自有动力。生白芍酸敛引阳入阴，配生甘草以缓心肝之急，水火既济，交泰之象遂成，夜寐不宁等症便可自除。酸枣仁养心血益肝阴，为治失眠多梦之要药，钩藤、天麻、珍珠母为平抑肝阳、息风定惊之佳品，珍珠母为镇惊安神之要药。夜交藤养血安神，五味子可补益心肾，宁心安神，善治心神失养或心肾不交之失眠多梦。诸药合用，引阳入阴，使心火下降，肾阴上承，水火既济，心肾得交而失眠自愈。

方源：庞国明教授临床经验方。

（四）逐瘀安神汤

组成：桃仁 10g，红花 10g，赤芍 10g，川芎 10g，川牛膝 30g，当归 10g，柴胡 6g，炒枳壳 10g，远志 10g，石菖蒲 6g，夜交藤 30～50g，琥珀 3～6g（冲服），甘草 6g。

功效：活血化瘀，通络安神。

主治：瘀血痹阻，心神失养，久治不愈型失眠。症见失眠日久，久治乏效，周身疼痛不适，四肢麻木、胸闷气短，脘腹胀满，食欲减退，面色暗滞，舌紫暗，舌有瘀点、瘀斑，苔薄白或腻，脉弦或涩。

用法：水煎服，三餐后温服。

注意：每天早晨和下午定期运动，防止白天贪睡而夜间不眠，但晚上入睡前不宜做剧烈运动。

方解：瘀血内阻型失眠在临床中较为常见，其特点是病程较长，屡屡服药，久治不愈，瘀血表现明显。庞国明教授遵王琦国医大师教诲，从瘀论治，以血府逐瘀汤化裁成方。方中桃仁破血行滞，红花活血祛瘀，共为君药；赤芍、川芎、川牛膝活血通经，引血下行，共为臣药；佐以当归养血活血，炒枳壳、柴胡疏肝理气，使气行则血行，远志、石菖蒲化痰通络，夜交藤养心安神，琥珀镇静安神，共为佐药；甘草调和诸药为使药。全方活血与行气相伍，祛瘀与安神同施，既行血分之瘀滞，又解气分之郁结，行气又无伤阴之弊，合而用之，共奏活血化瘀，通络安神之功。

方源：庞国明教授临床经验方。

七、便秘验方选粹

五生汤

组成：生白术 30～50g，生地黄 30g，生白芍 30g，生枳实 10g，生甘草 3g。

功效：健脾益气，滋阴通便。

主治：大便干结，排便无力者。

用法：上药入锅，加水约 800ml，浸泡 40 分钟左右，武火煮沸后，文火再煎煮 40 分钟，滤出药汁，随即再加水 500ml，如法再次煎煮、滤汁，两汁混匀共约 650ml 左右，分早、中、晚三餐前温服。

注意：气虚乏力明显，排便无力者可加生黄芪 30g。服药期间应忌食辛辣、刺激之品，以防耗气损阴，加重病情。同时注意有便意时要及时排便，养成定时排便的生活习惯。

方解：便秘辨证多从"热结、津亏"立论，病位常归于阳明，治疗常以"通腑泻下、增水行舟"立法。在此基础上，结合临床实践我们认为脾主运化水谷，大肠的传导有赖于脾的运化功能正常，才能使糟粕排出体外。因此我们治疗从运脾入手，以运脾为主，兼养脾阴，拟治疗便秘之五生汤，屡用屡验。方中生白术甘、苦、温，归脾、胃经，具有补气健脾之功；生地黄甘寒质润，养阴清热生津，善于滋阴润燥以通便；生白芍苦酸微寒，敛阴津以生肠道津液，且有缓急止痛之功；生枳实善破气除痞、消积导滞，枳实与白术相配，二药一缓一急，一升一降，一补一泻，共为佐助之药；生甘草能补脾益气，调和诸药；全方共奏健脾益气，滋阴通便之效。

方源：王凯锋，高言歌，庞国明. 降糖通便丸治疗糖尿病性便秘 63 例疗效观察[J]. 世界中西医结合杂志，2018，9：1314-1317.

八、脱发验方选粹

（一）清热祛湿生发饮

组成：黄连 10g，苍白术各 30g，茯苓 30g，猪苓 30g，泽泻 30g，薏苡仁 30g，姜半夏 30g，厚朴 12g，石菖蒲 12g，淡豆豉 30g，佩兰 10g，牡丹皮 30g，生甘草 6g。

功效：清热祛湿，凉血生发。

主治：脂溢性脱发之湿热内蕴证。

用法：上药入锅，加水约 800ml，浸泡 90～120 分钟，武火煮沸后，文火再煎煮 40 分钟，滤出药汁，随即再加水 500ml，如法再次煎煮、滤汁，两汁混匀共约 650ml 左右，分早、中、晚三餐前温服。

注意：忌食辛辣刺激油腻食物。

方解：方中君以黄连清热燥湿，泻火解毒；臣以苍术、白术以燥湿健脾；佐以茯苓、猪苓、泽泻、薏苡仁以健脾利湿，通淋泄浊；姜半夏祛湿浊化痰饮；厚朴燥湿消痰，下气除满；石菖蒲以祛痰通窍；淡豆豉以除烦宣郁解毒；佩兰气味芳香，醒脾开胃；使以牡丹皮清热凉血；生甘草调和诸药。诸药共奏清热祛湿，凉血生发之效。湿热去，救发于水深火热之中，气血畅，脱发止，新发生。

方源：庞国明教授临床经验方。

（二）补肾养血生发饮

组成：熟地黄 30g，旱莲草 30g，女贞子 30g，山萸肉 10g，山药 30g，茯苓 15g，牡丹皮 9g，人参 10g，黄芪 30g，生姜 10g，大枣 10g，炙甘草 6g。

功效：滋肾养血。

主治：肝肾不足，气血两虚证。

用法：上药入锅，加水约 800ml，浸泡 90～120 分钟，武火煮沸后，文火再煎煮 40

分钟，滤出药汁，随即再加水 500ml，如法再次煎煮、滤汁，两汁混匀共约 650ml 左右，分早、中、晚三餐前温服。

注意：加强营养，规律作息，避免熬夜。

方解：肾藏精，主生殖，其华在发，肾为先天之本，藏精之脏，肾精可化生血液，营养毛发。"肝肾同源"，君以熟地黄以补肾阴，填精益髓生血；臣以女贞子、旱莲草补肾滋阴；佐以山萸肉，味酸、涩，性温，归肝肾经，以补益肝肾；山药以补肝渗湿，补养脾阴，补肾固精；茯苓淡渗脾湿，助山药之健运；泻丹皮泄虚热，并制山萸肉之温。"发为血之余"，使以人参以补气生津养血；黄芪味甘，性微温，功能补气升阳，助脾气之运化升清，助肾气之气化，使精微上行而不下泄，以滋发生发。人参、黄芪健脾益气养血，使化源充足，气血足，发得养。生姜、大枣健脾胃，使化源充足，炙甘草调和诸药。本方可补肾、肝、脾三脏，重在补肾，肝藏血，肾藏精，脾主运化，化源足，精血旺，发得养，则脱发止，新发生。

方源：庞国明教授临床经验方。

九、湿疹验方选粹

凉血消疹汤

组成：白茅根 30～50g，生地黄 30g，赤芍 15～30g，牡丹皮 30g，川黄连 10g，淡竹叶 10g，关木通 6g，生甘草 6g。

功效：清热凉血，活血散瘀，息风止痒。

主治：湿疹。症见红斑、丘疹、水疱，瘙痒等入夜尤甚，或伴烦躁不安，食欲不振，小便短赤，大便干结，舌红，苔黄腻，脉滑数等。

用法：水煎服，每日 1 剂，早、晚温服。

注意：服药期间忌服生冷油腻、辛辣之品，以及鱼、虾、海鲜等海产品。

方解：本方由犀角地黄汤、导赤散加减而成，因犀牛角已禁用，改用甘寒之药白茅根代替为君药，具有清热凉血止血之效，且寒而不遏，直入血分，使火平热降则血自安，配合川黄连以燥湿泄热解毒，同为君药。臣以生地黄味甘苦性寒，清热凉血，滋阴生津，能清能补，助白茅根解血分之热，走血分，既止血又补灼耗之阴血。赤芍味苦酸性微寒，清热凉血，祛瘀生新，助生地黄泄热凉血；牡丹皮苦辛微寒，清热凉血散瘀，与赤芍共为佐使药，达到散血以化瘀血，清热以安血的作用，同时滋阴以助水长，水盛则火自息，故治则以清热凉血、活血散瘀为大法。加入淡竹叶、关木通清心利尿，引热从小便而出，生甘草调和诸药，诸药合用血热得消、瘀血得化而湿疹自愈。

方源：庞国明教授临床经验方。

十、口疮验方选粹

（一）漱口方

组成：汴菊花 3g，苏薄荷 3g，三七花 3g。

功效：清热解毒，疏肝和胃。

主治：牙周炎、口臭、牙龈出血等。

用法：泡水漱口，每日 1 剂，早、晚各漱口 1 次。

注意：漱口并不能代替刷牙，应用此方漱口时也应按时清洁牙齿。此漱口配方多为苦寒之药，不可长期应用，待患者症状改善后应停止应用。如应用此方 1 周后症状未见明显改善，应专科就诊。

方解：牙周炎、口臭、牙龈出血等疾病，中医认为多为"火"，既有外感风热邪毒、脏腑积热上攻之实火，又有肺肾阴虚而上炎之虚火。汴菊花味甘，性寒，清热解毒，凉散风热；苏薄荷性味辛凉散风热，清头目，以加强疏风清热之效；三七花味甘，性凉，有清热平肝，养阴生津之功效，三药合用，共奏清火热之功效。

方源：庞国明. 庞国明学术思想集腋[M]. 北京：科学出版社，2020：174.

（二）引火归元贴

组成：诃子肉 3g，吴茱萸 1g，川黄连 1.5g，冰片 0.5g。

功效：调营和中，引火归元。

主治：口疮。

用法：研末，姜汁调匀，取适量贴双足心涌泉穴，每日 1 剂，睡前贴敷，晨起去掉。

注意：有皮肤过敏、皮肤溃疡的患者应该谨慎应用，应用之后如出现皮肤瘙痒，可继续观察，并减少使用的时间；一旦出现严重的过敏反应，如水疱等，应当立即停止使用。

方解：复发性口腔溃疡属中医"口疳""口糜""舌生口疮"等疾病范畴。其病机为肾阴亏虚，阴不潜阳，以致龙雷之火上炎，发为口腔溃疡。方中吴茱萸味辛、苦，性大热，有小毒，其性虽热，而能引热下行，其降逆之性能将炎上之火下而退之；诃子肉味苦性平，具有利咽下气功效，能助吴茱萸下气降火；川黄连味苦性寒，能清热降火；冰片味苦性微寒，与川黄连合用，加强清热泻火功效。诸药联用，使上下交泰，心肾相交。涌泉为足少阴肾经的起始穴，也是肾经的井穴，具有清泄脏腑内热的作用，其次，选取涌泉穴也合中医"上病下治"的特色理论。

方源：庞国明. 庞国明学术思想集腋[M]. 北京：科学出版社，2020：174.

十一、汗证验方选粹

（一）复方仙鹤草汤

组成：仙鹤草 30～50g，大枣 10 枚。

功效：补气养血，收敛止汗。

主治：体虚不固之自汗、盗汗。

用法：水煎服，日 1 剂，早、晚温服。

注意：湿热内蕴所致汗证不宜使用。

方解：久病体虚，气血不足，卫表不固，故自汗、盗汗。仙鹤草具有收敛、止血、止汗之功效，通过临床实践发现其确能补虚健体，仙鹤草功专止血，但血汗同源，既能止血，当亦能敛汗。合甘温之大枣补气养血，使形体健旺，腠理固密。用仙鹤草与大枣煎服治疗体虚汗证甚为合拍，故疗效满意。

方源：庞国明，府军. 常用药物新用途临床大全·仙鹤草[M]. 北京：中国中医药出版社，1997：618-619.

（二）生脉仙鹤汤

组成：太子参 30g，麦冬 10g，五味子 10g，仙鹤草 60～90g，浮小麦 30g，煅龙骨 30g，煅牡蛎 30g。

功效：益气养阴，固表止汗。

主治：气阴亏虚之自汗、盗汗。

用法：水煎服，日 1 剂，早、晚温服。

注意：湿热内蕴所致汗证不宜使用。

方解：生脉仙鹤汤由生脉散加仙鹤草、浮小麦、煅龙骨、煅牡蛎化裁而成。方中太子参补益脾肺，益气生津；仙鹤草既能收敛止血，又可敛汗止血，大剂量使用止汗效力更佳；麦冬滋阴生津，敛阴止汗；五味子生津敛汗，益肺固表，滋阴清热，宁心安神；浮小麦益气退热，生津止汗；煅龙骨、煅牡蛎平肝潜阳，收敛固涩，可用于各种原因引起的自汗、盗汗。诸药合用，共奏益气养阴、固表止汗之效，补肺卫之气以扶既虚之本，益脾胃之气以开生津之源，滋一身之阴以救将失之津，固守肌表以敛外泄之汗，气充津足卫表乃固，汗证自止。

方源：王志强. 庞国明教授辨治盗汗经验[J]. 中华中医药杂志，2010，25（11）：1814-1815.

十二、痛风验方选粹

（一）清热解毒活络饮

组成：土茯苓 30g，萆薢 10g，薏苡仁 30g，川黄柏 10g，川牛膝 15g，虎杖 10g，忍冬藤 30g，泽泻 10g，车前草 10g，牡丹皮 10g，赤芍 15g，蚕沙 10g（包），水牛角 30g（先煎），地龙 10g。

功效：清热解毒，活血通络。

主治：痛风急性发作期浊毒瘀滞证。症见发病急骤，局部关节红肿热痛，疼痛剧烈，病及一个或多个关节，多兼有发热、口渴、烦闷不安或头痛汗出，小便短黄，舌红苔黄，或黄腻，脉弦滑数。

用法：水煎服，每日 1 剂，早晚各服 1 次。

注意：脾胃虚寒者忌服。

方解：方中土茯苓泄浊解毒，健胃除湿，通利关节；萆薢甘、苦，性平，入足阳明、足厥阴经，祛风除湿，以固下焦，坚筋骨，分清泄浊；薏苡仁利水渗湿，健脾除痹；川黄柏味苦性寒，清热燥湿，善除下焦之湿热；川牛膝善活血通经，通利关节，又能引药下行而直达下焦；虎杖清热利湿、活血定痛；忍冬藤清热解毒，通络止痛；泽泻利水渗湿；车前草性味甘、寒，清热利湿；蚕沙祛风除湿、强筋骨；地龙性寒而下行，《本草纲目》谓其能治足疾而通经络；水牛角清热凉血，泻火解毒；牡丹皮、赤芍清热凉血，活血化瘀；综合全方，具有泄浊解毒，清热利湿，活血通络之效。

方源：庞国明教授临床经验方。

（二）健脾化湿通络饮

组成： 炙黄芪 30～60g，党参 15g，防己 10g，桂枝 10g，白术 10g，淫羊藿 10g，萆薢 10g，薏苡仁 30g，土茯苓 15g，当归 10g，甘草 10g。

功效： 健脾利湿，益气通络。

主治： 痛风间歇期脾虚湿阻证。急性疼痛消失，无明显症状，或仅有轻微的关节症状，或见身困倦怠，头昏头晕，腰膝酸痛，纳食减少，脘腹胀闷，舌质淡胖或舌尖红，苔白厚腻，脉滑无力等。

用法： 每日 1 剂，水煎分 3 次温服；或根据病情需要，每日 2 剂，分 4 次温服。药渣再煎，熏洗双足。

注意： 湿热内蕴者忌服。

方解： 方中炙黄芪升多降少，阳中微阴，专于气分，善补脾肺之气；党参补中益气，和脾胃，中气微弱，用以调补，甚为平妥；白术补气健脾祛湿，既助防己祛湿行水之功，又增黄芪益气固表之力；桂枝温通经脉，助阳化气；淫羊藿补肾健骨，祛风除湿；萆薢祛风除湿，坚筋骨；薏苡仁淡渗性微寒，善利湿除痹；土茯苓解毒，除湿，利关节。益气健中与祛风除湿药相合，祛风除湿而不伤正，益气固表而不恋邪，使风湿俱去，表虚得固。当归养血活血，扶正祛邪，甘草和中，兼可调和诸药。诸药相伍，祛风与除湿健脾并用，扶正与祛邪兼顾，使风湿俱去，诸症自除。

方源：庞国明教授临床经验方。

（三）和中化痰通络饮

组成： 桃仁 10g，红花 10g，当归 10g，川芎 10g，浙贝母 10g，法半夏 10g，夏枯草 10g，白芥子 6g，茯苓 15g，陈皮 10g，威灵仙 15g，海风藤 15g，全蝎 5g，蜈蚣 2 条，甘草 6g。

功效： 化痰行瘀，蠲痹通络。

主治： 痛风病慢性期痰瘀痹阻证。症见关节疼痛反复发作，日久不愈，时轻时重，或呈刺痛，固定不移，关节肿大，甚至强直畸形，屈伸不利，皮下结节，触之不痛，或皮色紫暗，或溃破，舌淡胖，苔白腻，脉沉涩或沉滑。

用法： 每日 1 剂，水煎分 3 次温服；或根据病情需要，每日 2 剂，分 4 次温服。药渣再煎，熏洗双足。

注意： 有出血倾向者忌服。

方解： 方中以桃仁、红花活血化瘀；当归滋阴补肝，养血活血通络；川芎活血行气，调畅气血，以助活血祛瘀之功；浙贝母、法半夏化痰散结；夏枯草能消痰软坚散结；白芥子散结通络止痛；茯苓、陈皮健脾除生痰之源；威灵仙祛风湿、通经络、止痹痛；海风藤祛风除湿、舒筋活络；全蝎、蜈蚣相须为用，均入肝经，通络止痛，攻毒散结，搜风通络，力专效猛；甘草调和药性，而益脾胃。全方配伍得当，使瘀血去、化瘀生新，脾胃健、痰消结散，共奏化痰行瘀，蠲脾通络之效。

方源：庞国明教授临床经验方。